自閉症スペクトラムの症状を「関係」から読み解く

関係発達精神病理学の提唱

小林隆児

[著]

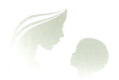

ミネルヴァ書房

はじめに

　自閉症スペクトラムにみられる特徴的とされてきた状態（障碍）や症状は，それまでの精神医学における精神病理学の枠組みではその全貌を掴むことが困難であったがゆえに，多くの研究者はその原因を脳（機能）障碍に帰することによって理解しようと考えてきたように思う。その証拠に，今では多くの成書の自閉症スペクトラムの項の冒頭には，決まり文句のようにして「その原因は生得的（生来的）な脳の障碍に起因するもの」と記されている。

　しかし，その一方で「発達障碍」という用語が「発達」の「障碍」であることをなんらの疑問も呈することなく，受け入れている。そもそも人間が「発達」する，あるいは「成長」するというプロセスがいかなる営みか，そのことを十分に踏まえた上で，「発達」の「障碍」を論じてきたのであろうか。残念ながらその点はこれまでブラックボックス化したままできたのではないか。

　なぜこれまで「発達」の「障碍」についてとことん考え抜くことをしてこなかったかといえば，その最大の要因は「発達」を子ども個人の中の多様な能力がいつごろどのようにして獲得されていくのか，個体能力に焦点を当てた発達観に深く根ざしていたからだと今更ながら筆者は痛感している。

　本来「発達」という現象は，子どもを育てる養育者との日々の営みそのものに具体的に示されているはずである。しかし，そのような視点からいかに捉えればよいか。その具体的な方法論を持ち合わせなかったがゆえに，横断的で静的な「発達」として捉えるしか術はなかったのであろう。

*

　このような現状の中で，筆者は「発達」の「障碍」を論じるにあたって，これまでブラックボックス化されてきた乳児期から幼児期早期段階での子どもと養育者とのあいだでどのような営みが繰り広げられているのか，その実体をこの目で確かめるべく，数年前から，二十数年前に開設し14年間蓄積してきた母

子ユニット（Mother-Infant Unit: 以下 MIU）[1]での臨床データを纏める作業に着手した。その最初の成果として報告したのが拙著『「関係」からみる乳幼児期の自閉症スペクトラム――「甘え」のアンビヴァレンスに焦点を当てて』（ミネルヴァ書房，2014）である。

　筆者はこの書を通して，これまで脳障碍に基づき出現するとみなされてきた乳幼児期の病態が母子関係の中で生成されることを示すとともに，その生成過程に子どもが母親に対して抱く「甘えたくても甘えられない」というアンビヴァレンスの心理特性が深く関与していることを描出した。

　この研究に際して筆者が重要な観点として強調したのが「関係」であったが，それは本来の「発達」の「障碍」の内実を明らかにしようとすれば，子どもと養育者との「関係」の中でいかなる営みが行われているのかを見定めることが求められると考えたからである。本書を纏める作業の中で筆者が掴んだ最大の成果の一つは，これまでは発達障碍，自閉症スペクトラムなどと診断される際に重視されてきた状態（障碍）や症状はすべて，子どもが母親に対して抱く「甘えたくても甘えられない」というアンビヴァレンスによって生じる強い不安と緊張を彼らなりに紛らわそうとする対処行動として理解することができたことである。さらに筆者にとっても大きな驚きであったのが，従来乳幼児期の発達障碍において取り沙汰されてきた病態のみならず，のちのち神経症圏，あるいは精神病圏の病態へと進展していくことが危惧される諸病態をも直接観察し得たことである。

　なぜ後者の発見が筆者にとって大きな意味を持つかといえば，筆者がこれまでライフワークとして取り組んできた自閉症の精神発達過程に関する研究[2]の中で，乳幼児期に自閉症と診断された子どもたちが思春期・青年期以降に多様な精神病理像を呈することを幾度となく経験し発表してきたからである[3]。ここで

---

(1) 筆者が1994年に東海大学健康科学部に創設した乳幼児と母親を一緒に観察し，治療するためのユニットで，小林（2000）に詳しい。
(2) 最初に学位論文（小林，1985）として纏めたが，その後の発達過程をも含めた成果は，Kobayashi et al.（1992）として発表した。
(3) 小林（1999）を参照。

はじめに

　筆者は乳幼児期の病態とその後の生涯発達過程で発症する多様な精神病理像を一元的に，一貫性をもって理解することができる可能性を強く感じるようになった。

　これまで大半の研究者は，生涯発達過程で発症する精神病理像を二次障碍とか，二次災害とか，併存症などと称しているが，筆者は「発達」を「関係」の視点から捉えることによって，乳幼児期の病態も，それ以降の生涯発達過程で生じる病態も，ともに乳幼児期の母子関係において子どもに立ち上がる甘えのアンビヴァレンスという心理機制をもとに理解できると考えたのである。

　そこで自説を明確な根拠を持って論じるための手始めとして，発達障碍の生涯発達を論じる必要性を考え，拙著『甘えたくても甘えられない――母子関係のゆくえ，発達障碍のいま』（河出書房新社，2014）を纏めた。乳幼児期早期のアンビヴァレンスが，発達障碍とみなされている子どもたちの生涯発達においていかに深刻な自我発達の問題を引き起こすかを論じたものである。

　ついで筆者が考えたのは，生涯発達過程で出現する多様な精神病理の成因として乳幼児期の甘えのアンビヴァレンスの心理機制を主張するためには，いかなる病態であろうと，アンビヴァレンスに焦点を当てた精神療法を行うことによって病態が治癒に至る道が切り拓かれる可能性を明示することが必要であるということであった。なぜなら，そのことによってアンビヴァレンスを中核に据えた原因（成因）論を展開できると考えたからである。そこで本格的に治療論を纏める作業に着手した。その成果が『あまのじゃくと精神療法――「甘え」理論と関係の病理』（弘文堂，2015）と『発達障碍の精神療法――あまのじゃくと関係発達臨床』（創元社，2016）である。前者は対象を神経症圏に絞り，後者は発達障碍を対象とすることによって，アンビヴァレンスに焦点を当てた精神療法による治癒の可能性を論じたものである。

＊

　以上の仕事をやり終えた後，さらにどうしても論じなくてはならないテーマがあることを強く意識させられる出来事があった。ある研究会で参加者から素朴な指摘を受けたのである。それは一昨年（2014年）末，ジャーナリスト佐藤

幹夫氏の主宰で開催されている「人間と発達を考える会」でのことで，そのとき拙著『甘えたくても甘えられない』がテキストとして取り上げられたが，その場で「甘え」のアンビヴァレンスという誰にも馴染み深く，容易に理解できるような心理機制でもって発達障碍あるいは自閉症スペクトラムに出現する多様な症状が理解できるものなのか，という疑問を精神科医滝川一廣氏から投げかけられたからである。

さらに，昨年（2015年）ある雑誌に掲載された拙著『甘えたくても甘えられない』に対する書評で鯨岡峻氏[4]は筆者に対してつぎのような疑問を投げかけていた。「本来は誰もが抱えるはずの『甘えのアンビヴァレンス』が，なぜ発達障碍の子どもや青年においては病理にまで至るのか」というものである。

奇しくも敬愛する両氏からまったく同じ疑問が投げかけられたことによって，筆者はこの疑問を自分に与えられた宿題だと真摯に受け止めた。本書はそれに対する回答として纏めたものである。多くの読者が共通に抱いている疑問であることが容易に推測できたからである。

＊

以上，本書の執筆に取り組むまでの経緯を述べたが，最後に，症状論（精神病理論）ともいえる本書で筆者が論拠とする立場を簡潔に述べておきたい。

これまで，発達障碍も含め，精神障碍の原因論，病理論，症状（症候）論，治療論はすべて精神医学界を中心に論じられてきた。いまやうつ病や発達障碍などのこころの病は増加の一途を辿り，昔の精神病のみを対象としていた精神科治療の時代とは隔世の感がある。その現れが精神科診療所と通院患者の飛躍的増加である。しかし，そこで実施されている治療の多くは薬物療法が中心で，精神科医の手による精神療法はほとんど顧みられていない。たとえあるとしても認知行動療法のみといったありさまである。

とりわけ発達障碍については，長く脳障碍仮説が通説となってきたため，精神科治療現場では，診断はするが，あとの治療は保育・教育・福祉現場に任せているというのが実情である。そこには，発達障碍は脳障碍ゆえ治療は不可能

（4） 鯨岡（2015）

で，教育しか方法はないという考えが強く表れている。筆者がこのような現状をいたく憂慮するのは，子どもたちが母親とのこころのつながりを強く求めていることを臨床の場で，肌で感じ取ってきたからである。もちろん，アンビヴァレンスゆえにつながりを持つことへの恐怖も同じように強いのであるが。そのような強い不安に晒されているため，もっと相手をしてほしい，もっと自分の気持ちをわかってほしいとの彼らの思いは，一見病理的と思われる言動の背後に蠢いているのだ。そのような思いに応えていくことを筆者は発達障碍（に限らないが）の精神療法の中心に据えて実践してきたが，このような実践は，何も精神医学の専売特許ではない。誰にでも接近可能な性質のものである。筆者はそのような思いから，発達障碍の人たちの一見不可解な言動を，日常語を用いて理解することの重要性を痛感し，そのような理念のもとに自説を纏めてきた。とくに最近纏めた治療論である先の2冊はそのような思いを強く込めて論じたものである。本書でも筆者の拠って立つ基盤はそこにある。

いまだ自閉症をはじめとする発達障碍の多彩な精神病理像の成り立ちをめぐって，短絡的に脳障碍に起因するものとして考えようとする器質論の強い現状にあって，筆者はそのような流れに異議申し立てをするべく，本書で「甘えのアンビヴァレンス」を基盤に位置づけて多彩な精神病理像の成り立ちを解明することを試みた。

そこで筆者がとった戦略は，自説の根拠（エヴィデンス）をすべて乳児から成人まで自験例の治療実践を通して得たデータをもとに論じきることであった。

以上述べてきたように，本書で筆者は，ブラックボックス化された領域を安易に脳障碍に起因するものとして考えるようなことをせず，あくまで関係発達論的立場に依って立ち，「甘え」という日本人にとってきわめて素朴な心理現象を基盤として，読者との共通了解を目指し，記述的（反省的）エヴィデンス[5]をもとに解説することを試みた。

---

(5) 従来の自然科学に基づく客観化，数量化をもとにエヴィデンスが論じられていたことに対して，記述的（反省的）エヴィデンスは，人間科学におけるエヴィデンスのあり方を検討する中で生まれたものである。小林・西（2015）に詳しい。

目　次

はじめに

第Ⅰ部　関係発達精神病理学の構築に向けて

第1章　精神医学における症状を再考する……3
1　精神医学の特質……5
　（1）　身体医学と精神医学の差異……5
　（2）　病歴聴取と診察のもつ重さ……6
　（3）　病歴聴取と診察は実際どのように行われているか……7
　（4）　母子ユニット（MIU）で気づかされたこと……7
2　症状学はどのようにして生まれたか……8
　（1）　ヤスパースの症状学（精神病理学）の成立……8
　（2）　ヤスパースの精神病理学が生まれた時代的背景……10
　（3）　今日からみたヤスパースの精神病理学に対する疑問……12
3　いま「症状」はどのように捉えられているか……15
　（1）　なぜ症状に対する疑問が生まれたか……15
　（2）　現場の診察で何がなされているか……16
　（3）　診察で捉える症状について考える……16
4　新たな症状はどのようにして生み出されるか……17
　　　──4段階のプロセス
　（1）　患者に対して抱く違和感を感じ取ること（sensation）……18
　（2）　違和感がどのような性質のものかを見極めること（感じ分けること）（specification）……19

（3）従来の症状との相違点の輪郭を
　　　　明確にすること（designation）……19
　　（4）従来の症状学の中に位置づけ言葉で
　　　　記述すること（description）……19
　5　症状を再考する……20
　　（1）新たな症状の確立は違和感を抱くことから始まる……20
　　（2）臨床家は症状把握をいかにして学んでいるか……21
　　（3）症状把握の原点に立ち戻る……22
　6　「関係をみる」とはどういうことか……22
　　（1）行動記述はたんなる行動の記述ではない……22
　　（2）子どもの行動の意味は母親のそれとの函数で捉える……23
　　（3）養育者の子どもを見る目の医学化……24
　　（4）客観的観察と関与観察……24
　7　児童精神医学における症状を
　　　考える上で忘れてはならないこと……25
　　（1）現在の症状学は一般精神医学で構築されたものである……25
　　（2）これまで一般精神医学で構築された
　　　　症状学に倣ってきた児童精神医学……26
　　（3）児童精神医学における症状把握で留意すべきこと……27

第2章　自閉症スペクトラムの症状は
　　　　どのようにして生まれるか……31
　　　　――「関係」からみた症状の意味するもの

　1　乳児期の母子関係の病理――甘えのアンビヴァレンス……33
　2　甘えのアンビヴァレンスへの
　　　対処行動としての多様な病理的行動……34
　　（1）発達障碍に発展するもの……35

（2）　心身症・神経症的病態に発展するもの……37
　（3）　操作的対人態度，あるいは人格障碍に発展するもの……37
　（4）　解離に発展するもの……38
　（5）　精神病的病態に発展するもの……38

第3章　アンビヴァレンスへの対処行動はいかなる症状（病態）へと発展するか……41

1　乳幼児期のアンビヴァレンスへの対処行動が生涯発達過程で辿る経路……41
2　精神療法では症状ではなくアンビヴァレンスに焦点を当てなければならない……43
3　アンビヴァレンスを捕捉するために大切なこと……44
4　乳幼児期の対処行動こそその後の症状の原型である……45

第Ⅱ部　自閉症スペクトラムにみられる多様な症状を「関係」から読み解く

第4章　乳幼児期の症状……49

1　乳幼児期の早期兆候……49
　（1）　抱っこにまつわる問題
　　　　（抱っこを嫌がる，抱っこを執拗に要求する）……51
　（2）　夜泣き，癇（疳）が強い，癇癪……51
　（3）　視線回避……52
2　幼児期にみられる特徴的な症状……52
　（1）　自閉的視行動……52
　（2）　耳ふさぎ……54

　　　　事例1　2歳10か月　男児
　（3）　閉　眼……56
　（4）　知覚過敏，情動過敏……56
　（5）　一人遊び……57
　（6）　多　動……58
　（7）　注意集中困難・注意転導……59
　（8）　クレーン現象……60
　（9）　不器用さ，ぎこちない動き……60
　（10）　つま先立ち歩き……61
　　　　事例2　2歳1か月　男児
　　　　事例3-1　4歳0か月　男児
　（11）　折れ線現象……67
　　　　事例4-1　初診時1歳7か月　男児
3　限局された興味，常同反復的行動，強迫的こだわり……69
　　　　事例5　2歳0か月　男児

第5章　言葉の発達病理……73

1　言葉の発達病理を理解する際の基本的枠組み……73
　（1）　「関係」からみたコミュニケーションの二重性……73
　（2）　言葉の獲得過程を考える……75
　　　　事例6-1　1歳8か月　男児
　　　　事例6-2
　　　　事例7-1　初診時3歳4か月　男児
　　　　事例8-1　5歳1か月　男児
2　多様な言葉の発達病理を「関係」から読み解く……84
　（1）　言葉が出ない，有意語がない……84
　（2）　オウム返し（即時性反響言語），反響動作……85
　　　　事例9-1　22歳　男性

（3）　主客転倒，代名詞の誤使用……88
　　　（4）　常同反復的な発語（同じ言葉を繰り返す）……89
　　　（5）　遅延性反響言語……91
　　　　　事例10　5歳　男児
　　　　　事例7-2　5歳6か月　男児
　　　（6）　一見不可解な言葉……94
　　　　　事例7-3　5歳2か月　男児
　　　　　事例11-1　26歳　女性
　　　（7）　隠喩的表現……97
　　　　　事例12-1　18歳　男性
　　　（8）　字義通り性，字義拘泥……101
　　　（9）　身振りの理解はなぜ難しいか……104
　　　　　事例13　小学校低学年　男児
　　　　　事例14　3歳　男児
　　　（10）　質問癖――なぜ同じことを何度も訊ねずにはいられないのか……106
　　　　　事例15-1　27歳　男性
　　　　　事例15-2
　　　　　事例16　10歳　男児
　　　（11）　あまのじゃく的言語表現……110
　　　　　事例17-1　27歳　男性

第6章　行動障碍……115
1　行動障碍の背景にあるもの……115
　　　（1）　甘えのアンビヴァレンス，〈知覚―情動〉過敏，関係の悪循環……116
　　　（2）　臨戦態勢と原初的知覚による体験……117
　　　（3）　他者によって自分が動かされる恐れ……118
2　行動障碍の引き金になるもの……119
　　　（1）　生理的欲求の亢進……119

（2）「甘え」の亢進……119
　　（3）どのような刺戟が不快なものに映るか……120
　　（4）他者の不快な情動に容易に共振する……120
　　（5）快の情動興奮……120
　3　なぜ行動障碍に発展するのか……121
　　（1）アンビヴァレンスと負の循環……121
　　（2）行動障碍を負の行動として見ること……122
　　（3）他害がもたらす悪循環……122
　　（4）挑発的行動がもたらす悪循環……123
　　（5）半意図的行動としての挑発的行動……125
　4　行動障碍の具体例……125
　　（1）破壊的行動（自傷，他害，器物破壊など）……126
　　　　事例18　25歳　男性
　　（2）回避的，拒否的な行動障碍
　　　　　（耳ふさぎ，閉眼，引きこもり，拒絶的行動など）……132
　　　　事例17-2　27歳　男性
　　（3）こだわり行動……139
　　　　事例12-2　18歳　男性
　　　　事例12-3
　　（4）能動性に関する行動障碍
　　　　　（自発性欠如，反響言語，反響動作など）……149
　　　　事例9-2　22歳　男性

第7章　心身症・神経症様症状……157
　　　　事例19　2歳8か月　男児
　1　ストレスに対する身体反応……158
　　（1）ストレスとストレッサー……158

（2）　ストレスとホメオスタシス……158

　　（3）　ストレスと心身症……159

　　（4）　ストレスと情動……159

　　（5）　ストレスと自律神経機能……160

　2　心理状態と身体機能の関連──心身相関………………………………160

　3　心身症の具体例…………………………………………………………161

　　（1）　消化性潰瘍（胃潰瘍）……161

　　　　事例20-1　発症時21歳　男性

　　（2）　円形脱毛……163

　　　　事例21　発症時12歳　男児

　　（3）　胃痛と嘔吐……165

　　　　事例22　発症時16歳　男性

　　（4）　心因性多飲症……166

　　　　事例23　発症時18歳　男性

　4　神経症の具体例──強迫状態…………………………………………169

　　　　事例20-2　発症時24歳　男性

第8章　虐待関連の症状……………………………………………………175

　1　愛着障碍と発達障碍……………………………………………………175

　　（1）　子ども虐待と発達障碍……175

　　（2）　「愛着障碍」と「発達障碍」という診断名について……177

　　（3）　「愛着障碍」と「発達障碍」はともに「関係」の問題である……178

　2　虐待事例にみる関係病理とその後の進展過程………………………178

　　（1）　母親の被虐待体験によるフラッシュバックと
　　　　　母子交流でのぞかせる幻想的乳児像……179

　　　　事例24　1歳4か月　女児

　　（2）　母親の唐突な言動と子どもの困惑……181

　　　　事例25-1　3歳0か月　男児
　（3）対人操作的態度――仄(ほの)めかす，媚(こ)びる……183
　　　　事例26　2歳9か月　男児
　　　　事例27　大学1年　女性
　（4）タイムスリップ現象とフラッシュバック……187
　（5）視線回避と解離反応……190
　　　　事例3-2　4歳0か月　男児
　　　　事例28　25歳　女性

第9章　精神病（統合失調症・躁うつ病）様症状……199
1　母親の誘いに容易に動かされる……201
　　　――主体性・能動性・自発性の欠如
　　　事例29　2歳9か月　男児
　　　事例30　21歳　男性
2　口で言うことと身体で反応していることの乖離……206
　　　――「ダブルバインド」的な関係病理
　　　事例31　1歳4か月　男児
　　　事例25-2　3歳0か月　男児
3　自分が他者によって動かされる……214
　　　――作為体験（させられ体験）
　　　事例32　17歳　女性
4　作為体験と自明性の喪失……218
　　　事例33　20歳　女性
　　　事例11-2　初診時25歳　女性
5　強い不安によって外界刺戟が容易に変容する――知覚変容現象……224
　　　事例11-3　25歳　女性
　　　事例4-2　初診時1歳7か月　男児
6　原初的知覚体験に独自の意味づけをする――妄想知覚……229

目 次

　　　　　事例34　21歳　女性
　7　環境世界を独自に意味づける――妄想形成……………………………233
　　　　　事例11-4　25歳　女性
　8　明確な対処法を見出せず身を硬くする――カタトニア…………237
　　　　　事例35　2歳7か月　男児
　　　　　事例36　24歳　男性
　9　一人で独自の世界に没入する――独言，自閉…………………241
　　　　　事例8-2　4歳0か月　男児
　10　躁　状　態……………………………………………………………245
　　　　　事例37　13歳　女児
　11　うつ状態――入院中に自殺企図をした事例……………………247
　　　　　事例38　初回入院時19歳　男性

むすびにかえて――いまなぜ関係発達精神病理学か

文　　献
人名索引／事項索引

第Ⅰ部
関係発達精神病理学の構築に向けて

第1章
精神医学における症状を再考する

　主に大人を対象として成立した一般精神医学 general psychiatry の世界で取り扱われてきた様々な精神障碍について，今日大きな混乱が生まれているようにみえる。それは治療を考える上での基礎となる臨床診断とその分類をめぐる問題である。その要因の一つに，発達障碍なる概念の導入とその大人への適用が関係していることは間違いないが，筆者がここで取り上げたいのは，そのことではない。聞くところによると，医学教育現場で，急性期精神病（統合失調症）の典型例を直接目にすることが少なくなり，教育にも事欠くらしい。また昔教科書に登場していたような各疾患の典型的な病像の多くが曖昧になり，その境界線が不鮮明になっているともいう。そして，うつ病の爆発的増加とその臨床像の多様化である。これらに共通するのは，多くの精神疾患のボーダレス化である。国際診断での「スペクトラム」なる用語はその反映である。ある疾患が提唱されると，その周辺群が明らかになるにつれ，必ず起こる現象ではあるが，その一方では患者の病像に大きな変化が生まれていることも間違いのないところであろう。時代とともに人間が変わるのは世の常であるゆえ頷ける話である。しかし，そうした変化に学問の世界が十分に対応しているかといえば，そうでもなさそうである。そのためもあろうか，DSM-5[1]の登場は，以前ほどのインパクトをもって迎えられていない。

　国際診断分類が変更されるたびに筆者は思う。昨今の研究論文は，判で押したように DSM に準拠したことが明記されている。権威ある雑誌に投稿しよう

---

[1] American Psychiatric Association（2013）（髙橋・大野監訳（2014））

とすれば，必ずそれが要求される。自閉症，広汎性発達障碍，アスペルガー障碍，そして自閉症スペクトラム障碍（Autism Spectrum Disorder：ASD）などへと頻繁に様変わりする診断概念を用いて蓄積されてきた過去数十年間の諸研究はどのように整合性をもって説明できるのであろうか。このような事態が今後も続くとしたならば，精神疾患の原因究明と治療開発を使命とする精神医学および精神医療の存在価値は貶められかねない。

　精神医学において正確な臨床診断は適切な治療を考える上で不可欠なものであるはずだが，今や精神医学において臨床診断の厳密さはどれほどの意味をもつのであろうかと疑問にさえ思えてしまう。先に述べた今日の精神疾患のボーダレス化に一役買っているのは明らかに発達障碍ブームであるが，このような現象は，たとえば摂食障碍，ボーダーラインといった新たな精神疾患の流行とは異なり，精神医学の根幹を揺るがしかねない問題を孕んでいる。それは「発達」という基軸が強く要請されていることにある。もともと精神障碍の成因に幼少期の経験が深く関係していることは，フロイト Sigmund Freud（1856-1939）を引き合いに出すまでもなく，成因論でも必ずと言っていいほど取り上げられてきたことではあったが，今やそれはたんなる病因仮説に留まらず，身近な問題となってきたことを示している。

　最近『宅間守精神鑑定書』（亜紀書房，2013）の著者岡江晃氏を囲む討議に参加する機会があったが，その際筆者が強く思ったのは，精神医療現場で丁寧に生育歴を聴取することなどきわめて例外的なことで，多くは現在の症状レベルの記載（それさえないことも少なくないが）に留まる中で診断と治療が行われているのが，わが国の精神医療の現状であるということであった。その意味からすれば，一般精神医学において「発達障碍」の概念が導入されたことは，黒船来襲とも言えるほどのインパクトをもったものかもしれない。そうであるとすれば，今後は精神医療現場でも生育歴を丁寧に聴取することが常識化するかもしれない。それはそれで結構なことだが，「発達」という観点は，たんに

（2）　佐藤・滝川・小林ほか（2014）

臨床診断をめぐる問題に留まらず，精神医学の枠組みそのものを根底から覆しかねない問題を孕んでいることも忘れてはならない。それは精神疾患の成因を発達を軸に捉え直すことがたんなる仮説の域に留まらず現実的課題として突きつけられることになるからである。旧来の精神疾患に該当しがたいものであれば，何でもかでも発達障碍のラベリングが安易になされる現状をみるにつけ，このままでは発達障碍の概念導入が矮小化されかねないからである。

　以上の問題意識のもとに，昨今の臨床診断と分類をめぐる問題は何に端を発しているかを考えるとともに，そこから抜け出すためにわれわれに課せられたテーマは何かを考えてみたい。そこでまずは，医学における精神医学の特質からあらためて考え直してみることにしよう。

1　精神医学の特質

(1) 身体医学と精神医学の差異

　医学も諸科学の一領域であることから「科学性」がつねに求められる。身体医学では，身体という文字どおり「客観的」に捉えられる対象が扱われるため，「客観的」エヴィデンスが要求されるし，それに基づいてこれまで輝かしい歴史が蓄積されてきたことは誰しも認めるところである。

　しかし，精神医学においてはどうか。「精神」ないし「こころ」は目に見えるかたちで「客観」的に捉えることができない。そもそもの出発点において身体医学とは決定的に違うところである。しかし，精神医学も医学の一分野として生き残るために，昨今では脳科学の台頭も追い風となって，身体医学と同様「客観」を追い求めてきた。たしかに「脳」という身体の一部を対象として扱うことに徹すれば，「客観」を担保することができるかもしれない。今でも心脳問題（こころと脳の関連を考えること）は論じられてはいるが，明解な回答が生まれるのはいつのことか，はなはだ疑わしい。なぜなら「こころ」は「脳」に還元できるようなものではないからである。両者はまったく次元の異なったものである。身体は「客観的」対象として位置づけることができても，

第Ⅰ部　関係発達精神病理学の構築に向けて

「こころ」はあくまで当事者の「主観」を通して体験されたものであるゆえ，誰にも目に見えるかたちで「客観的」に指し示すことは原理的にできないからである。患者の苦悩は臨床家(3)自身が身をもって感じ取る以外に実感として掴み取る術はない。よって，どうしても患者も臨床家も自らの「主観」を避けて通ることはできない。というよりも，そこにきちんと向き合わずしてこころを扱う精神医学の存立基盤はない。ここにこそ精神医学の身体医学にはない決定的な差異としての特質がある。

　身体医学と比較する中で精神医学の特質について，さらに具体的に身近なところから考えてみよう。両者の違いを考える上でもっともわかりやすいのは，患者が病院に受診してから治療方針が決定されるまでの流れである。

（2）　病歴聴取と診察のもつ重さ

　誰でもなんらかの病気が疑われると病院を受診するが，その際，最初に行われるのは，病歴聴取と診察である。身体医学では診断と治療を確定するためにそのあと身体的諸検査が必ず実施される。この検査こそが身体病に関する病巣（病気の部位），病理（病気の仕組み），病因（病気の原因）を確定する上で不可欠である。この検査はすべて「客観的」手法で行われ，その結果は誰が見ても納得のできるエヴィデンスとして認められるものとなっている。

　しかし，精神医学で診断と治療を決定する上で，病歴聴取と診察のもつ重さは身体医学の比ではない。ほとんどすべてがそこに掛かっていると言ってもいいほどである。もちろん，器質的要因の強い病態では例外的に身体的諸検査などが重要であることは言わずもがなではあるが，多くの場合，精神医学で実施される心理学的諸検査は，補助手段として用いられるとしてもそれで診断と治療が決定されるわけではない。

（3）　ここでは「精神科医」を想定しているが，本書では臨床従事者すべてを対象とする意味で「臨床家」を用いている。

（3） 病歴聴取と診察は実際どのように行われているか

そこでまず考えてみたいのが、病歴聴取と診察で現実にどのようなことが行われているかということである。その内実を再検討することが今日の精神医学における診断と分類をめぐる混沌とした状況から抜け出すためには不可欠だと思うからである。ここではとくに筆者が生業としている児童精神医学を例に挙げて考えてみることにしよう。

子どものこころの病（不調）を心配して、子どもを連れて家族が受診する。そこでわれわれ臨床家がまず行うのが病歴聴取である。では病歴聴取という行為はどのような性格を有しているのであろうか。子どもの場合、とくに本人から話を聞くことが困難な場合が少なくないので、両親（主に母親）から話を聞くことになる。しかし、ここで立ち止まって考えたいのは、そこでわれわれが聞いているのは、子ども自身の語りではなく、母親の目から見た子どもに関する語りだということである。

（4） 母子ユニット（MIU）で気づかされたこと

このようなことを筆者があらためて問題としたくなったのは、母親から見た子どもの姿と筆者自身が母親と子どもを一緒に見た際の子どもの姿との間にあまりにも大きな隔たりがあることに気づかされたからである。それは二十数年前に開始した母子ユニット（MIU）（「はじめに」の脚注（1）を参照）での経験に遡る。母親が語った「落ち着きのない子ども」を母子関係の相で観察すると、いかに子どもは母親の存在を気にしつつも、容易には近づくことができず、微妙な距離を取りながら、さかんに母親の気を引く行動をとっていることか。あるいは母親の語った「一人遊びに没頭している子ども」が、じつは母親の存在をいたく気にしつつも、背を向けて無視するようにして目の前の玩具に意を注ぐことによって気を紛らわそうとしていたりする。

ここで筆者は母親の話は事実ではないなどと主張しているのではない。見る者の視点によって子どもの姿は異なって見えるからである。このことはある意味当然のことなのだが、このことについて精神医学はこれまでまともに取り上

げて検討してこなかったのではないか。

　このように考えていくと，もちろん家族から話を聞かなければ何事も始まらないが，それだけでなく，病歴聴取の後に行われる診察による患者（子ども）の病態把握がいかに重要かわかるであろう。それゆえ病態把握には細心の注意を払いながら慎重に行わなければならないことにも気づかされる。家族の話だけを聞いてそれを鵜呑みにするのではなく，子どものこころの不調がどのような性質のものか，極力子どもの立場からその実態を把握することが臨床家には求められている。

　そこでつぎに考えてみたいのは，病態把握に際して鍵を握る「症状」というものをどのように考えたらよいかという問題である。

2　症状学はどのようにして生まれたか

（1）　ヤスパースの症状学（精神病理学）の成立

　精神科医が診断を行うときに最大の拠り所とするのは，症状把握である。その学問体系は症状（症候）学 symptomatology あるいは精神病理学 psychopathology といわれるものである。最初にその雛形を作ったのがヤスパース Karl Jaspers（1883-1969）である。彼は30歳の若さで大著『臨床精神病理学原論』（1913）を著し，それは，以後100年以上も経つ今日に至るまで，症状学の礎として大きな影響を及ぼしている。

　ヤスパースは現象学的立場から精神病理学を構築した人としてよく知られて

（4）　本来，精神病理学は精神病理現象の発生や構造を研究する学問である（木村，1994，p.41）が，欧米では症状の記述に留まっていることが多いので，ここではほぼ同義で用いた。ただし，筆者は自閉症スペクトラムの症状の発生と構造を明らかにしようとの目論見で本書を纏めている。
（5）　わが国では第5版（1948）が内村祐之ほか訳『精神病理学総論（上・中・下巻）』（岩波書店，1953，1955，1956）の3分冊として出版されたが，その後初版（1913）が西丸四方訳『精神病理学原論』（みすず書房，1971）として出版されている。本書では初版の訳語「精神病理学原論 allgemeine Psychopathologie」を用いた。

いるが，ヤスパースは現象学をどのように捉えて精神病理学を論じているのか検証してみよう。

初版の『精神病理学原論』でヤスパースは精神病理学に対する考えを以下のように述べている。

患者の症状を概念化する際に，「何が知りうるか，何が本当のことなのか，何がはっきり証明され人に示すことができるのかを問題に」（『精神病理学原論』西丸四方訳，p. 13）し，「精神病理学が本当に志すものは概念として表わしうるもの，伝えうるもの，規則にのせることができるもの，何かの関係があることがわかるものである」（p. 14）（傍点は原文ママ，以下同）とし，その際，「精神病理学が取扱える範囲のものは，いつも定まった意味を持って人に伝えられる概念で表わすことができる精神的なもの全体に及んでいる。」「精神病理学で取扱うものは実際にある，意識された，精神的な出来事である。われわれは人間が何をどのように体験するかを知ろうとし，実際精神的なものがどの範囲まであるかを学び知りたい。そして，人間の体験だけでなく体験を左右する条件や原因とか，体験の持つ関係とか，体験の客観的な現れ方も調べたい。しかし，精神的な出来事全体ではなく，「病的」なものだけを取扱う。」（以上，p. 15）

ここでヤスパースが強調しているのは，勘や名人芸とされてきたものを排したことである。それは概念として取り扱うことができないとの理由からである。

そして，「精神病理学が取扱うものは，…（中略）…実際の精神的な出来事と，その条件と，原因と結果である。精神的な出来事の関係を調べるとどうしても意識外のメカニズム，機構という理論的な考えに至ることになり，遂には多くの場合精神現象のずっと遠い原因としての身体的な出来事を捕らえようとすることになる」（p. 17）が，この点について精神病理学における諸先入見の一つとして，身体的先入見を挙げ，それは「精神的なものはそれ自体としては調べることができないのであって，精神的なものは主観的なものでしかない。精神的なものを科学的に論じるためには，解剖学的に，身体的に，身体機能と考えられなければならないという考え方」（p. 20）であるとも述べている。症

状学の記載にあたって先入見を排することを強調しているところにも彼の現象学的立場がよく反映している。

ついで彼は精神医学自体の今後の課題としては「…（前略）…精神病理学的現象それ自体から発するごとき検査の諸見地や，問題や，概念や，関連を開発して行くことだけがわれわれの学問的な課題なのである」(p. 18) と述べつつも，現時点では「精神的なものは主観的なものでしかない」ゆえ，「精神現象というものを心に思い浮かべてはっきり区別をつけて定め，こういう概念ではこういういつも定まったものを意味するのだと定めるのが，現象学の課題である」(p. 27) としている。

（2） ヤスパースの精神病理学が生まれた時代的背景

つぎに，ヤスパースの精神病理学はどのような時代背景のもとに生まれたのかをみてみよう。(6)

ヤスパースは子ども時代から難病に苦しみ，「8歳になってその正確な病名がようやく気管支拡張症，二次性心不全であることがわかった。…（中略）…遅くとも30歳代には全身化膿ができて死ぬ」という宿命を背負うことになり，以来，孤独と憂鬱がつきまとうことになった。しかし，17歳でのスピノザとの出会いが，世界全体を哲学的に認識する契機となり，大学で最初の3年間法学を学んだが，幻滅を味わい，医学を専攻するに至る。以来，将来の夢は精神医学と心理学になり，ハイデルベルク大学のクレペリン Emil Kreapelin（1856-1926）のような研究者になることとなっていく。1905年（22歳），医師予備試験に合格，さらに1907-1908年，医師国家試験に合格し，1908-1909年，ハイデルベルク大学内科クリニック神経系疾患部門で研修を積み，1909年には医師開業資格を取得し，1909年，論文『郷愁と犯罪』で医学博士を単位取得している。彼はこの間，難病を抱えながらの学究生活を送ったことになるが，そこで精神医学における「人間存在解明（開明）」の方法論的模索をした。(7)

（6） 以下の記述内容の多くは，桝井（2012）を参照した。

ハイデルベルク大学精神科クリニック主任教授ニッスル Franz Nissl（1860-1919）に精神医学者としての才能を認められたことが契機となって，1909年，無給助手に任命されたことによって，精神疾患の治療の現場に臨み，精神医学研究に従事できる幸運を得た。彼は当時，ディルタイ Wilhelm Dilthey（1833-1911）の「記述分析心理学」に触れたことが契機となって，フッサールの前期「現象学」を独学し，さらにはラスク Emil Lask（1875-1915）のカント・ゼミナールに参加し，ヴィンデルバント Wilhelm Windelband（1848-1915）の講義でアリストテレスやデカルトに触れ，グルーレの研究会でマックス・ヴェーバー Max Weber（1864-1920）との出会いを得るに至る。このような学問的背景のもとに，ついに彼は若干30歳という若さで，1913年，『精神病理学原論――学生，医師，心理学者のために』を刊行することになった。

　この時代になぜヤスパースは『精神病理学原論』を書こうと思い立ったのであろうか。(8)

　当時のドイツの精神病学界(9)では，グリージンガー Wilhelm Griesinger（1817-1868）の(10)「精神病は脳の病である」との主張以来，生物学的観点から精神病を理解する立場が一つの潮流となり，力動的理解に基づく精神医学の立場とのあいだで大きな議論となっていた。しかし，ヤスパースはそのどちらにも絶対的立場を認めなかった。現象学に依拠したヤスパースは，理論や仮説を絶対化することによって起こる様々な事象の歪曲を恐れ，まずは事実そのものを精緻に捉えることを一義的とした。つまりは，ヤスパースが『精神病理学原論』で意図したことは，精神病理現象を全体として解明するための一つの理論や体系を樹立することではなく，個々の現象を現象学的に厳密に記述し，またそれら

（7）　難病を抱えていたヤスパースにとって，『精神病理学総論』を著したとはいえ，彼の主たる関心は精神医学そのものというよりも「人間とは何か」という哲学的問いにあった。
（8）　以下の記述は桝井（2012）の pp. 88-89 を参照した。
（9）　当時は主に精神病を対象としていたため「精神病学」と呼ばれていた。わが国でもそれが「精神医学」へと変わったのは戦後のことである。
（10）　グリージンガー（2008）

の現象についての既成の諸理論を吟味し検討しつつ組織化することであった。

（3） 今日からみたヤスパースの精神病理学に対する疑問

　以上，みていくとヤスパースが当時の精神医学の現状にあって，理論や臆見，勘や名人芸を排し，「概念として表わしうるもの，伝えうるもの，規則にのせることができるもの，何かの関係があることがわかるもの」のみを対象に症状学を構築しようと試みたことはよく理解できる。しかし，筆者が疑問に思うのは，以下の諸点である。

　「精神的なものはそれ自体としては調べることができないのであって，精神的なものは主観的なものでしかない」とし，「精神現象というものを心に思い浮かべてはっきり区別をつけて定め，こういう概念ではこういういつも定まったものを意味するのだと定めるのが，現象学の課題である」と述べていることについてである。

　精神現象は主観的なものであること，心に思い浮かべることの重要性を強調しているが，そこで「はっきり区別をつける」ためにどのような手続きを踏むかという点が問題になる。「主観」的な事象について，現象学ではいかなる方法でその「明証性」を求めていくかということである。

　この点について彼の『精神病理学原論』での記述内容を振り返ると，多くの症状の記述が概念の定義を含め，非常に精緻であることに感服するが，その記述内容には他者との共通了解を得るためにどのような工夫がなされているのであろうか。

　100年以上前になされた概念規定をもとに症状を把握しようとする試みは，厳密な手続きを踏んでいるように見えても，患者の病態そのものが時代的変化を伴っていることを考えると，概念規定を順守する以前に，症状そのものがどのようなプロセスを経て概念形成に至るのか，そこにまで遡って症状を再考する必要があると思われる。

　なぜこのような問題意識を筆者が強く抱くようになったかといえば，ヤスパースがフッサール Edmund Husserl のいう現象学をどのように考えたのか，

疑問をもったからである。フッサールにとって「現象」は，一人称（私）の意識体験である。あらゆる対象や事柄は，私の意識体験において現れてくるので，私の意識体験を──体験に現れてくるかぎりでの対象も含めて──現象と呼んでいる。(11) よって現象学の核心は，自らの意識体験を内省することによって，「たしかにこうなっている・そうとしかいえない」という体験反省のもつ確実性ないし不可疑性を追求することにある。そしてその確実性ないし不可疑性を「エヴィデンス（明証性）」と呼び，これに基づいて人間の体験世界の本質的な構造を取り出していこうとするものである。

その点から考えてみると，ヤスパースの考える現象学は，誤解を恐れずに言えば，一人称にまで踏み込むことはせず，あくまで「精神的なものは主観的なものでしかない」ゆえ，「精神現象というものを心に思い浮かべてはっきり区別をつけて定め，こういう概念ではこういういつも定まったものを意味するのだと定める」に留まっているという限界性を見て取る必要がある。なぜならヤスパースの精神病理学をもとに構築された症状学にはこのような限界性があることを明確に認識してこなかったがゆえに，今日の診断学とそれに基づく治療学に大きな壁が立ちはだかっていると筆者には思われるからである。

この点について木村敏(12)は次のように明解にヤスパースの問題点を指摘している。

> 「ヤスパースは彼自身実存哲学者としての道を歩み，臨床からも科学からも一歩離れたところに身を置いていたにもかかわらず，彼の方法は―それを継承したクルト・シュナイダーの精神病理学を経由して―むしろ科学的・生物学的精神医学にとってほとんど唯一の臨床的規範となっている。」
> （p.42）

> 「ヤスパースの精神病理学がフッサールの哲学的現象学に依拠していることをはっきり表明しながら，じつはその一側面だけを，つまり理論的先

---

(11) 西（2015）
(12) 木村（1994）

入見を取り去って記述に徹するという側面だけを受け入れ…（中略）…フッサール現象学のもう一つの側面である本質直観[13]を精神病理学に導入しよう」としなかった。（同，p. 43）

そのような問題点の反省も手伝ってか，本質直観を導入しようとする動きがその後活発になった。その代表的なものに，ミンコフスキー Eugene Minkowsky（1929）の「現実との生ける接触の喪失 perte du contact vital avec la réalité」（『精神分裂病——分裂性性格者及び精神分裂病者の精神病理学』村上仁訳，みすず書房，1988），ビンスワンガー Ludwig Binswanger（1930）の「現存在分析 Daseinanalyse」（『夢と実存 Traum und Existenz』荻野恒一訳，みすず書房，1960），リュムケ Henricus Cornelius Rümke（1963）[14]のプレコックス感[15] Preacoxgefühl，ブランケンブルク Wolfgang Blankenburg（1971）の「自明性の喪失 Der Verlust der natürlichen Selbstverständlichkeit」（『自明性の喪失——分裂病の現象学』木村敏・岡本進・島弘嗣訳，みすず書房，1978），木村敏の「あいだ」論（『時間と自己』中公新書，1982）などがある。これらはすべて間主観的体験を深く内省することによって生み出された理論であり，フッサールのいう現象学のもう一方の柱である本質直観に準拠したものといえよう。

---

(13) 「本質直観」は「本質観取」ともいい，なんらかの概念（たとえば，不安，死，なつかしさ，など）について，自らの体験を通して内在する様々な感情や思いを想起することを繰り返す中で，その本質を捉えようとする営みを指す。西（2015）に詳しい。
(14) 「陳旧（慢性：筆者注）分裂病について Über alte Schizophrenie」（初出雑誌 *Schweizer Archiv für Neurologie, Neurochirurgie und Psychiatrie*, vol. 91, Heft 1, 1963.）。中井（1984）に依った。
(15) 以前は「分裂病臭さ」と訳されることが多かったが，分裂病から統合失調症へと名称が変更されて以来，「プレコックス感」が一般的となっている。

3　いま「症状」はどのように捉えられているか

（1）　なぜ症状に対する疑問が生まれたか

　筆者が精神科医になって研修を受けたのは福岡大学医学部精神医学教室であった。当時（昭和50（1975）年ごろ）この教室は精神分析を基盤とした力動的精神医学を旗印にしていたので，筆者は当然のようにその影響を受けながら患者理解に励んだ。

　しかし，1980年代のDSM-Ⅲの登場以来，力動精神医学は衰退し，行動科学を基盤とした精神医学の流れへと変化していった。児童精神医学分野でその象徴ともいえるのがアタッチメント研究である。当時，母子関係はアタッチメントという行動科学の視点から詳細に検討されていた。それはあくまで行動という「客観的」な視点からの観察であった。

　今から二十余年ほど前から開始したMIUでの臨床活動で，当初筆者もアタッチメントの観点から観察していたが，どうしても筆者はそれに馴染むことができず，しばし悶々としていた。しばらくして，アタッチメントにまつわる現象は，われわれ日本人にとっては「甘え」にまつわるものであることを素朴に感じ取り，以後は情動（気持ち）に焦点を当てながら母子関係を観察するように心がけた。

　すると，筆者は母子関係において実際に起こっている母子双方の繊細なこころの動きを驚くほど肌で感じ取ることができるようになった。そのことがのちのち新たな知見を得ることにつながっていった。それは何かと言えば，1歳，2歳台において子どもたちは母親を前にして「甘えたくても甘えられない」がゆえに必然的に生まれる心細さ（不安と緊張）を彼らなりにどうにかして穴埋めしようともがきながら様々な振る舞いを見せていることであった。それは臨床家として筆者がこれまで診察室で「症状」として捉えてきたものの原型ではないかと思うようになった。なぜこれまで症状として捉えてきたものの原型を新奇場面法（Strange Situation Procedure: 以下SSP, 図2（p.32）参照）で観

察できたのか。そしてそれが筆者にとって大きな手応えとなったのか。そこには診察室でのいわば「客観的」な観察とSSPでの観察では大きな違いがあったからである。その一つは、子どもの振る舞いを母親との関係の相において直に関与観察できたことである。

そのような体験から、これまで筆者も含め臨床家は患者の症状をどのようにして把握し記述してきたのかを振り返る必要性に迫られたのである。

(2) 現場の診察で何がなされているか

精神科医療において病歴聴取とともに行われるのが患者の診察である。そこでは臨床家が患者のこころの不調の性質を知るために、今現在の病態を把握することに努めるが、そこで臨床家が理解の枠組みとして身につけているのが、症状学に基づく症状把握である。

先にも述べたように、精神医学では病歴聴取と診察が殊の外大きな意味をもつ。治療方針を決定する上でのすべてであると言ってもいいほどである。

しかし、親子で受診した場合、臨床家はどの程度の時間を子どもの診察に割いているのであろうか。筆者はこれまで大学病院、精神科病院、精神科クリニックなど、いろいろな場で診療をしてきた経験をもつが、周囲を見渡しても初診に割かれる時間は長くてせいぜい1時間程度である。そしてその大半は家族（主に母親）からの病歴（子どもの発達歴や生育歴）聴取に当てられている。おそらく臨床家は病歴を聴取しながら子どもの様子を垣間みる程度の診察をし、あとは他のスタッフになんらかの指示をして任せることも少なくないのではないか。ここで筆者が考えてみたいのは、診察場面で臨床家はどのようなスタンスで子どもの診察（観察）を行っているかということである。

(3) 診察で捉える症状について考える

病歴聴取のあと（あるいは同時平行して）診察し、臨床家は子どもの行動（！）特徴を整理してカルテに記載する。そこでは大人の場合ほどではないにしても幾多の行動特徴を症状として捉えている。たとえば、「強迫」「こだわ

り」「自閉的」「常同反復行動」「挑発行動」などといった類いである。おそらく多くの臨床家はここで子どもの言動を自分との関係で捉えることなどしないであろう。「中立的」「客観的」態度を心がけているからである。母親が語った子どもの言動を忠実にカルテに記載し，それがまるで「客観的」事実（リアリティ）であるかのように考えて記載していることも少なくないのではないか。じつのところ筆者も昔はそうしたものである。

　ただここで筆者が考えたいのは，そもそも症状はどのようにして生まれ，概念化されてきたかということである。そのことを考えずして安易に既成の症状（名）を採用して記載することは，病態の核心を掴み損ないかねない危うい行為だと思うようになったからである。

4　新たな症状はどのようにして生み出されるか
―― 4段階のプロセス

　この問題について筆者に考えるきっかけを与えてくれたのは，ファインシュタイン Alvan R. Feinstein 著『臨床的判断 Clinical Judgment』[16]であるが，その存在を教えられたのは土居健郎著『新訂　方法としての面接――臨床家のために』（医学書院，1992）によってであった。土居はその付録「臨床的研究の方法論」（pp. 126-147）の中でこの本の内容を紹介しながら以下のように述べている。

> 「[筆者注：現況の精神医学に対する批判として] 前以てコミュニケーションの基本語が正確に理解されているのでなければ，精神科医の行う解釈や分類に何ら科学的信頼性は存しない。にもかかわらず人間の感覚に関する語彙――それらは精神疾患の診断・発生病理・治療についてのいかなる概念においてもその元をなすものであるが――，この語彙の正確な使用は，現在の精神医学の基礎研究においてほとんど顧みられていないのである。」

---

(16)　Feinstein（1967）

（pp. 146-147）

「［筆者注：診断，予後ならびに治療を考える際に，症状と徴候がそれぞれ異なる意味を持つが，そこでの］最大の問題は，症状と徴候がどのようにして確立されるかというそのプロセスである。まずある現象が患者もしくは医師の感覚によってとらえられる（sensation）。ついでその感覚の特性が見極められ（specification），最後にこのようにして取り出された現象が名付けられる（designation）。そしてこれが症状ないし徴候と呼ばれるものである。」（p. 136）

ファインシュタインは，診察に当たった医師の感覚自体を正確に記述する必要性を説き，その中で，「感覚の記述を抜きにして，それが意味すると考えられる症状名や徴候名だけを記すことはあいならぬ」（p. 146，傍点筆者）とまで述べている。

そこで，土居のこの本を参照しながら，症状が確立されるまでのプロセスを筆者なりに再度纏めてみよう。

（1） 患者に対して抱く違和感を感じ取ること（sensation）

そもそも症状とは正常ないし健常な状態では出現しない病的なものであるが，すでに知られている症状であれば理解することは可能である。よってその把握の必要性が生まれるのは，臨床家がこれまでに診たことのない特徴を示す患者に遭遇したときである。従来の症状に該当しない特徴をどのように記述したらよいか，しばし頭を悩ます。その際，臨床家が最初に経験するのがこれまでに診たことのないという**違和感**である。それは臨床家自身の内面に立ち上がる感覚である。患者の状態を，五感（第六感も含め）を駆使して感じ取る作業で，

---

(17) 症状 symptom は疾病によって出現する異常な心身面の現象を指すが，徴候 sign は疾病を示唆するなんらかの異常所見で，医師が直接患者の身体を診察して見出しうるもので身体所見といわれるものである。身体医学で両者は厳密に区別されるが，精神医学においては両者の区別は困難なことが多いため，本書では症状のみを扱うことにする。

「これはこれまで出会ったこと，感じたことのないものだ」とする感覚の体験である．それがファインシュタインのいう sensation「感じ取ること」である．

（2） 違和感がどのような性質のものかを見極めること（感じ分けること）（specification）

　ついで行われるのが，感じ取った違和感の特徴がどのようなものか，従来の症状との違いを見極め，その違いを浮かび上がらせることである．あまたの既存の症状を背景化して，今体験しているものを図化する営みで，それをファインシュタインは specification「特定すること」という．ただし，この作業はいまだその相違点を言葉にする前段階で，筆者は「感じ分けること」と表現する方が適切ではないかと思う．

（3） 従来の症状との相違点の輪郭を明確にすること（designation）

　従来の症状にはないものであることが浮かび上がると，つぎに行うのがその相違点の輪郭を明瞭に描き出すことである．それが designation「輪郭を明確にすること」である．じつはこのことが非常に重要で，臨床家のセンスが問われるところである．その作業では，その輪郭が過去のどのような体験に近似しているかを想起しながら，とことん考え抜くことが求められるからである．言語化する前に体感したことをしっかりと煮詰めていく作業である．安易に言葉にしないことが肝要である．

（4） 従来の症状学の中に位置づけ言葉で記述すること（description）

　最後に重要な作業が，こうして取り出した特徴が症状学の中でいかなる位置を占めるかを検討し，新たな症状として名前をつけることである．それが descirption「言葉で記述すること」である．これによって，はじめて症状学の中に新しい症状として確定されることになる．

　ファインシュタインは最後に名づける作業を designation と述べているが，designation は「名づける」というよりも，その特徴の「輪郭を明確にするこ

感じ取る ⇒ 感じ分ける ⇒ 輪郭を明確にする ⇒ 言葉で記述する
sensation　　specification　　designation　　description

図1　症状の概念生成のプロセス

と」という意味合いを持った単語であることを考え，このプロセスにおいて「**言葉で記述すること**」description を追加すべきだと思う。なぜなら designation という作業のもっとも重要な点は，その感覚で捉えた現象の特徴をなんらかのゲシュタルトとして捉え，従来の類似の現象との対比によってその差異を際立たせることにあるからである。ゲシュタルトとして捉える段階と，言語化する段階は明確に分けることこそ重要だと思う。なぜかといえば，ゲシュタルトとして捉え，それを言語化するに至るプロセスこそ，精神療法において臨床家に求められる重要なセンスだと考えているからである。[18]

　以上の症状の概念生成のプロセスを整理すると図1のように示すことができる。

　ファインシュタインによれば，症状の意味するものを，社会的，歴史的，対人関係的文脈の中で捉えて記述することが求められるということである。したがって，臨床家は患者との出会いの中で感じ取ったことを「あるがままに」「感じるままに」「日常語で」「わかりやすく」描くことが大切になる。この段階で無闇に専門用語を用いることがあってはならない。その表現は抽象的でなく具象的であるべきだということである。そのことによって臨床家のみならず患者や家族も容易に理解することができるからである。ファインシュタインが感じ取ることを強調したのもそのような根拠からだろうと思う。

5　症状を再考する

（1）　新たな症状の確立は違和感を抱くことから始まる

　以上，症状がどのようにして確立されるのか，そのプロセスについて述べた

---

[18]　このことについては小林（2015）の第Ⅱ章の「メタファと精神療法」（pp. 24-47）で詳細に論じている。

が，ここでぜひとも留意してほしいのは，新たに症状が生み出される最初の契機となるのは，臨床家が患者を前にして捉えた現象に対してなんらかの**違和感**を抱くことだということである。臨床家が患者との出会いにおいて，主観的に感じ取ることこそ大事な出発点であるのだ。それなくして新たな症状記述はありえない。養育者の話を聞いただけで，それを症状として取り上げることなど以ての外だということである。

(2) 臨床家は症状把握をいかにして学んでいるか

症状学は，このようにして生み出された様々な症状を，ある枠組みを通してその差異をもとに分類し整理したものである。

臨床家が臨床訓練の場で最初に鍛えられるのが，面接における精神症状の把握である。患者の状態で何がどのように病的なのか，その特徴の把握である。経験豊かな先達者の面接に陪席して[19]，どのような患者の状態を捉えて症状として把握しているのかを，直にその場で感じ取りながら学んでいく。このような症状把握の能力を磨くためには，先達者の面接場面に同席することが不可欠である。症状把握は，症状の定義を学び，その定義に当てはまるか否かを知的に行うような営みではない。実際に患者と接する中でまずは**「感じ取る」**という経験が決定的に重要だからである。なぜなら，先に症状がどのようにして生み出されていくのかを論じた際に，まず大切になるのは，患者に対して感じ取る違和感という感覚であると述べたが，まさにこの違和感は，面接で直に患者と接する中でしか体感できないからである。その意味で医学の中でもとくに精神医学の教育の世界は徒弟制度での親方と弟子の関係に類似したものだと思う。身体医学における多くの症状は身体面の症状であることから，客観的に把握することが可能で，誰にでも比較的容易であるが，精神医学における（精神）症状は客観化することの困難な性質をもつため，どうしても先のようにして感じ取るしか術がないのである。

---

(19) 小林（2011）を参照。

（3） 症状把握の原点に立ち戻る

このように一見すると主観的な要素の強い症状把握に対して，それは科学的でないとし，あくまで客観的な指標をもとに症状把握と診断は行われるべきだとの考えから，昨今の国際診断基準にみられるような行動記述に徹するという方針が生まれたことは疑いようもない。あまた存在するチェックリストが汎用されるのは，それが臨床家をも一見「客観的」だと思わせるからである。

ここで筆者がとくに問題だと思うのは，このような作業を通して行われる症状把握は，言葉による説明から入り，それをもとに目の前の患者を観察し，その症状名を当て嵌めることになるからである。先に，「症状」として取り出される行為の出発点は「感じ取ること」であると述べた。とするならば，何をどのように感じ取ったか，その感覚を共有することがその症状把握にはぜひとも必要となる。それがなければたんなる言葉の上での照合でしかない。ここに症状把握という作業の非常に難しい側面がある。精神科臨床における教育は本質的に徒弟制のようなものだと述べた真意はそこにある。経験を共有化することがまずは何より先に求められるからである。

すでに数十年前からDSMが導入され，今や世界的にその潮流の中にある。その結果，DSMマニュアルは臨床家の携帯必需品となり，おそらくはすべての病院や診療所でも診察室の一角に座右の書として鎮座しているのではないか。このように世界中で広まっている行動科学を基盤とした国際診断基準に基づく症状把握を原点に立ち戻って捉え直すことが今強く求められていると思うのである。

6　「関係をみる」とはどういうことか

（1）　行動記述はたんなる行動の記述ではない

誰の目にも客観的に把握されると考えられている行動記述は，本当にそうなのであろうか。じつは，臨床家は患者を行動次元のみで客観的に観察しているわけではけっしてない。その行動に何か違和感を感じ取りながら把握している

ものである。

「一人で遊びに没頭する」という行動一つとっても，そこに子どもが周囲の人たちとのかかわりを嫌っている，あるいは避けているなどといった子どもの他者へのなんらかの構え（気持ちの表れ）を見て取っているはずである。純粋な行動記述に徹することなどできはしない。「ある人が背中に手を当てて動かしている」のを見れば，「背中が痒いので掻いている」とごく自然に感じ取るもので，だから「背中を掻いている」と表現する。

さらに問題になるのは，子どものみに焦点を当てながらその行動を記述することである。一見「一人遊びに没頭している」ように思われる子どもが，実際には母親が近くにいるにもかかわらず，母親に背を向けて遊んでいることがわかる。そして驚くべきことに母親がその場から立ち去ろうとすると，すぐに子どもは気づいて母親の後を追いかける。そんな子どもの反応を見ると，子どもがけっして「一人遊びに没頭」していたのではなく，母親に背を向けて「拗ねていた」ことがわかる。子どもにのみ焦点を当てて観察することによってその意味を把握するという行為の危険性を，われわれは肝に銘じておかなければならない。

（2） 子どもの行動の意味は母親のそれとの函数で捉える

これまで多くの臨床家がなぜ行動記述に徹するように心がけるかといえば，一つには当事者がそのような行動を取っている理由が容易には掴めないからである。とするならば，当事者にとってその行動の意味（つまりは当事者がなぜそのような行動を取っているのか，その理由）がわからない場合，その意味をよりよくわかるために心がけることが大切になる。それは何かと言えば，文脈を通して行動を捉えることである。具体的に述べれば，子どものみに焦点を当てるのではなく，少なくとも母親との関係の中で子どもの行動を見ていくことである。そのことだけでも見方が大きく変わる。なぜなら子どもという存在，それもとくに乳幼児期の子どもであれば，子どもは母親の存在なしでは生きていけない。それゆえ子どもの行動の多くは母親との関係の中で起こっているのだ。

つまりは子どもの行動は母親の行動との函数において理解しなければならないということである。

(3) 養育者の子どもを見る目の医学化

先に述べたように筆者はMIUで子どもを母子関係の相のもとに観察したことで、子どもだけに焦点を当てるのではなく、つねに母子双方の動きを同時に捉えることの大切さを学んだが、そこで筆者が確信したのは、子どもの見せる言動はすべてといってもよいほど母子関係の中で生起しているということであった。

母親に限らず誰でもはまる陥穽であるが、多くの場合子どもが目の前で示す言動が自分との関係の中で生起しているとは捉えない。この子どもにはこんな言動の特徴があるとする「客観」的観察態度を取りがちなものである。たとえば「この子は落ち着きがない」、「同じことを繰り返す」などとまるでそれが子どもの行動特徴であるかのように捉えがちである。

今日、子どもの気になる言動を精神医学の視点から捉えて問題化しようとする動きに拍車が掛かっている。子どもを見る目の医学化である。気になる子ども（に限らず誰でも）を目にすると、何かの病気ではないかと疑い、行動チェックリストなどで子どもの言動を照合する。そのような見方が精神医学の世界はもちろんのこと、家族にまで浸透している。こころを医学的見地から理解していこうとする姿勢がますます強まっている。だから家族の口から語られる内容もそのような視点からのものが大半である。

(4) 客観的観察と関与観察

このことからもわかるように、従来の「症状」と言われてきたものはまさしく観察者が中立的に、まるで黒子のような存在として「客観」的態度で観察することにより得られたものであるが、MIUでのそれは、子どもの気持ちに照準を当てながら観察者自身が自ら感じたことを率直に取り上げ得られたものである。後者の観察態度は関与観察と言われるものであるが、筆者の指摘した内

容は，それに加えて母子の関係の相で子どもの言動を捉えているという特徴がある。

　後者の観察を行った筆者は子どもと母親の気持ちそのものを感じ取りながら両者のかかわり合いをずっと観察していたのであって，特別変わったことを行ったものではない（と思っている）。日常生活ではある意味，きわめて素朴な，誰でもそうするであろうような観察態度である。そのことを考えると従来の一見「科学的」な観察態度は随分と不自然なものだということがわかる。しかし，それにはそれなりの明確な理由があったのだ。「科学的」であろうとすれば，今の学問の世界，とりわけアメリカを中心として広まっている行動科学に依拠した学問の姿勢をとらざるをえないからである。そこでは「主観」的な事柄は恣意的であって非科学的であるとし，それゆえ極力「主観」を排して「客観」を重視しようとする姿勢が貫かれているのだ。素朴に考えてみれば，随分とおかしなことだと思う。

7　児童精神医学における症状を考える上で忘れてはならないこと

（1）　現在の症状学は一般精神医学で構築されたものである

　症状学は成人患者を対象とした一般精神医学において確立したものである。それゆえ，児童精神医学もそれに倣って患者を前にして成人のそれとの異同を考えたのは至極当然の成り行きであった。そこで誰でも思いつく疑問の一つが，成人にみられる精神障碍がもっとも早いものではいつごろから認められるのかという問題である。それは精神障碍の性質や成り立ちを考える上で重要な手掛かりとなるからである。

　その間の事情をよく教えてくれるのは，成人にみられる統合失調症（当時は精神分裂病）がいつごろから発症するのかという問題である。最初に早発痴呆（今でいう統合失調症）の概念を提唱したクレペリンが報告した症例の中に子ども時代の発症例が含まれている。[20] その後，カナー Leo Kanner がその最早期に発症したものとして「早期幼児自閉症」early infantile autism を位置づけ

たことはあまりにも有名である。統合失調症のもっとも早い時期に発症したものとして「早期幼児」early infantile と名づけるとともに，当時ブロイラー Eugen Bleuler[21] によって統合失調症（精神分裂病）の基本障碍の一つとされていた「自閉」autism との類似性から「自閉症」autism と名づけたのである。

その後，早期幼児自閉症と統合失調症との関係をめぐって議論は二転三転して今日に至っているが，いまだに結論は出ていない。そこには大人の症状と子どものそれとの異同をどう考えながら病態を把握するか，という大きな問題が横たわっている。その問題に取り組むためにはそもそも症状とは何かという根本に立ち返って考えなければならない。その点をしっかりと考え抜かない限り，いつまでも両者の異同については不毛な議論が続くことが危惧されるのである。

（2） これまで一般精神医学で構築された症状学に倣ってきた児童精神医学

ここでぜひとも考えなければならないのは，児童精神医学において子ども（患者）の病態の特徴を症状としていかに記述するかということである。従来のように成人患者を対象にして構築されてきた症状学（具体的な症状把握と記述のあり方）をその類似性に着目しながら援用することに孕まれた問題である。

筆者には今でも忘れがたい経験がある。36年ほど前（1980年9月），札幌市で開催された日本児童精神医学会で筆者は恩師村田豊久氏の指導のもとに子どものうつ病について国内ではじめて発表した[22]。そのとき，当時の学会理事長がフロアから「子どもにはうつ病はない！」と言い切り，私の発表を厳しく批判した。しかし，それから四半世紀以上が経過した今，子どもにうつ病はないなどと発言すれば，嘲笑されるに違いない。隔世の感がある。この数十年の歴史的変化は何を意味するのであろうか。じつは当時うつ病は超自我の病理であるとみなされ，子どもにはいまだ超自我は発達していないと思われていたのであ

---

(20) クレペリン（1986）の第43図（p.221）に1054例のうち10歳未満発症例が3.5%含まれていることが示されている。
(21) Bleuler（1911）（飯田ほか訳（1974））
(22) 小林ほか（1980）

る。当時多くの児童精神科医もそのように考えていた。しかし，今や子どもの
こころが大人に比べて未熟だなどと断言する者はいないのではないか。子ども
は，われわれの想像以上に早い時期から生きるために悩み苦しみながら懸命に
もがき生き長らえていることがわかってきたからである。筆者はそのことを
MIU での経験から痛感したものである。

（3） 児童精神医学における症状把握で留意すべきこと

　こうして考えていくと，児童精神医学における症状学は一般精神医学に倣っ
て構築すればよいという性質のものではないことがわかる。では児童精神医学
では，一般精神医学と対比したとき，どのようなことに留意しなくてはならな
いのであろうか。それは「発達」という観点がその中心に置かれなくてはなら
ないということである。それもたんに横断的に患者（子ども）を見ていけばよ
いというものではなく，縦断的に見ることの重要性である。それこそ「発達」
という観点に不可欠だからである。では「発達」という観点は症状記述に際し
て何を要請するかを考えてみよう。

心身の未分化ということの意味

　これまでにも子どもは成人に比して心身が未分化であることはよく指摘され
てきたが，これは精神的反応と身体的反応が渾然一体となって起こることを意
味して用いられることが多かった。しかし，未分化であることはたんに未熟で
あることを意味しているのではない。精神機能が未分化であるということ自体
が積極的な意義をもつという視点こそがいま求められていると筆者は思う。

　乳幼児の場合を想定してみるとしよう。彼らのこころのありようを，大人の
場合と同様に切り取ることなどできるはずがない。大人の精神機能を分化した
ものとして論じることができるのは，大人自身が自らの主観的体験を言葉によ
って語ることができることに強く依拠している。乳幼児は自らの体験を言葉で
語ることができないため，その精神機能を大人と同様な切り口から論じること
などできないことはすぐにわかる。そのようなことをすれば，子どもの全体像
を捉え損なう危険性が高い。

第Ⅰ部　関係発達精神病理学の構築に向けて

未分節な精神機能をいかに把握するか

　子どもにおける症状を考える上でもっとも検討すべきことは，成人において通常用いられている分節化された精神機能をそのまま流用することができるかどうかという問題である。精神医学の代表的な教科書を紐解けば，症状は，感情，知覚，意思，意欲，思考，知性，認知などの諸領域に分けた上で記載されている。われわれ臨床家の多くは，これまで子どものこころの問題についても同じようなかたちで論じることにさほどの疑問を感じることなく自明のものとして慣れ親しんできたのではないか。しかし，そのような捉え方がはたして妥当なものだといえるのであろうか。精神機能が分化を遂げ，それなりに完成した成人を対象として構築された症状記述に倣うことに孕まれている根本的な問題を見極め，それに代わる独自な観点をもつことが必要だと思われるのである。

　一般精神医学では先ほど述べたように精神機能の問題を，たとえば知覚，運動，情動などの概念によって分節化して捉えることが一般的である。しかし，子ども，とりわけ乳幼児，あるいは発達障碍の子どもたちにおける体験世界は，自覚的にも他覚的にもそのような分節化された概念によって捉えられない。いわば丸ごと一括りで捉えるしかないようなものである。つまり，彼らの精神機能の多くはいまだ分節化されておらず，知覚過程も運動過程も情動過程も未分節なかたちで同時的に機能する，いわば〈知覚―運動―情動〉過程とでも表現すべき状態にある。

　このような理解がなぜ大切かといえば，われわれはどうしても発達障碍の子どもたちを理解する際に，様々な概念を用いて把握することに努めがちだからである。丸ごと一括りで子どもの存在を捉えることをせず，こちらに都合のよい概念を用いて切り取って理解しようとすることが少なくない。ある一つの概念によって切り取ることによって理解したような気になることの危険性についてわれわれはつねに自覚的であらねばならないと思うからである。

子どもは公共性をもった通常の言葉で自分を語ることがむずかしい

　子どもは大人と比較したとき，自分の言葉で相手にわかるように自らを語ることがむずかしい。さらにもっと厄介なのは，子ども自身が用いる言葉そのも

のに，われわれが通常考えている言葉のもつ「公共性」がしばしば乏しいことである。自分独自の意味をもったものとして言葉が用いられることが少なくないのだ。とするならば，われわれはどのように考えていけばよいのであろうか。子どもの語る言葉には信頼が置けないということになるのであろうか。そこで求められるのは，言葉はどのような発達過程を経て生まれるものかを考えていくことである。

昨今認知心理学の台頭によって「認知」という切り口がさかんに用いられているが，自閉症の言語認知障碍仮説に潜んでいた陥穽を思い起こす必要がある。滝川（2001）はラター Michael Rutter の言語認知障碍仮説の問題点を以下のように指摘している[23]。[24]

カナーの学説に対して，ラターは自閉症を発達障碍，すなわち精神発達の遅れの一形態として捉える道を切り拓いた。そして言語機能の基盤にある認知機能の障碍を想定し，そこで「抽象的思考」や「概念形成」という固有の認知の欠陥があることを見出し，それが自閉症の基本障碍だとした。しかし，滝川は，精神遅滞でもこの領域に障碍（遅れ）が認められるにもかかわらず，それを自閉症に特異的としたところを問題とし，「抽象的思考」「概念形成」といった抽象的概念が具体的にどのような働きを指し示し，どのような筋道を通って発達するのかという本来探求すべき問題をないがしろにしてきたという。

つまり，本来検討すべきは，対象をいかに認知するか，そのプロセスにこそ自閉症問題の本質が潜んでいると考えられるということである。そのためには，未分節な精神機能という視点が殊の外重要で，ここでは言語の生成過程を検証することが必要となる。このことについては，「第5章 言葉の発達病理」で詳細に取り上げる。

---

(23) Rutter & Schopler（1978）（丸井監訳（1982））
(24) 滝川（2001）

第 2 章
自閉症スペクトラムの症状はどのようにして生まれるか
―― 「関係」からみた症状の意味するもの ――

　第1章第4節で，精神科臨床において「症状」がどのようにして生み出されていくのか，そのプロセスを遡ってみると，臨床家が患者を前にして抱く違和感に辿り着くことを述べた。しかし，今日臨床家が精神科医になるために受ける研修として何を学んでいるか。その象徴的なものが DSM である。そこでは主に行動特徴のリストの中から患者の特徴を選び出し，マニュアルに沿って臨床診断を進めていく。そしてそれをもとに治療が組み立てられていく。このような流れをあらためて考えてみたとき，何が問題か一目瞭然であると思う。患者を前にして（というよりも関与しながら観察することによって）何を感じとるかということがいかにないがしろにされているか，という現状である。近代科学の旗印とされている三大柱である「客観性」「論理性」「普遍性」[1]を忠実に守るために行動科学を基盤とした学問の流れが生み出している現実の一端をここに見て取ることができるように思う。
　そこで本章では，症状として捉えられてきたものがどのようにして生成したものかを知ることによって，症状を人間理解においてどのように位置づけたらよいかを考えてみたい。
　自閉症スペクトラム障碍（ASD）[2]という疾病単位は「個」としての子どもの特徴を捉えて生まれた概念である。しかし，子どもを「個」として捉えることに対する根本的な疑義をもつ筆者は MIU を創設し，そこで ASD を疑われて

（1）　中村（1992）

第Ⅰ部　関係発達精神病理学の構築に向けて

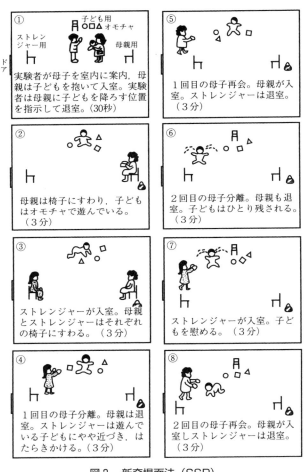

図2　新奇場面法（SSP）

（出所）　繁多（1987），p.79.

（2）　本書で筆者はASDをDSM-5による疾病概念として用い，自閉症スペクトラムはそれとは異なり，ASDの病態に至る前段階をも含めたものとし，両者を使い分けて用いている。それによって，乳幼児期早期の母子関係の問題（関係障碍）のその後の病態の多様性をも視野に入れることができると考えたからである。

受診した子どもたちを母親との「関係」の相で捉えることを試みた。なぜなら「発達」の「障碍」を問題とするからには，「関係」と「発達」の視点は不可欠だからである。ヒトが「発達」する，あるいは「発達」を損なうプロセスを観察するためには，養育者との濃密なかかわり合いを見ずしては不可能である。そして，そこで掴んだものをエヴィデンスとして扱ってこそ，人間科学としての精神病理学および精神療法の研究の道を切り拓くことが可能だと思うからである。

以上の思いから筆者が MIU で1歳台から5歳台までの55例を対象に実施した新奇場面法（Strange Situation Procedure：以下 SSP）（図2）を通して得た知見の概略を以下に述べる。[3]

SSP は子どもが養育者（ここでは母親）に向けて示すアタッチメント行動の特徴（パターン）を評価するための心理学的実験の枠組みとして開発されたもので，図2に示されているように，乳幼児期早期の子どもと母親を対象に，母子分離と母子再会の場面を人工的に作り，そこで子どもが養育者に対して示すアタッチメントにまつわる反応を観察し，アタッチメント行動の特徴から評価する。しかし，筆者は従来のアタッチメントという行動ではなく「甘え」とという情動に焦点を当てて観察した。

SSP での知見は，筆者が子どもの言動を母親との関係の相で関与観察し，筆者が素朴に感じ取ったことを大切にして得たものである。子どもの「甘え」にまつわる言動の意味を捉えるには，客観的に行動を観察することはもちろんのこと，観察者自ら感じ取ることが殊の外大切だと思うからである。[4]

1　乳児期の母子関係の病理——甘えのアンビヴァレンス

筆者が先の書で明らかにした知見の中でもとりわけ重要だと考えているもの[5]

（3）　小林（2014）参照。
（4）　観察者自ら感じ取ったことを取り上げることの重要性については，小林・西（2015）に詳しい。

の一つは、0歳台ですでに、さらに1歳台ではより明瞭に、様々なかたちでアンビヴァレンスを見て取ることができるということである。その原型は以下のようなこころの動きのゲシュタルトとして示すことができる。

母親が直接かかわろうとすると回避的になるが、いざ母親がいなくなると心細い反応を示す。しかし、母親と再会する段になると再び回避的反応を示す。

ここで注目したいのは、子どもの反応が母親の動きとの函数で生じていることである。けっして子どもが一人勝手に不可解な行動を呈しているわけではない。母親が子どもとどのようにかかわるかによって、独特な子どもの反応が誘発されている。当然その逆に、子どもが母親にどのようにかかわるかによって、母親にも予想もつかないような反応が誘発されることもある。ここに「関係をみる」ことの重要性の一端がうかがわれるのである。

この母子関係の病理の原型を、母子関係の直接観察によって得ることができたことは、その後の筆者の臨床実践において決定的な役割をはたしている。なぜならこれまで「個」の心性として語られてきたアンビヴァレンスを、先のような独特な**関係の病理**として捉えることを発見したからである。「個」を中心にみてきた精神医学界で「アンビヴァレンス」は個人の中に相反する感情や思い（たとえば愛と憎しみなど）が併存し同時に働くことを意味しているが、それを発達的観点から見ていくと、このような関係の病理として捉えることができるとわかったからである。

そしてこの独特な関係病理は、われわれ日本人には馴染み深い「あまのじゃく」という言葉で表現できることから、この日常語を用いることで患者やその家族も腑に落ちるようにして理解できることに筆者は気づいた[6]。

2　甘えのアンビヴァレンスへの対処行動としての多様な病理的行動

ついで重要な知見は、1歳台まで（その母子関係のありようを観察した者であ

（5）　小林（2014）
（6）　このことについては小林（2015）に詳しい。

表1　幼児期に見られるアンビヴァレンスへの多様な対処行動

(1)発達障碍に発展するもの
　①母親に近寄ることができず，母親の顔色を気にしながらも離れて動き回る
　②母親を回避し，一人で同じことを繰り返す
　③何でも一人でやろうとする，過度に自立的に振る舞う
　④ことさら相手の嫌がることをして相手の関心を引く
(2)心身症・神経症的病態に発展するもの
　①母親の意向に合わせることで認めてもらう
(3)操作的対人態度，あるいは人格障碍に発展するもの
　①母親に気に入られようとする
　②母親の前であからさまに他人に甘えてみせる
(4)解離に発展するもの
　①他のものに注意・関心をそらす
(5)精神病的病態に発展するもの
　①過度に従順に振る舞う
　②明確な対処法を見出すことができず周囲に圧倒される
　③周囲を無視するようにして一人で悦に入る
　④一人で空想の世界に没入する

（出所）　小林（2016），p.9.

れば）誰の目にも明らかであった関係病理が次第に背景に退き，2歳台になると，それに代わって多様な病理的行動が前景に出現することである。その主なものを具体的に述べたのが表1である。

　以下，具体的に解説しよう。

（1）　発達障碍に発展するもの
母親に近寄ることができず，母親の顔色を気にしながらも離れて動き回る
　子どもは遠くから母親に向けて何かとサインめいた言動をとることもあるが，それに対して母親はその意味を読み取ることが困難であるため，子どもは容易に母親に接近することができない。しかし，子どもに母親が近づいてかかわろうとすると，すぐに子どもは他のことに注意をそらして母親とのかかわりを避けようとする。こうして子どもは次々に関心を示す対象（物）を移していく。目の前でこうした行動を取る子どもを見ると，母親（あるいは第三者）には「多動」，「落ち着きがない」，「注意が集中しない」，「気移りが激しい」と映る。

母親を回避し，一人で同じことを繰り返す

　目の前の母親に対して自らどのようにかかわったらよいかわからず，強いアンビヴァレンスを示す子どもは母親との直接的なかかわりを避け，何とか一人で一つの物事に関心を注いで，自分の気持ちをおさめようとする。それは一つの物事を介して同じことを繰り返すことである。このような行動は母親から見れば「常同反復行動」「繰り返し行動」と映る。

何でも一人でやろうとする，過度に自立的に振る舞う

　子どもであれば誰でも自分一人で何かをやろうとしてもうまくできないことが大半である。多くの子どもはそんなときには母親に助けを求める。しかし，アンビヴァレンスの強い子どもはいかに困っていても容易に手助けを求めることができない。そのため一人でやろうとしてもがくが，うまくできないためイライラが高じてついにはパニックを起こす。何事も一人でやろうとする姿は「自立している」として肯定的に受け止める向きがあるかもしれない。しかし，それはかりそめの「自立した」姿であって，人に「甘える」あるいは「頼る」ことを知らないがゆえの痛々しい振る舞いであることをわれわれは知っておく必要がある。

ことさら相手の嫌がることをして相手の関心を引く

　母子関係のこじれが強い場合，相手の嫌がることをして相手の関心を引こうとする子どもたちは少なくない。これまで「挑発的行動」と言われてきたものである。ここで注意を促したいのは，子どもはけっして意図して母親を「挑発」しているのではないということである。「挑発的行動」という表現は挑発されたと感じる大人の視点から捉えたものであって，子どもにとってはあくまで相手の注意・関心を自分の方に引き寄せたいとの思いから起こす行動なのだ。もちろん，このような関係が長期化していけば，子ども自身も意図的にこのような行動をするようにもなるが，それでもこの種の行動の背後に彼らのアンビヴァレンスを見て取ることが重要である。

　以上の四つの対処行動は，これまで発達障碍の診断の際に鍵となる症状として指摘されてきたものである。われわれ臨床家が症状として重視してきたこれ

らの言動は，筆者の研究によれば，「甘えたくても甘えられない」がゆえに高じた強い不安と緊張を彼らなりに少しでも緩和しようと試みる対処行動として生起したものだということである。

（２） 心身症・神経症的病態に発展するもの
母親の意向に合わせることで認めてもらう
　自分の気持ちを受け止めてもらえない子どもたちも，自ら生きていくためにどうしても母親の指示に従わざるをえない状況に追い込まれていく。そのため，子どもは強いアンビヴァレンスを体験しなくても済むために，母親の意向に合わせて行動するという選択を取る。このような行動は母親から見れば「よい子」に映る。これは一時的には適応的行動であるため，病理的言動は前景化し難い。しかし，アンビヴァレンスによって蓄積していく強い葛藤が前思春期以降になると，内的衝動の高まりによって，病理的言動を引き起こすことになる。発達障碍の子どもにも前思春期以降に心身症[7]あるいは神経症的反応[8]が認められるのはそのためである。

（３） 操作的対人態度，あるいは人格障碍に発展するもの
母親に気に入られようとする
　目の前の母親に対してどこか怯えるようにして警戒的態度を取りつつも，さり気なく母親に背を向けながら近づき倒れかかるようにして身を寄せる。それは母親に「取り入る」，あるいは「媚びる」と映る行動である。２歳台の子どもがこのような態度を取ってまで母親の機嫌を取ろうとする姿を目の前にすると驚きを禁じえないが，いかに子どもたちは今置かれた状況の中で懸命に生きようとしているかを教えられる。このような反応は虐待が関与している事例が多い。先の「よい子」になる対処行動と比較すると，母親への警戒心はきわめて強く，様子をうかがいつつ行動していることが推測される。

（７）　小林・井上・村田（1989）
（８）　小林・大嶋・金子（1992）

母親の前であからさまに他人に甘えてみせる

　母親を前にして赤の他人にわざとらしく身をすり寄せて甘えてみせる。まさに「当てつける」、「見せつける」行動である。子どもの母親に向ける攻撃性を強く思わせる言動であるが、母親から見れば怒りを誘発するものに映る。このような言動も先の「取り入る」「媚びる」と同様に虐待が関与していることが少なくない。

　以上、これらの対処行動は、古典的にはヒステリーにおいてよく指摘されたものだが、今では虐待との関連を念頭に置く必要がある。

(4) 解離に発展するもの

他のものに注意・関心をそらす

　これは先の書では取り上げていない。SSP で捉えることができなかったからである。しかし、その後検討を重ねていく中で気づいたのだが、1歳台ですでに一人ぼっちになった後の母子再会場面で母親と触れ合うほどに接近した途端に目をそらす反応をする子どもは、2、3歳台になると、SSP ではなく治療経過の中で類似の反応を示すことが多い。のちのち発達障碍、子ども虐待事例でよく指摘される「解離」の萌芽のかたちをここに見て取ることができる。

(5) 精神病的病態に発展するもの

過度に従順に振る舞う

　先の「よい子になる」対処行動も極端になると、母親の前ではまったく自己主張することなく、ただ言われた通りに振る舞い、自分を押し殺し、相手の言いなりになる。そこに見るのはまさに相手の意向に翻弄される子どもの姿である。このような事態が進行すると、主体性が育たず、子どもの自我発達に深刻な影響を及ぼす。ときに作為体験をも思わせる病理に発展する。

明確な対処法を見出すことができず周囲に圧倒される

　「甘えたくても甘えられない」アンビヴァレントな事態が高じていけば、甘えたい相手に対して近づくことができない。かといってそれに代わって一人で

何かで気を紛らわすこともできなくなる。いわばフリーズした状態で，よく虐待事例で取り沙汰されてきた病態である。そのような事態は乳幼児期の強いアンビヴァレンスを体験してきた子どもに起こることであって，虐待事例の専売特許ではない。筆者の知見からは，発達障碍とりわけ自閉症に併発するとして注目されてきた「カタトニア」catatonia は乳幼児期のアンビヴァレンスの体験を基盤として生起するものだということができる。

周囲を無視するようにして一人で悦に入る

3歳台に入ると，より一層明確に精神病的病態を捉えることができるようになる。不安と緊張を孕んだ母親との関係を回避して，唐突に「一人で自分の世界で悦に入る」反応を見せる。それはまさに「軽い躁状態」を思わせるものである。躁状態は他者とのかかわりを回避することで起こる事態である。

一人で空想の世界に没入する

これは筆者が4歳0か月の男児で経験したものだが，SSP で一人ぼっちになった途端に，突然自分の世界に没入して一人芝居のようにして何か呟きながら誰かに語りかけるという反応を見せている。精神病的言動と言われてきたものであるが，SSP の観察から，明らかにアンビヴァレンスが高じたことによる極度な不安への対処行動として出現したものである。

---

(9) カタトニアは，緊張病とも訳され，統合失調症の一亜型とされている。精神運動興奮と昏迷（意識は保たれているにもかかわらず，身動き一つできない状態）を繰り返す。昏迷状態において特徴的な症状としてカタレプシー catalepsy や蝋屈症（ろうくつしょう）がよく知られているが，類似の病態が青年期・成人期の ASD にもみられることがウイングとシャー（Wing & Shah, 2000）の報告以来よく知られるようになり，両者の関係に注目が集まっている（第9章 pp. 237-241 も参照）。

(10) この事例の詳細な治療経過については，小林（2010）を参照。

第3章
アンビヴァレンスへの対処行動は
いかなる症状（病態）へと発展するか

1　乳幼児期のアンビヴァレンスへの対処行動が
　　生涯発達過程で辿る経路

　以上，乳幼児期においてわれわれが日常診療で捉えてきた病態の成り立ちについて最近の知見をもとに論じてきたが，このことからわかるように，子どもたちが取らざるをえない，アンビヴァレンスゆえに高まる不安と緊張への対処行動の数々は，これまで精神医学で「症状」として捉えてきたもの，あるいはその萌芽の状態であることがわかる。そこで筆者がぜひとも考えたいと思ったのは，これらの対処行動は，その後の生涯発達過程でどのような変容を遂げるのであろうかという問題である。精神医学で取り上げられる精神病理（ないし症状）はじつに多様である。乳幼児期の対処行動が生涯発達過程でどのようにして多様な精神病理の発現へと繋がっていくのであろうか。少々大胆な試みであるが，現時点で筆者なりに推論を交えてその経路の概略図を描いてみたのが図3である。
　この図で筆者が強調したいことは，その大半の精神病理（症状）の発現のルーツに「甘え」のアンビヴァレンスがあるということである。この推論を実証的に示すとすれば，唯一取り得る方法は，治療を通してアンビヴァレンスを見出し，そこに働きかけることによって病態が改善していくことを明らかにすることである。そのことによってアンビヴァレンスがその病態をもたらした主た

第Ⅰ部　関係発達精神病理学の構築に向けて

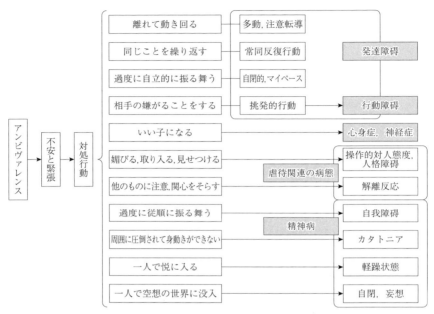

図3　乳幼児期のアンビヴァレンスへの対処行動が生涯発達過程で辿る経路
（出所）小林（2016），p.17.

る要因であったことが証明できるからである。つまり筆者が取った手段は病因論的アプローチである。筆者が最近上梓した『あまのじゃくと精神療法』と『発達障碍の精神療法』は，そのようなねらいをもって纏めたものである。前者で取り上げた事例は12例，後者では17例に及ぶが，すべてアンビヴァレンスに焦点を当てて行った精神療法で病態の改善が認められるとともに，母子双方のアンビヴァレンスそのものが緩和したことによって治癒の方向性もそこに示されている。この2冊の書によって多様な病態の起源に甘えのアンビヴァレンスが病因的に深く関与していることがわかったのである。

　最後に，この図を見るさいに基本的に認識してほしいことがある。一人の人間の選択する対処行動は一つに限らないということである。時と場合によって，相手によって，あるいは発達過程によって，その対処行動は当然変化していく。相手によって多様に選択するのは処世術を考えると重要なことである。現に3

〜5歳台の事例を検討すると，そのことが如実に示されていることがわかる[1]。なぜならそれまで適切な治療を受けなかった場合，母子関係の悪循環が高じて，子どもにより多様で複雑な対処行動が生み出されていくことが危惧されるからである。ただし，それは親子関係の組み合わせ次第である。ある事例では子どもの繰り返し行動が強固になって，頑固なこだわりばかりが前景に出現していることもある。それこそまさに「関係」の問題だからである。

2　精神療法では症状ではなくアンビヴァレンスに焦点を当てなければならない

　以上，これまで発達障碍圏，虐待関連の人格障碍圏，神経症圏，精神病圏などの症状とされてきたものが，乳幼児期早期のアンビヴァレンスへの対処行動として生起したものであることを推論も交えて示した。

　このことからわれわれが学ばなければならないのは，これまで精神医学で症状とされてきたものに焦点を当てた診断と治療だけでは，その病態の本質には届かないということである。発達論的に見ていくと，乳幼児期早期の最初の人間関係の形成というもっとも重要な時期に，アンビヴァレンスゆえに関係障碍が生まれ，いつまでもアタッチメントが形成されず，子どもはつねに強い不安と緊張に晒される。そこでその不安と緊張を彼らなりに和らげたり，紛らわせたりするようになる。これまで症状とされてきたものは，そうした対処行動としての意味を持つと考えられる。それゆえ，症状を除去することに焦点を当てた治療は，彼らの立場から見れば治療とはいえず，逆に彼らの不安をより一層強めることになる。これまで精神疾患は原因がわからないとの理由から症状が標的にされやすかったが，本来求められるべき治療は，アンビヴァレンスに焦点を当てた関係修復を目指す治療だということを忘れてはならない。

（1）　小林（2014），pp. 173-208。

3 アンビヴァレンスを捕捉するために大切なこと

　では臨床家はそこにどのような違和感を感じ取ればよいのであろうか。このようなことばかり主張すれば、おそらく多くの臨床家は、何をどう感じ取ればよいというのか、と疑問を投げかけるであろう。

　ここで筆者がぜひとも念頭に置いてほしいと思ったのは、「感じ取る」ことの大切さである。たんに行動次元の特徴を掴みとればよいというものではないということである。つぎに、何をどのように感じ取ればよいか、考えてみよう。

　先ほどから筆者は、幼少期の子どもと母親との間での関係の難しさの基盤に甘えのアンビヴァレンスがあることを取り上げた。そして、その対処行動が症状として捉えられてきたものであることも示した。それゆえ、臨床家が治療をする際に目指すのはアンビヴァレンスを捉え、それに対していかに働きかけるかということである。

　おそらくここで読者の多くは、アンビヴァレンスをいかにして掴むことができるのか、という疑問を抱くであろう。ここで思い出してほしいのは、第1章で、患者（子ども）を前にして違和感を抱くことの重要性を指摘してきたことである。アンビヴァレンスを掴むためには、この違和感を感じ取るという心がけがまずは何より大切だと思うからである。以下、アンビヴァレンスを捕捉するために臨床家に求められる心構えのポイントを簡潔に述べておこう。

　①アンビヴァレンスはこころの動きを示すため、アクチュアルにしか捉えることはできない。そのため、臨床家も患者のこころの動きとともに自らもこころを動かすことが求められる。それは何を意味するかというと、面接という場に身を置きながら患者とともにその場に身を委ねるような気持ちで関与することである。これはフロイトのいう「平等に漂う注意」とほぼ近似したものだろ

（2）　フロイトが精神分析で被分析者の自由連想を傾聴する際の分析家の基本的な構えとして述べたもの。すべての先入見や予断や理論による取捨選択を排して、意識的影響を遠ざけ、素材を無意識的記憶にゆだねる態度をいう（藤山, 2002, p.417）。

第3章 アンビヴァレンスへの対処行動はいかなる症状（病態）へと発展するか

うと思う。

②アンビヴァレンスは「甘え」という情動の独特なありようである。つまり，その内実を捉えるためには，臨床家も自ら感じとることでしか捕捉できないような性質のものである。土居健郎が，アンビヴァレンスを掴むためには自分のアンビヴァレンスに気づくことが大切で，それこそもっとも難しいと指摘したのはこのことを指す[3]。患者のこころの動きを感じ取るだけでなく，自らのこころの動きをも感じ取ることが大切なのだ。

③「感じ取る」ことの重要性は，症状把握に際しても本来心がけるべきことであるが，それは患者という他者のこころのありようだけを指すのではない。というよりも，他者のこころのありようは，臨床家自身の内面に立ち上がる情動の動きを通してしか捉えることができない。そのような性質のものである。他者のこころを理解するとは，他者を客観的に観察して，その特徴を捉えるような営みではない。臨床家自らの内面に立ち上がる情動の動き（ここでは主に甘えにまつわる情動の動き）を感知することが，結果的に患者のこころのありようを捕捉することにつながるということである。

以上からわかるように，関係病理としてのアンビヴァレンスを患者理解と治療の中心に据えて考えている筆者は，自分自身の内面に立ち上がったものを「感じ取ること」が殊の外大切だと考えている。自分自身をモニターするということである。自己理解を深めることなくして，他者を深く理解することはありえないと思うからである[4]。

なおこの点についての詳細は，先にも取り上げた『あまのじゃくと精神療法』と『発達障碍の精神療法』の2冊で解説しているので，ここでは割愛する。

4　乳幼児期の対処行動こそその後の症状の原型である

本章の最後に一言触れておきたいことがある。人間が対人行動をとる際に，

---

(3) 土居（2009），pp.26-27。
(4) ここで述べていることの根拠については，小林・西（2015）に詳しい。

アンビヴァレンスが強いとどのような（対処）行動をとるようになるか，その原型 prototype を乳幼児の行動に見て取ることができる。つまり，その後の成長発達過程でいかなる変容を遂げようとも，それらはすべてこのプロトタイプの発展型として捉えることができるということである。筆者がその原型（対人行動のこころの動きのゲシュタルト）を「あまのじゃく」という日常語で概念化したのは，アンビヴァレンスを日常の生活感覚で捉えることによって，臨床家のみならず患者とその家族も腑に落ちるかたちで理解することができるようになるからである。筆者の目指す精神療法とはそのようなものである。その成果が『あまのじゃくと精神療法』と『発達障碍の精神療法』に示されている。

以上からわかるように，われわれが治療として標的としなければならないのは，症状ではなく，甘えのアンビヴァレンスである。そこに踏み込んでこそはじめて病因論的アプローチが可能となり，治癒の方向性が見えてくる。

ここで臨床家に求められるのは，いかにしてアンビヴァレンスを面接の中で捕捉するか，そしてそれをいかにして扱うかという問題である。この点について踏み込むためには治療論そのものを論じる必要があるが，それは本書の目的ではなく，先の2冊によってすでに論じ尽くした思いが強いので，それを参照していただくしかない。

ただ，ここで一言強調しておきたいのは，アンビヴァレンスを捕捉することは臨床家のこれまでの常識的感覚からすればきわめて難しく，従来の常識をいわば捨て去る覚悟が求められるということである。本書の第1章第4節で症状がうまれる契機となるのは「感じ取る」ことだと述べたことに通じるからである。甘えのアンビヴァレンスは情動の動きであるゆえ，それを臨床家が感じ取るためには，自らの感性を拠り所としなければならず，さらには面接で患者と臨床家との関係の中でアクチュアルに捉えなければならない。このことは従来の症状把握を拠り所としてきた精神医療の世界からすれば，まったくといっていいほど性質を異にする臨床力を必要とする。

第Ⅱ部
自閉症スペクトラムにみられる多様な症状を
「関係」から読み解く

第4章
乳幼児期の症状

1　乳幼児期の早期兆候

　乳幼児期早期にみられる兆候については，家族が子どもを撮影したビデオ記録を用いたマッシー Henry Massie の研究がある。マッシーは生後6か月までに認められる兆候 sign を表2のように，生後1，2歳に出現する症状 symptom を表3のように示している。

　乳児期については筆者の経験はさほど多くはないが，表2でわかるのは，乳児に能動性や生気に欠けるという点が目立つことである。表3については筆者の経験からしても頷ける内容ではある。しかし，このようなホームビデオを用いた研究は筆者の立場からすれば，はなはだ問題が多い。その一つは子どものみに焦点を当ててその特徴を取り上げていることである。ビデオ記録の多くは両親が子どもを撮影しているであろうが，それゆえ映されているのは主に子どもであって，親子関係の様子を意図的に丁寧に映しているわけではない。さらに子どもが映っているとしても楽しそうな場面に限られていることが多い。そもそも撮影する者のねらいが何かを考えてみると，このような限定的なビデオ記録を見て詳細に検討したとしても，さほどの成果が得られることはなかろうと思う。筆者が MIU で直に親子の関係に焦点を当てて観察することによって得られたデータとは比較にならないというのが正直なところである。筆者は

（1）　Massie（2007）

第Ⅱ部　自閉症スペクトラムにみられる多様な症状を「関係」から読み解く

表2　のちに自閉症と診断された生後6か月までの乳児にみられる発達異常の兆候

- 身体の張り（緊張）がなくてだらしない（しまりがない）
- 人や物への反応や注意が乏しい
- 両親がいても興奮を示さない
- 抱かれる際に抱かれやすい姿勢を示さない
- 何を見ているのか判然としない
- 通常みられる動きが乏しい（例：物を扱おうとして近づくなど）
- 独特な運動の歪み（例：首がすわらない，顔面の麻痺，まぶたが垂れるなど）
- いつも周辺視野で物を見る
- イライラしていることが多い，笑みが少ない
- 定型発達児よりも眠っていることが多い

（出所）　Massie（2007），p. 8.

表3　自閉症と診断が確定した1，2歳の幼児にみられる症状

- 両親に近づこうとしない
- いつも両親から距離をとっている
- 表情が乏しく，平板である
- ある目的をもって行動することがないか，あっても乏しい
- なんらかの意図や意味を示す表情が乏しい
- 言葉の発達の遅れ

（出所）　Massie（2007），p. 9.

「関係」に焦点を当てて意図的に母子交流の様相をきめ細かく観察し，かつ重要な場面ではズームアップなども行い，より確かなものとして把握できるように努めてきたからである。

つぎに思うのは，たとえ乳児を直接観察したデータがあったとしてもマッシーをはじめこれまでの研究者はなぜ自閉症スペクトラムを子ども（「個」）ばかりに焦点を当ててみようとするのかという問題である。たとえこのような特徴が観察されたとしても，かならずそこには養育者が介在しているはずである。養育者との関係など関係ないとでも思っているのであろうか。自閉症スペクトラムが，今ではそれから除外されたレット症候群のような明確な神経疾患であれば，このような観察も許されようが，いまだ「発達障碍」とみなされている限りにおいては「関係」を無視して子どものみの特徴として抽出することには慎重でなくてはならない。そこには研究者の先入観としての器質論が念頭にあ

ることが推測されるのである。
　そこでまず乳児期に最初に養育者が困惑させられる問題をいくつか取り上げ，「関係」からみていくことにしよう。

（1）　**抱っこにまつわる問題（抱っこを嫌がる，抱っこを執拗に要求する）**

　抱かれることへの回避や拒否の反応はたんに抱かれることを嫌がっているのではない。直接触れ合いそうになると，抱かれることを忌避する反応を示すが，その一方で分離されていると抱かれたそうな反応を見せる。ここに自閉症スペクトラムの子どもと母親の関係のデリケートな一面がうかがわれるのであって，単純に嫌がっているのではないことに注目しなければならない。「甘えたくても甘えられない」というアンビヴァレンスが背景にあってこのような行動が起こっているということである。

（2）　**夜泣き，癇（疳）が強い，癇癪（かんしゃく）**

　乳児は自分の内外で起こる事象の意味が何一つわからない状況に置かれている。快な状態になれば機嫌はよいが，不快な状態になれば不機嫌になってただ泣くことしか訴える術はない。なぜなのかその理由を養育者がわかれば対処の方法もあろうが，養育者がいろいろと詮索してもどうしてもわからないことも少なくない。そんなときには夜泣きが続いたり，癇癪 temper tantrum を起こす。生理的な欲求不満であれば養育者も対処の仕方もあろうが，なぜか不安な状態が続いている場合には養育者も手の施しようのない事態に直面する。激しく泣く乳児をなだめるためには抱くしか術はないが，抱っこしたからといってすぐに泣き止まないことも珍しくない。泣き止んだと思って下ろすと，すぐに泣き始める。いつまでも抱き続けないといけない事態に陥る。母親にとって耐え難いほどに辛いものである。母親の不安はますます強まり，その結果，乳児もさらに激しく泣くようになるという悪循環が起こりやすい。乳児にとって母親の不安は自分の不安に即直結するからである。そこで結婚，妊娠に至るまでの背景要因を丁寧に聞いていくことが不可欠になる。

(3) 視線回避

　視線回避 gaze aversion は乳児期早期段階で気づかれやすく，自閉症スペクトラムが疑われる早期兆候の代表的なものである。これも単純に回避しているだけではないことに留意する必要がある。なぜなら遠くにいるときには相手をよく見ているにもかかわらず，いざ直接近づいて相手をしようとすると回避的反応を見せていることが多いからである。

　さらに留意すべきは，視線を向けるという行動のもつ刺戟が非常に強いことである。それは五感で感じ取ることのできない性質の刺戟であって，容易に把握しがたいが，自ら体感してみると誰でもわかる。それほど視線の持つ刺戟は強く，養育者の不安が強い場合の視線は子どもにとって非常に侵襲的で思わず視線を回避することもうなずける。

2　幼児期にみられる特徴的な症状

(1) 自閉的視行動

　自閉的視行動は石井[2]が詳しく取り上げたことで，わが国ではよく知られている。2歳をすぎると自閉症に特有な様々なしぐさを示すようになるが，その多くは視覚，聴覚，全身の動きに関連したもので，とりわけ「見る」ことに関連した独特な行動を自閉的視行動として，石井は具体的に以下のように述べている。

　　「意味なく横眼で凝視したり，指間からのぞき見る，物を眼近に見る，
　　顔を机や他人の顔に思いきり近づけて見る，視界の周辺に指などをひらひ
　　ら動かして見る，眼前でぶ厚い電話帳などの頁を機械的にめくって頁の動
　　く流れを見る，眼前にミニカーや縞模様を素早く左右に走らせる，光の点
　　滅に見入る，下敷きなどの面を眼前に水平に動かして一線にして見る，鉛
　　筆などの棒を移動して刀剣のそりを見るように一点にして見る（あたかも

---

(2)　石井 (1991)。ここでは，中根 (1999), pp. 99-114 からの引用。

銃の照星と照門を一致させるようにあつかうので筆者［石井：筆者小林注］はこれを照準現象と言っている。サッカーのコーナーキックの位置はゴールに対してもっともせまい角度（narrowest angle）である。照準現象を narrowest angle から見ようとすると表現してもよい），換気扇などの円運動を夢中になって見る，四角のブロックを二つ合わせてその合わせ目を見る，二本の箸の先を合わせてその合わせ点を見る，鏡に見入る（鏡現象）など」（p. 102）

このように緻密な観察力で，かつその特徴を的を射た用語で説明している。

　自閉的視行動に共通するのは「視野の周辺を用いて対象を見る行為」にあるが，これはもともと母親とのあいだで相対して正視するという関係が持ち難く，視線回避を起こしやすいことから生じている。つまり，乳児期早期において，最初に視線回避が顕在化するが，それが高じて身近な対象物に対しても自閉的視行動を示すようになる。

　視細胞の分化は非常に早期に起こることが知られているが，乳児期に母親とのあいだで視線回避が恒常化していけば，周辺視野の視細胞は退化することなく，高度に分化を遂げ，逆に網膜中心部の細胞が本来の分化を遂げないことになる。その結果，幼児期になると，あらゆる対象を見る際に周辺視野を用いやすくなるのではないか。それが自閉的視行動といわれているものの内実ではないかと思われるのである。

　たとえば，乗っていた電車の中でちんぴらが弱者（子どもや女性や高齢者）にちょっかいをかけている場面に遭遇したとしよう。正義感の強い者であれば，出て行って注意をするかもしれないが，多くの者は黙って見て見ぬふりをする。その際，彼らの視線はどのような動きを示しているか。まさにこの自閉的視行動と類似のものであるはずである。因縁をつけられるのが怖くて傍観者のふりをする。しかし，気にはなるので様子をうかがう。そのときの視線は斜め見であって，けっしてちんぴらを正視することはない。子どもたちが自閉的視行動をとるのは，それと同じような理由からであると筆者は考えている。母親をは

じめとして多くの他者を安心して身を寄せられる人とは感じられない。逆に侵襲的存在として映っていることが多い，それゆえ正視することができない。その結果，周辺視野を用いることが日常的となり，定型発達者の場合のように周辺視野は退化することなく，いつまでもよく機能することになる。

（2） 耳ふさぎ

石井は「聴く」ことに関連した「耳ふさぎ」(3)についてもつぎのように述べている。

> 「これは聴覚過敏と関係がある。一部の自閉症は騒音，大きい音，高い音，赤ん坊や救急車といった特定な音を避けようとして耳をふさぐが，緊張したり，場の課題を拒否するときにも耳ふさぎをする。他人を叱っても怒り出すことがあるが，自分が叱られたと誤認するからではなく，叱声そのものに過敏に反応して嫌悪の怒りを誘発しているのであろう。自閉症の聴覚過敏は，逆に「快」ともつながっている。微細な音，紙のゴワゴワした音などを耳元でさせて聴き入ったりする。自閉症児の声を手でおおって耳に響かせたりする。自閉症児の声は叫び声で大きい。」（同，p.103）

これを読むと，耳ふさぎがその場の状況と関連して出現していることが示唆されるが，さだかにはわからない。そこで，筆者がSSP（図2，p.32）で詳細に観察した「耳ふさぎ」の幼児例を示す。

❖事例1　2歳10か月　男児(4)

　2歳0か月，「ママ」「パパ」などの言葉が出たが，やがて消失。今は意味ある言葉はほとんどない。当時から耳ふさぎが見られるようになった。母親の記憶でははじめて耳ふさぎが見られたのは，子どもを何かのことで注意したとき

（3）　若林・本城・杉山（1978）
（4）　小林（2014）事例23（pp.158-162）

第4章　乳幼児期の症状

であった。そのとき両親は「聞きたくないよ，と思っているのかもね」と冗談ぽく話していたが，それが頻繁に見られるようになったので，心配になってきた。今では店内のマイクの音声，NHKのテレビ番組「お母さんといっしょ」，他人の歌声などを聞いただけでも耳をふさぐ。他に気になることとして，物をくるくる回すこと，強い偏食などがある。地域の療育センターで自閉的傾向を指摘され，毎週1回母子通園に通っている。

SSPで観察された母子関係の様相

　子どもは最初から耳ふさぎをさかんに行うが，母子交流の様子を見ていると，子どもが明らかに抱っこをせがんでいるにもかかわらず，母親は子どもを抱っこするのがつらい様子で，すぐに子どもを降ろして何かの遊びに誘いたがる。たとえば母親に滑り台に誘われると，仕方なく滑り台に登るが，降りる際に歯止めを掛けて降りたくないという意思表示をする。そうかと思うと自分から滑り台にあがろうとする。でも登ったら途端に怖くなったのか，母親に降ろしてもらいたがる。このように子どもは母親の遊びの誘いに迷いながらも吸い込まれていく様子がうかがわれる。その一方で子どもが滑り台を自分から登ろうとする素振りを見せた途端に，母親は逆に滑り台から離れて，そばにあったボールテントを扱い始めて，子どもを誘っている。子どもは誘われるようにして母親のそばに寄って行くが，遊びには興味を示すことなく，他の所に行ってしまう。母親は遊ばせようとするが，子どもが遊び始めると，他のことに気移りしてしまう。

　母親は子どもをある遊びに誘いながらも，子どもがそれで遊んでいるとすぐに他の遊びに誘い始めている。ここに母親自身にも強いアンビヴァレンスを見て取ることができるが，このことが母子双方のアンビヴァレンスを互いに強めている。その背景として母親が子どもの要求である抱っこを受け入れることにことさら回避的なことが大きく関係している。それがどのような母親の歴史を反映しているものかはここではわからないが，耳ふさぎの背景に，このような母子関係のズレに伴う強い欲求不満とアンビヴァレンスが大きく関与していることがわかる。

　この耳ふさぎは回避的対処行動の一環として位置づけることができようが，

55

ここにも〈知覚―情動〉過敏（後述）が強く働いていると思われる。外界の刺戟が彼らにとってはなはだ不快なものとして知覚されていることが推測されるからである。

（3） 閉　眼

　閉眼は視線回避に比して臨床上あまり遭遇することはないのではなかろうか。筆者の経験では成人の強度行動障碍事例において散見された程度で，乳幼児においてはいまだ経験していない。ただここで注目したいのは，閉眼を示す事例においては周囲に対する強い警戒的態度を認め，眼を閉じながらも周囲の様子をつねにうかがっていることである。

（4）　知覚過敏，情動過敏

　自閉症スペクトラムにおいて先の聴覚過敏をはじめとする知覚過敏は非常によく取り上げられ，DSM-5 では「感覚刺激に対する過敏さまたは鈍感さ，または環境の感覚的側面に対する並外れた興味」として診断基準の中に再度取り入れられている。石井は味覚，嗅覚，触覚の偏りについて次のように述べている。

　　「著しい偏食は，おそらく味覚の偏りが関与している。幼児期をクッキーだけ食べてすごした自閉症児がいた。新しい食物を口にすることを極端に警戒し，口に入れても咀嚼することなく鵜呑みにした。偏った食行動は，食べる場所や容器や，ときには摂食行動そのものの特定のこだわりによってますます複雑になり，養育者を困惑させる。自宅以外，特定の食堂以外では食べない自閉症児には，外出時にはやむなく茶碗を携帯することになる。冷めた米飯はまったく食べられないために，毎日自宅からジャーに入

（5）　小林（2001）事例 E 男（pp. 65-75）。行動障碍の 1 事例として本書 p. 111（事例 17-1）に再掲している。
（6）　American Psychiatric Association（2013）（髙橋・大野監訳，2014）

れた米飯を持参した例もある。」(同, p.104)

ただここで注意しなければならないのは, ある症状について生理学的次元, つまりは脳神経学的次元でその原因を説明しようとしたならば, そこで心理学的な理解は停止してしまい, それから先はブラックボックス化されてしまうことである。

知覚過敏の問題を考える際にもっとも重要な視点は, 第一に, 知覚はたんに知覚のみの問題ではなく, 情動が深く関係しているということである。このことは第1章第7節で論じた問題で, これまで筆者が原初的知覚として取り上げてきたことである。とくに自閉症スペクトラムにおいて発達早期での知覚のあり方を考えると, それはたんに知覚のみが単独に機能しているのではなく, 情動がともに同時的に機能しており, 分けて考えることができない性質を帯びていることである。〈知覚―情動〉ともいえるようなものとして捉えなければならないのだ。安心／不安という情動の変化が知覚のあり方そのものをも大きく変えるからである。したがって, 不安の強い状態にあれば, 情動は不安定になり, 知覚過敏となる。というよりもそれは情動過敏ともいえるような状態である。その点からすれば〈知覚―情動〉過敏と表現するのがもっとも適切である。

第二に, 不安が強い状態にあれば, 知覚過敏はより増強し, それがさらに不安を増強するというように, 知覚と情動は相互に増強し合い悪循環を生むことである。

以上の理由を考えると, 知覚過敏の問題を考えるにあたって, もっとも重視しなければならないのは, 子どもが「甘えたくても甘えられない」ゆえの心細さから強い不安に晒されているということである。

(5) 一人遊び

両親が子どもを自閉症スペクトラムと疑うようになる最大の特徴の一つは「一人遊びへの没頭」であることは疑いようもない。たしかに一見すると, 「一人で遊びに夢中になっている」ように思われる行動を認めることはできる。

しかし，子どものみに焦点を当てるのではなく，母親との関係の相で，さらには，日ごろから子どもが母親に対してどのような振る舞いを見せているか，より広い文脈の中であらためて捉え直してみると，遊びが面白くて夢中になっているのではないことにすぐに気づく。そこには，母親に「甘えたくても甘えられない」ために，「拗ねる」という子どもの屈折した「甘え」が働いているものだ。ただし，断っておくが，先にも述べたように，自閉症スペクトラムの子どもたちに特徴的とされてきた症状の萌芽段階で捉えることによって，はじめて筆者の指摘するような理解が可能になるのであって，3歳以降子どもたちの病態がある程度固定化してしまうと，子どもの行動特徴として文字通り「一人遊びに没頭する」としか捉えられないものになっていく。

（6） 多 動

アンビヴァレンスが強くなればなるほど，母親に接近して甘えることに対する恐れが強くなる。そうなると，子どもは母親に容易に接近できなくなり，回避的態度を強めるが，かといって甘えたい気持ちがなくなるわけではない。かえって甘えたい欲求は強まっていく。そこにアンビヴァレンスの難しさがある。すると，母親の存在が気になり，いつも母親の顔色をうかがいながら，自分一人で何かに没頭して楽しむということがいよいよ難しくなる。

このような心理状態に置かれると，一人勝手な行動を取ることもできず，かといって母親とのかかわり合いを楽しむこともできない。いわば「取り付く島がない」状態になっていく。心細いが，安心できる場がないゆえの行動である。こうなると，子どもは母親に対して過度に近づくこともできず，かといって過度に離れることもせず，微妙な距離を持ち続けなくてはならない。母親が自分に対してどう反応するかをいつも気にしながら，微妙な距離を取り続け，動き回る。このような行動は，母親からは「落ち着きがない」，「多動である」と見えるものである。

（7） 注意集中困難・注意転導

「多動」は必ずといっていいほど「注意集中困難」を伴う。注意欠如多動性障碍（ADHD）といわれるゆえんである。では「注意集中困難」は「関係」の視点から見ると，どのように理解することができるのか。

このことは1歳台の事例においてわかりやすいかたちで示されている。たとえば，ある事例[(7)]では母親が玩具を用いて遊びに誘えば，子どもはそれを回避し，他の物に移ろうとする。母親はそれで遊びたいのかと思い，相手をしようとすれば，子どもはそれも回避する。このようにして母子間でいつまでたっても何かを用いて一緒に遊ぶことができない。このような状態にあれば，母親の目には，子どもはある物に「集中できず，気移りが激しい」と映る。

またある事例[(8)]では，子どもは何かをほしそうにして腕を前に差し出しながら母に訴えている。母は何がほしいのか，いろいろと思案しながら取ってくる。何を取ってきても子どもは満足せず，同じように腕を差し出す。じつは子どものこうした行動は，母親に抱っこしてほしいという欲求から生まれたものだったのである。内面の思いと外面の行動とのあいだでこのような乖離が生まれているのだ。そのことに母親は気づくことができず，懸命になって子どもの要求に応えようとしている。母親からみれば，このような子どもの行動は「気移りの激しい」「注意集中困難」な子どもと映る。

このことからわかるように，「注意集中困難」はけっして子どもの特性として短絡的に捉えることはできない。「関係」の視点から捉えると，アンビヴァレントな子どもは何かの物を介して母親の関心を引き寄せようとしつつも，いざ母親が直接かかわろうとすると，回避的になって他の物へと関心を移す。すると母親はそちらに付き合おうとする。そこで二者間に負の循環が生まれ，いつまで経ってもある物を介して一緒に楽しむという関係が生まれない。そのような関係病理が生じているのであるが，母親の目には子どもが落ち着きなく，注意も移ろいやすいと見えるのは至極当然といわなければならない。多動も注

---

(7) 小林（2014）事例1 （pp. 51-55）
(8) 小林（2014）事例4 （pp. 62-66）

意集中困難もともにアンビヴァレンスの結果生まれた関係障碍によってもたらされた関係病理として捉えることによって，治療の戦略も立てることができる。

(8) クレーン現象

　クレーン現象はわが国では昔からよく知られていた自閉症の特徴的な症状の一つであるが，DSM-5 の項目 ASD の中の「症状の発展と経過」では「社会的関心の欠如または普通でない対人的相互反応」の中に「人の顔をまったくみようとすることなしに手を取ること」として列挙されている[9]。相手（母親）は自分が人間としてではなく，たんに道具として扱われているような感じを受ける。子どもは母親の腕を取り，ほしい物のところまで持っていき，相手に取らせようとする類の現象である。

　しかし，筆者からみれば，この現象の核心は，子どもは相手（母親）との間で情動的交流を持つことに回避的態度を取るがゆえに，このようなまるで物を扱うような態度を生んでいるという点である。そこには子どもの母親に対する強いアンビヴァレンスを見てとることが必要である。なぜなら，その他の場面では関係病理としての「あまのじゃく」[10]な態度がここかしこで認められるからである。

(9) 不器用さ，ぎこちない動き

　事例によっては身のこなしに優れている子どももいるが，「不器用さ」clumsiness が目立つ子どもが少なくない。身のこなしが悪く，ぎこちない動きを示す子どもを理解する際に，重要な視点は，筋トーヌス（伸筋と屈筋の調整）や自律神経系の調整機能とアンビヴァレンスの関連である。筋トーヌスは伸筋と屈筋との拮抗作用が相互にフィードバック機能を通して調整されている。身体がスムーズな動きを示す上でこの調整機能は不可欠である。しかし，アンビヴァレンスが強い状態にあっては，このフィードバック機能がうまく働かな

---

(9)　American Psychiatric Association (2013)（髙橋・大野監訳，2014），pp. 54-55.
(10)　本書第2章第1節 (p. 34) を参照のこと。

い。そのことは自律神経系についても指摘することができる。このように身体の生理機能と精神機能は密接に関連し合って，バランスが保たれていることをわれわれは忘れてはならない[11]。ややもすると，知覚過敏や不器用さなどは器質的問題を想定しやすいが，第1章第7節で指摘したように，心身の機能は本来未分化な状態にあったことを考えると，発達に重篤な問題を抱えている自閉症スペクトラムの臨床問題を考える上でこのような視点は不可欠である。

(10) つま先立ち歩き

最近発刊された大部の自閉症ガイドブックにおいてもこのつま先立ち歩きtoe walkingは取り上げられている[12]が，器質論仮説をもとに，周産期障碍に基づく軽度の脳性麻痺の後遺症との関連性で検討したものである。

強いアンビヴァレンスゆえに生起する特異な現象だということをよく教えてくれたSSP場面（図2，p.32）の事例を以下に2例示す。事例2では「耳ふさぎ」とともに「つま先立ち歩き」を示していたことで筆者の印象に強く残っている。

❖ **事例2　2歳1か月　男児**[13]

つま先立ち歩き，手をヒラヒラさせる，物をクルクル回すことを好む，視線が合わない，呼びかけても反応しないなどの主訴で相談にきた事例である。1歳前には母親は呼びかけても反応しないのでおかしいと思い始めていたという。1歳6か月健診で自閉症を疑われ，その後紹介された。

SSPで観察された母子関係の様相

①母子2人での来所。子どもは入室するなり，すぐに机の上のこまごまとした玩具を手にして扱い始める。すると，母親は自分で面白そうだと思った玩具

---

(11) 身体（からだ）と精神（こころ）の関連については第7章に詳しい。
(12) Accardo, Monasterio & Oswald (2014)
(13) 小林（2014）事例11（pp. 155-158）。その他にも計7例に「つま先立ち歩き」を認めている。

第Ⅱ部　自閉症スペクトラムにみられる多様な症状を「関係」から読み解く

を手に取って,「ほら,見てごらん。面白いよ」と強引に子どもを誘う。子どもの動きに付き合っているが,すぐに言葉をかけて,子どもの遊びに介入しようとする。子どもはそれから逃れようとしてつぎつぎに他の遊びに移って行く。子どものつま先立ち歩きが印象的である。

②子どもはいろいろな玩具に興味を示し手当たり次第に扱っていると,母親は子どもに付き合いながら,なんとか相手をしようと懸命に声を掛けている。しかし,母親の声掛けは苛立ちのためもあってか怒りを感じさせるほどに強い口調で,かつ指示的な内容が多い。子どもは母親の指示に応じる気配はなく,つねに母親に背を向けるようにして回避的態度を取っている。母親が自分で見つけた面白そうな玩具を子どもに見せようとすると,子どもは自分から手に取ることはあっても,それを手にすると,すぐに母親から離れて一人でいじって遊ぼうとする。

③ストレンジャー(以下 ST)が入ってきてもそれまでと同様,母子すれ違いの様相が続いている。

④母親が退室しても子どもは目で追うこともなく,一人で黙々と遊び続ける。ST が控えめにかかわろうとするが,回避的である。ST が玩具を持って近づくと,その玩具を遠ざけるなど,かかわりをやんわりと拒否している。つま先立ち歩きが目立つ。しかし,2 分ほど経つと ST への警戒心が薄れたのか,さりげなく ST のそばに寄って玩具を取りに行く。

⑤母親が戻ってきても表立った反応はみられない。相変わらずマイペースな動きである。しかし,④では発声がまったくみられなかったが,母親が戻ると動きとともに嬉しそうな声がよく出るようになる。母親の働きかけも少し穏やかになる。すると母親がそばにいても回避的になることもなくなり,声を出しながら玩具を扱っている。しかし,視線を母親に向けることはない。ときに母親が指示的な語り掛けをするとあからさまに回避的反応を示している。

⑥母親が退室しても目立つ反応はなく,一人で遊んでいる。時折声を出しながら,ボールテントに入って一人で過ごしていたが,まもなくおもむろにテントから出てきて,両耳に手を当てて耳をふさぐ。一人になって心細くなっていることが感じられる動作である。先のつま先立ち歩きとともに印象的な反応である。さらには床に寝転がって電車を斜め見し始めるが,その後,一人になってずっと立ち尽くすようになる。

⑦まもなく ST が入ってくると,それまで立ち尽くしていた子どもはほっと

したのか，動いて遊び始める。しかし，ST に対する回避的な構えは変わらない。それでも ST が正面に行っても嫌がらず，声を出して電車を動かし始める。ST への警戒心は薄らいでいる。

⑧子どもが ST に相手をしてほしそうに両手を上げて接近したときに母親が入室。それを見て子どもはすぐに ST からはなれて両手を降ろし，近づいてくる母親に両手を上げて相手をしてほしい要求を示す。母親の手を取ってパンチング・ドールを扱うが，うまくいかず，他のところへ。母親に対する回避的態度は薄らぎ，母親と一緒に行動するようになり，発声もよくみられるようになる。母親も少し声が和らぎ，母子2人の動きもスムーズになっている。

母親にとって子どもの発達の遅れは非常に強い不安と苛立ちを生んでいるのであろう。子どもに働きかける声は，強い指示的な口調で少々怖さを感じさせるほどである。そんな母親のかかわりを回避するように，子どもはずっと母親に背を向けて動き回っている。しかし，母親の不在時は明らかに心細い反応を示し，不安と緊張が高まっていくのが見て取れる。さらに驚かされるのは，そんな状態にあって「耳ふさぎ」，「つま先立ち歩き」，「自閉的視行動」など，多彩な病理的行動が出現していることである。

興味深いのは，子どもが心細い状態にありながらもどう行動をとってよいかわからない強い困惑状態に置かれると，身動きがとれなくなり「立ち尽くす」ようになっていることである。このような心的状態に置かれたならば，多くの場合，なんらかの気を紛らわす行動を取ることで，不安と緊張を一時的にでも和らげるのであろうが，この事例ではそうした対処行動を取ることができていない。いわば外界に対して無防備な姿を晒している状態である。

❖ 事例3-1[14]　4歳0か月　男児[15]

ある保育園の園長から4歳の男児について相談を受けた。いつもどことなく

---

(14)　事例番号のつぎの「-X」は，本書に幾度か登場する場合の順番を示している。
(15)　小林（2014）事例43（p.35）

落ち着かず，集団で活動しているときに一人園庭に出て遊んだり，時折唐突に脈絡のないことを言ったり，衝動的に他児を叩いたりするということであった。

SSPで観察された母子関係の様相

②母親は熱心に子どもの相手をしているが，子どもがままごとセットを扱いながら，かごを手にとって〈オカイモノ（お買い物）〉とさかんに言っている。母親はそれに合わせて，子どものかごにいろんな物を入れてやっているが，子どもは何をやろうとしているのか，判然としない。そのため母親は自分の思いついたことを子どもに示して，子どもに訊ねながらさかんに言葉を掛けて相手をしている。子どもは楽しそうな様子ではないが，母親の促しには素直に反応して遊びを続けている。自分の思いに沿って相手をしている母親と，自分でも何をやりたいのか判然としないままに，母親のペースに合わせてつき合っているが，一向に遊びは楽しくならない。そんな中で時折，両足をつま先立てたままに，両手を羽ばたくように小刻みに数秒動かすという奇妙な行動を起こしているのが印象的であった。

③STが入室。

④母親が子どもに向かって「ちょっと出てくるね。すぐに戻ってくるからね」と言って部屋を出ようとする。子どもは困った様子だったが，〈ウン〉と一応頷いて遊びを続ける。しかし，母親が部屋を出た途端に落ち着かなくなり，今やっていた遊びを放り出して歩き始め，そばに積んであったブロックの方に登ろうとする。しかし，ぎこちない歩みだったこともあって，躓いてしまい，膝小僧を強く打ちつけてしまった。ソフトブロックではあったが，明らかに痛そうであった。足を引きずりながら打ちつけた箇所を手で触っているが，まったく痛そうな声を出すこともなく，助けを求めることもない。その後も落ち着かず，何をしてもすぐに目移りして，集中しない状態が続く。

⑤まもなく母親が入室。すぐに母親の姿を目にして，一瞬うれしそうな表情を見せるが，それもすぐに引いてしまい，それ以上母親に寄っていくこともなければ，母親をずっと注目することもない。代わって部屋を出ようとするSTの後ろ姿をずっと目で追いかけているのが印象的であった。

まもなく母子2人で遊び始めるが，母親は以前と同様に，ままごとセットを扱いながら，母親は自分の思いつくままに子どもに話しかけて遊びに誘導している。子どもは自分のやりたいことを主張することはなく，かといって母親の誘いに楽しそうに乗っているのでもないが言われるままに相手をしている。

⑥母親が「またちょっと出かけてくるね。すぐに戻るから待っててね」と言ってから部屋を出て行く。子どもは仕方なさそうに〈ウン〉と頷くが，母親が部屋を出た途端に，様子が一変し，非常に警戒的になって，じっと身を潜めるようにしながらあたりの様子をうかがっている。しばらくのあいだ身動きすることもなく，時折ビデオカメラの動く音に注意を向けているくらいで，遊びはまったく手に着かない。
　⑦STが入室すると，それまでの全身に充ち満ちていた緊張感は薄らぎ，ままごとを再び始める。
　⑧母親が入室すると，ちらっと母親の方を見てはいたが，すぐに代わって退室しようとするSTの後ろ姿をじっと最後まで目で追っている。

　ここでとくに取り上げたいのは，母親との分離とその後の再会での反応である。母親が「ちょっと出てくるからね」と子どもに断って部屋を出て行くが，そのとき子どもは戸惑いの表情を見せながらもすぐに頷いている。しかし，気持ちの動揺を隠すことはできず，すぐに落ちつきがなくなって動き回る。そのとき不意にブロックで膝小僧を強く打ってしまった。痛みを感じて泣いてもおかしくないのに，まったく声を出すことなく，痛みを訴えることがない。足を引きずり手で押さえるほどの仕草を見せているにもかかわらず，である。
　母親との再会では遠くから一瞬嬉しそうな表情を浮かべつつも，すぐに退室するSTの方をじっと目で追いかけている。
　子どもの母親に向ける強いアンビヴァレンスが，つま先立ちや全身を固くして両手を広げて羽ばたくような常同反復的行動と深く関連して出現していることがわかる。

つま先立ち歩きと甘えのアンビヴァレンス
　ここで考えてみたいのは，本書ではアンビヴァレンスを「甘え」という情動にまつわる心理状態を指して用いているが，それはたんに心理面のみを指しているのではないことである。
　アンビヴァレンスを精神医学の領域で最初に注目したのはブロイラーである[16]

---
(16)　Bleuler（1911）（飯田ほか訳（1974））

が，彼は当初，統合失調症にみられる基本症状の一つとして考えていた。しかし，その後彼はアンビヴァレンスという現象は，幅広く誰にでも心身両面において認められるとして，自説をあらためている。彼は論文「両価性」[17]の中でつぎのように述べている。

　　「正常の両価性とはわれわれの精神的制御機制一般の表現である。すなわち，われわれの筋肉運動は作動筋と拮抗筋との協同作用として制御されており，その科学的過程は相互に対立的に作用する無数の物質の組み合わせによって制御されている…（後略）…」（人見監訳，1998，p. 145）

　アンビヴァレンスを正常な心身機能においても普遍的に認められるものとし，人間の心的世界のみならず身体機能にも通底するものだと考えるようになった。

　身体機能の例として上下肢の筋肉運動を考えてみるとよくわかる。伸筋と屈筋が相互に拮抗することによって筋肉運動はバランスのとれた状態になる。そこにはフィードバック機能が働いているからである。そのバランスが崩れる事態がアンビヴァレンスの強い状態であると考えられる。

　このことからわかるように，「つま先立ち歩き」をまるで脳障碍仮説の一つのエヴィデンスであるかのようにして神経学的観点から考えていくのは，まったくのお門違いだと思う。心身未分化な子どもの症状を考える際には，第1章第7節ですでに述べたように，からだとこころを次元の異なったものとして考えるのではなく，心理的変化がいかなる身体的変化を伴っているか，それらの関連性を追求していくことこそわれわれに求められている視点だと思うからである。

　日常語としてわれわれは「足が地に着かない」，「浮き足立つ」などと，不安と焦燥感に襲われた際の心理描写をするが，幼児期早期の自閉症スペクトラムにもかなりの頻度で認めるということは，彼らもまさに不安と緊張に晒されており，文字通り「足が地に着かない」状態にあることを示していると考えるこ

---

(17) Bleuler（1914）（人見監訳（1998））人見一彦監訳版では「両価性」と訳されているので引用はそれに倣ったが，本書では「アンビヴァレンス」に統一した。

とができる。

その他類似の反応として、「声と躯幹のチック」vocal or motor tic[18]を認めることがあるが、これも「つま先立ち歩き」と同質の現象だと思う。

(11) 折れ線現象

折れ線現象 set-back phenomenon は、生後数年間は正常ないしそれに近い発達経過を辿っていたにもかかわらず、急激に病的退行を起こし、自閉的状態を呈するものを指す。過去に筆者も調査したことがあるが[19]、自閉症スペクトラムのおよそ20～30％程度出現すると考えられ、予後は不良であった。これまで折れ線現象は回顧的にしか確認する術はなかったため、なぜこのような現象が起こるのか、その原因については器質的要因を推測する考えが多かった。しかし、筆者は少なからず、治療中あるいは経過観察中に折れ線現象を呈した事例を経験している。その中の一例を示す。

❖事例4-1　初診時1歳7か月　男児

主訴　言葉の遅れと反応の乏しさ
発達歴　満期正常分娩で出生。新生児期異常なし。乳児期、周囲への反応が弱く、発声も乏しかった。おとなしくよく眠る子で育てやすかった。しかし、表情は今よりもよかった。はいはいをほとんどせず、7か月でつたい歩き。その後、動きが激しくなってきた。10か月健診時、物まねやバイバイをせず、始語もみられなかった。母親が相手をしていても無愛想で反応が乏しいので、母親も働きかけをすぐに止めてしまうことが多かった。夜眠そうにしているので母親があやして抱こうとすると嫌がって逃げていた。兄弟がそばで遊んでいてもそこを避けて他の物に関心が移り、そちらに寄って行くということがよくみられた。当時はまだ有意語は出現していなかった。1歳半健診で異常を指摘され、1歳7か月、某障害福祉センターに受診となった。

---

(18)　小林（2014）事例42（pp.200-205）。本書では事例8-2（pp.241-245）参照。
(19)　小林（1993）

第Ⅱ部　自閉症スペクトラムにみられる多様な症状を「関係」から読み解く

初診時所見　表情に乏しく，視線も合いにくい。言葉かけに対する反応もほとんどみられない。自分からの要求があるときには母親の洋服の裾を引いたり，その場に伏して泣いたりする。こちらがくすぐると反応して笑うが，受け身的で相手に自分から要求することはない。動きは活発で，多動が目立ち，椅子から椅子へと渡ったり，台の上にすぐ登ろうとするなど一時もじっとしていない。一人で黙々と同じことを繰り返して遊んでいる。積木を積んだり，砂をすくって足にかけて楽しむ。母親以外の人と接すると視線がまったく合わないことに気づき心配になったと母親は訴える。

治療経過

　2歳，月2回の母子通園を開始。随分とよい変化が見られるようになってきた。母親はテレビに子守をさせるのをやめて相手をするように心がけた。母親とよく視線が合うようになった。母親がスキンシップを持とうとしても子どもは嫌がっていたので，少しずつ触れてやるように心がけた。すると次第に母親が呼びかけると振り向いて相手をしてもらいたがるようになった。

　2歳2か月，母子通園を開始してから目に見えて発声が豊かになり，活気が出てきた。気移りは激しいが物への関心は豊かで好ましい変化が見られてきた。他人が干渉すると嫌がっていたが，ときには楽しそうな反応も見せはじめた。喃語様発声が多くなった。視線も合う機会が増えてきた。相手を求めるときの目つきにも生き生きとしたものを感じさせるまでになった。周囲への関心も豊かになり，ボールを取って投げては嬉々として楽しむようになった。筆者は母親に，一日に時間を決めてその時間帯だけでもしっかり相手をするように助言し，無理のない範囲で母子交流が少しでも深まっていくことを期待した。

エピソード1

　2歳6か月，人指し指で指さして母親に何かを要求するようになるとともに，母親の語りかけによく視線を向けてさかんに発声をするようになった。母親も積極的に相手をする姿勢が感じられた。母親が「ピョンピョン」と呼びかけると，子どもも思わず足を縮めて飛び上がる仕草をみせるなど，母子間にも良好な兆しがはっきりと認められるようになった。このように良好な発達の兆しがいくつかの面で見られ始めたが，その一方で，それまで飛んできて好んで観ていたTVのCMを怖がるようになり，母親の背中にしがみついて隠れて見るという不可解な行動を見せるようになった。しかし，当時，筆者はこのことをあまり問題として取り上げることはしなかった。母親もしっかり子どもの相手

をしていたので取り立てて問題とするほどの行動ではないとの判断からであった。

エピソード2

　しかし，2歳10か月になって，冬休みに入ってから調子を崩してきた。特別な誘因は不明であった。このころのこの子の様子の変化に母親は落ち込んでいる。何かをさせようとしても乗ってこなくなった。遊園地に連れていっても茫然として突っ立っているだけ。落ち葉がひらひら舞うのを長時間眺めて茫然としていることが多くなった。玩具を眺め回すのも以前と違って斜めから眺めることが多くなった。母親の顔も接近して鼻がくっつくくらいに近づいてじっと眺めるようになった。母親への依存的態度は以前より強まってきた。トイレや排泄へのこだわりが強まってきた。一度遺尿で下着を汚したのを契機に便器が汚れるのを嫌がりだして大便をしたがらなくなった。4〜5日排便をしないことがある。食欲も低下。便意を催してきばるときも浴室に行って少し便が出てからでないとトイレに行きたがらない。排泄が思うようにいかなくなって本人もいらいらし始めた。母親も叱りつけることが増えて混乱し，抑うつ的になってきた。自発語も発声量も減った。ただ父がゴルフの素振りをしているのを見て，あとから自分でも素振りの真似をするなど，好ましい変化も見られてきた。

　このころになると何か不安に圧倒されて呆然とし，母親に助けを求めつつもいまだアンビヴァレントで，自閉的視行動や排泄へのこだわりまで出現している。急激な変化に母親も動揺が大きい。筆者もこの変化を重大なことと受け止め，以後母親への支持的介入に力を注いだ。するとまもなく改善の兆しが見られるようになった。

　この経過をみていくと，筆者の提唱した「知覚変容現象」[20]が折れ線現象に深く関連していることが示唆されるのだ。

3　限局された興味，常同反復的行動，強迫的こだわり

　「限局された興味」limited interests,「常同反復的行動」stereotypical behav-

---

(20)　「知覚変容現象」については第9章第5節（p.224）を参照のこと。

ior,「強迫的こだわり」obsessiveness などは，これまで自閉症スペクトラムの診断上もっとも重視されてきた症状である。なぜこのような行動が出現するか，とてもよくわかるかたちで示してくれた SSP の観察事例がある。

❖ **事例5　2歳0か月　男児**[21]

　母親はまったく子どもに直接働きかけることもなくじっと椅子に座ったままで，子どもを遠くから見つめているだけの異様な雰囲気の中で行われたものである。

SSP で観察された母子関係の様相
　母子ともに，互いを前にして，まったく相手に働きかける言動は見られない。母子のあいだに息詰まるような緊張した空気が流れているのがひしひしと伝わってくる。ST と母子3人で過ごしていても張り詰めた空気は変わらないが，母親が退室した途端に ST が子どもに静かな雰囲気の中でさり気なく働きかけると，子どもは ST に関心を示して応じ始めている。母親がいるときには凍り付いたように動けなかった態度とは対照的である。ST の差し出す玩具にも興味を示して，遠慮がちだが手に取ることもあるほどである。しかし，ST と入れ替わって母親が戻ってくると，部屋を出て行く ST の後ろ姿を名残惜しそうに，その姿が見えなくなるまで目で追い続けている。ST が出て行き，再び母子2人になると，途端に先ほどの張り詰めた空気に戻り，子どもの動きも凍り付くようになっていく。再び母親が部屋を出て行き，一人ぼっちになると，子どもは黙々とボードにグルグルと円をなぐり書きすることを繰り返すようになる。母親を前にして無視するような態度を取りつつも，母親が不在になった途端に出現している繰り返し行動は，一人ぼっちになった心細さや不安，緊張を子どもなりに和らげようとする試みであることが見えてくる。
　全体の流れを表層的に眺めていると，子どもは母親を無視するようにして一人遊びに興じているように見えるが，母親が退室して ST と2人きりになったときの変化や一人ぼっちになったときの変化などを対比しながら見ていくと，子どもの母親に対する強い回避的態度は，われわれ日本人には「拗ねている」と表現してもよいものである。母親は子どものそうした「甘え」を感じ取り応

---

(21)　小林（2014）事例9（pp. 118-121）

じることが困難であり，かつ何事にもほとんど応じることがないため，子どもは母親に対してどのように行動したらよいかわからない。しかし，一人ぼっちになったことによる不安と緊張の高まりを，子どもなりに一時的にでも和らげようとしてボードにグルグルと円をなぐり書きする行動をとるようになっている。このような繰り返し行動が「甘えたくても甘えられない」がゆえに生じた不安と緊張への対処行動であることが，じつにわかりやすい形で示されている。

　母子双方のあいだでともにぎこちなく相手に容易にかかわり合うことができず，強い不安と緊張を子どもはなんとか一人で紛らわそうとして同じ遊びを繰り返していることがじつによくわかる事例である。
　彼らは些細と思われるような変化にも強い恐れを抱くため，外界を努めて変化のない状態に保とうとする。「同一性保持」とはまさにこのような心理的背景の中で生起する行動だと考えられる。「興味が限局される」のも当然の帰結である。
　さらに追記すべきは，最初から「限局された興味」の対象に好奇心に駆られて興味を抱き始めたのではないということである。やむなくその対象に逃げ込むようにして取り憑かれていったということではないか。もちろん，それに関心を注ぐことによって次第にその面白さに惹かれるという一面はあるにしてもである。
　「繰り返し行動」や「常同反復行動」といわれてきた症状も，同じことを繰り返すことで外界のみならず内界をも同じような状態に保つことによって，少しでも不安を軽減しようとする試みである。また「繰り返し行動」は変化に対する不安や恐れを軽減する試みであるとともに，繰り返し行動によってもたらされる快感も，彼らを一層このような行動に駆り立てる一つの動因として働いていることが考えられる。
　したがって，彼らのこうした不安と緊張への対処行動を病的なものとして禁止しようとしたり修正しようとしたりする働きかけが，いかに彼らの不安と緊張を増強させ，より一層彼らを追い詰めることになるか，想像できるのではな

かろうか。自閉症の病理としてもっとも頻繁に目にする「強迫的こだわり」は，周囲の他者によって彼らの対処行動が脅かされそうになるがゆえの彼らの命懸けのもがきと見て取ることができるのである。

第 5 章
言葉の発達病理

1　言葉の発達病理を理解する際の基本的枠組み

(1)　「関係」からみたコミュニケーションの二重性
従来のコミュニケーションの見方
　これまでコミュニケーションは言語的／非言語的 verbal/non-verbal の 2 つに分けて考えられることが多かった。これはすでに話し手と聞き手によるなんらかの象徴機能を有する媒体（話し言葉や身振りや表情）を介したコミュニケーションの構造として捉えたものである。
　しかし，自閉症スペクトラムの言葉の問題を考える際に鍵を握るのは，言葉の獲得過程に潜む問題を明らかにするための理解の枠組みである。先の言語的／非言語的なコミュニケーションの次元ではこの難問を解き明かすことはできない。それは通時的で双方向的であるが，そのような象徴機能が獲得される前段階で，すでに当事者双方とも意識しない次元で互いになんらかの影響を及ぼし合うといった性質のコミュニケーションが立ち上がっている。これまで筆者が情動的あるいは原初的コミュニケーションと称してきたものである。
情動的コミュニケーションと言語的／非言語的コミュニケーション
　両者のコミュニケーションの性質を比較してわかりやすく示したのが表 4 である。情動的コミュニケーションで優位に働いている知覚機能は原初的知覚で，それは未分化な知覚様態である。乳幼児期早期に言葉が生まれる前段階では優位に働いている。

表4　コミュニケーションの二重性と知覚特性

コミュニケーションの二重性	知覚特性	分化度	発達段階
情動的（原初的）／ヴォーカル emotional（primitive）／vocal	原初的知覚	未分化	乳幼児期早期に優位
言語的／非言語的 verbal／non-verbal	視覚，聴覚を中心とした五感	高度に分化	言語発達とともに優位になる

（出所）　小林（2016）表2，p.23.

　それに比較すると，言語的／非言語的コミュニケーションはともに，視覚，聴覚を中心とした五感に強く依拠し，それは人間においてとくに高度に分化したものである。この次元のコミュニケーションは言語発達とともに優位に働くようになる。

　発達的にみていくと，まずは情動次元のコミュニケーションが立ち上がり，それを基盤にして象徴的（理性的）コミュニケーションへと進展していく。そこでとりわけ重要なことは，生涯にわたって情動的コミュニケーションはコミュニケーションの基盤をなして脈々と息づいているということである。情動次元のコミュニケーションは通常当事者にはなかなか気づきにくいものゆえ，ついそのことが見過ごされやすい。しかし，子どもは全身で感じ取って反応する。二者間のコミュニケーションをめぐって様々な問題が起こるのは，ほとんどこのコミュニケーションの二重性ゆえである。

ヴォーカル・コミュニケーション

　情動的コミュニケーションは，サリヴァン Harry Stack Sullivan[1]が精神科面接においてその重要性を強調していたヴォーカル・コミュニケーション vocal communication とほぼ同義と考えてよい。なぜならヴォーカル・コミュニケーションでは話し言葉の字義（言葉そのものの意味）ではなく，言葉がどのように響くか，その情動的側面に注意を喚起していると考えられるからである。

（1）　Sullivan（1954）（中井ほか訳（1986））

（2） 言葉の獲得過程を考える
養育の営みからみた成り込みと映し返し

　われわれが自分を知り，他者を知り，世界を知る際，必ず言葉の力を借りなければならない。こころのありようは言葉を介してはじめて認識することができる。つまり，われわれは自らの意識体験を言葉によって気づくことができる。このように考えると，本来の言葉の獲得がいかに意味深いものかがわかる。こころの病理と言葉の獲得過程は切っても切れない関係にあるのだ。

　素朴に考えてみればすぐにわかることだが，そもそも生まれたばかりの赤ん坊でも養育者はこころを持った存在とみなして語りかけ，世話を焼くものである。こころはからだのように実体として把握することのできない性質のものであるゆえ，このことはすこぶる重要である。

　かなり以前筆者が受けた教育では，生まれたての赤ん坊は肉の塊であって人間らしい存在ではないとの説明を受けたものである。もしも養育者が赤ん坊をそのように捉えているとしたら，どのような養育的かかわり合いが生まれるかと想像しただけで背筋が凍るような思いに襲われる。生まれたばかりの赤ん坊でも一人の独自のこころを持った存在として暗黙のうちに捉え相手をすることによって，そこに人間らしい交流が生まれ，その過程で赤ん坊にもこころが育まれていく。

　その端的な例として，何か生理的な不快感に襲われた赤ん坊に対して，養育者はなぜ泣いているのか，お腹が空いたのか，眠いのか，おむつが濡れて気持ちが悪いのかと気をかけて，あれこれ迷いながらもほぼ適切な世話を焼くようになる。その際，養育者は赤ん坊の気持ちに成り込んで[2]「おなかがすいたのね」「ねむいのね」「気持ちが悪いのね」などと言葉をかけながら世話を焼く。このような養育者と赤ん坊との濃密な交流があってはじめて，赤ん坊はそのときの不快な気分と「おなかがすいた」「ねむい」「気持ちが悪い」がつながり，自分の気持ち（こころの状態）を言葉で認識する道筋が切り拓かれていく。こ

（2）「成り込む」については鯨岡（1997）を参照のこと。

の二者間の交流で言葉を育む上できわめて重要な鍵を握っているのが，赤ん坊の気持ちを感じ取って（成り込んで）言葉で返す養育者の営み，つまりは映し返し（ミラーリング）である。

　その後，人間の生涯発達過程で自らの多様なこころのありようを言葉で認識する際にも，必ず他者との交流において同様のかかわり合いが必要となる。ここで他者を育てるあるいは治療する者に求められるのは，まず何よりも他者の気持ち（こころの動き，こころのありよう）を的確に掴むことである。これなくして他者のこころにふさわしい言葉を付与することはできない。こちらのものの見方を基本にして他者を一方的に判断したり評価したりすることがあってはならない。

　われわれ大人が子どもに言葉を教えようとするとき，先のことは決定的な意味をもつ。ある対象の意味を大人が子どもに教えようとすれば，子どもが対象にどのような関心や興味を向けているかを把握することが必ず求められる。われわれの常識的なものの見方を子どもに一方的に押し付けることはできない。対象のもつ意味は子ども自身の対象への興味のあり方と密接に相関しているからである。

母子コミュニケーションからみたズレ

　こちらの一方的な思い込みで子どもとかかわることによってどのようなコミュニケーションのズレが生まれるか，いくつか具体例を取り上げてみよう。

❖**事例6-1　1歳8か月　男児**[3]

　まだ発語はなく，歩くことができない。精神運動発達遅滞を伴っていた。子どもは MIU で床にころがっているたくさんのボールを手で扱い，ボールが動く様を見つめながら追いかけることに夢中である。周囲の大人の存在にはまったくといっていいほど関心を示さない。動きが止まったときに母親が頬ずりしようと近寄ると，子どもは顔を背けて母親に背中を向けてしまい，ふたたびボ

（3）　小林（2014）事例5（pp. 66-68）

ールに夢中になって動き回っている。

　その後のあるセッションで，子どもははいはいしながら，MIUに置いてあったパンチング・ドール（起きあがり小坊師）（図4）のそばに寄っていった。そばで付き合っていた母親は相手をしようとしてそれを思わず手で何度か押して左右に揺らした。すると子どもはひどく怒り，手でそれを押さえてじっとパンチング・ドールの裏面を眺めていた。そこには注意書きの文字とマークが記されていたが（図5，6），子どもはそれに魅入っていたのである。

　母親がパンチング・ドールを思わず手で押して揺らしたのは，常識的に見て自然な振る舞いである。その玩具はまさにそのように用いることを意図して作られたものであるからだ。しかし，子どものその物へのかかわり方，着目の仕方は母親とは明らかに異なっていた。彼にとって，そのときのそれはパンチング・ドールという玩具ではなく，記された文字やマークそのものだったのである。

❖事例6-2

　同じころ，子どもはことあるごとに天井をしばし見上げ，床に座りながら自己回転運動を繰り返していた。こんなときには，われわれがいかにかかわろうとしても近寄りがたいものを感じさせていた。MIUに手洗い場（図7）が設置されていた。その床は防水加工が施されていたが，思い出したかのように時折，子どもはその床に額をくっつけるようにしてじっと眺めていた（図8）。

　そのときじっと魅入っていた子どもの前に広がる世界は，図7のようなものではなく，図8のように一見規則的に繰り返す模様のように見えながらも，よくよく見ると微妙に大きさの異なった石がぎっしりと配列された世界であった。なるほど魅入ってしまうかもしれないと思わせるものである。

　このように，ある対象に対する関心や興味の向け方がわれわれと子どもとのあいだでズレてしまうことはけっして珍しいことではなく，ほとんどの場合こ

第Ⅱ部　自閉症スペクトラムにみられる多様な症状を「関係」から読み解く

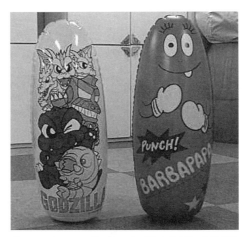

図4　パンチング・ドール（起きあがり小坊師）

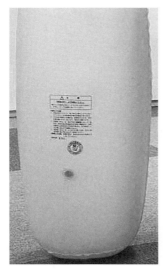

図5　パンチング・ドールの裏面

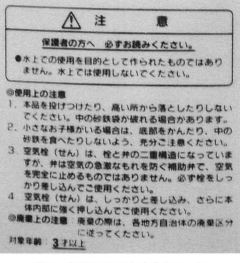

図6　裏面にかかれた文字とマーク

第 5 章　言葉の発達病理

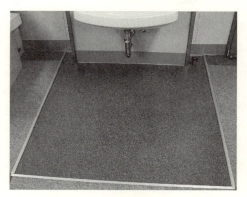

図 7　手洗い場の床

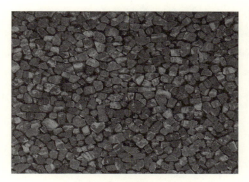

図 8　床面の微妙に異なった大小の素材

のようなズレを日々蓄積しながら，日常生活が営まれている。ここに自閉症スペクトラムの言語認知の問題の核心が潜んでいる。

❖事例 7‑1　初診時 3 歳 4 か月　男児[4]

　些細な変化にも敏感に反応してパニックを起こす男児で，当時話し言葉はいまだ見られなかった。母親は優しく，熱心に MIU に通っていた。母親はとて

（4）　小林（2014）事例32（p. 33）

も受容的であったが、どこか自信なげなところがあった。
　支援開始からおよそ7か月経過したころのあるセッションでの一場面である。子どもと母親とのあいだで緊張が持続しているために、母親と遊びながらも子どもには回避的な傾向が続いていた。しかし、子どもの行動全体に甘えたそうな、なよなよとした身体の動きが感じられた。子どもは箱の中にあったいろんな玩具の中からガラガラを取り出して、本来手で握る方の柄の先を口にくわえようとした。すると母親はすぐさまそのガラガラを取って、上下を逆さにして柄の方を持ちながら手で振って見せて、「ガラガラだね」と子どもに語りかけた。すると子どもはすぐに他のことに興味を移してしまった。

　このとき、母親は子どもがガラガラを口にくわえるのを見て、不潔だからと思わず止めさせたかったにちがいない。しかし、当時子どもは明らかに甘えが強まっていて、何かにつけてそのような素振りを見せていた。そんな彼の気持ちがこのような行動に駆り立てたのであろうが、両者の思いの違いが、このような母子コミュニケーションのズレを生んでいる。子どもはガラガラ（と一般に言われている対象）を、振って音を鳴らすものとして扱ってはいなかったが、母親はまさにそのように扱う対象であることを子どもに思わずやって見せた。そんなズレによって子どもは回避的行動に走ってしまった。

言葉の意味はどのようにして規定されるか

　われわれは通常ある対象を捉える際に、一義的なものの捉え方をしてしまいがちである。ガラガラを前にしたら、「これはガラガラだね」、パンチング・ドールを前にしたら、「これはパンチング・ドールだね」などと。身の回りにある様々な既成の対象物（人工物）は、なんらかの意図をもって作られたものである。扱う人もそれに相応しいかたちでかかわることによって、社会生活は円滑に営まれる。われわれは互いに暗黙のうちにそのような共通認識のもとに日常生活を送っている。だからこそ、日々の生活を円滑に送ることができる。このことは自明なことであって、日ごろことさら取り上げて考えることはしない。共同主観ともいわれるものであるが、共同体の中で相互に共通のある気持ちや思い、または価値観を暗黙のうちに分かち合っている。

したがって，ある一つの対象を何々であるという共通の認識をもつためには，たんにその対象が何であるという言葉のみを覚えれば事足りるものではなく，その対象のどこにどのように着目し，どのように扱い，どのようにかかわるかという体験そのものをも踏まえたものでなくてはならない。そのような体験は乳幼児期からの養育者らとの交流を通していつの間にか暗黙のうちに身につけていくものであって，いちいち当事者も意識することのないものである。そのような体験の蓄積があってはじめて言葉が生きたものとして子どもにも身についていく。言葉にかかわる問題とは，このような共通認識がどのようにして生まれていくのかを考えることでもあるのだ。

〈対象と属性〉

　一つの対象は様々な性質をもっている。めがねであれば，大きさ，色，形，重さ，触感，材質，用い方など。このような性質を属性というが，その対象が何々であると意味づけることは，その対象に備わったいくつかの属性に着目してはじめて可能になる。逆にいえば，着目する属性が異なれば，その対象の意味は異なってくるということである。たとえば，ここに「机」があったとしよう。いつものように椅子に座って書き物をする際には，たしかにそれは机であるが，椅子がないので仕方なくその「机」の上に座ったならば，そのときのそれはその人にとっては椅子であって，机ではない。ある対象が何を意味するかを客観的にあらかじめ規定することはできないということである。

〈関心の向け方と対象のもつ意味〉

　ではどうしたらよいかといえば，子どもが対象に向ける関心のあり方とわれわれのそれとが共有されなくてはならない。ある対象に対して共通の関心を向けて分かち合うような関係を意味する共同注意 joint attention の困難さが，ある時期，自閉症の基本障碍として注目されたのは，対象の認識のあり方と，その対象への関心の向け方とのあいだで深い関連性があるからである。一つの対象が何々であるとの共通認識をもてるようになるためには，その対象への着目のあり方，かかわり方そのものを共有できるような関係の成立を目指すことが求められる。そのような関係を基盤にしてはじめて，対象の共通認識が可能に

なる道が拓けるからである。

しかし，これまで論じられてきた共同注意障碍仮説も個体能力発達（障碍）観に基づいたものであったがゆえに，自閉症スペクトラムのコミュニケーション問題の核心に迫ることはできていない。なぜなら，共同注意がどのような関係のもとに成立するか，その発達過程を「関係」の視点から突き詰めて検討してこなかったからである。

自閉症スペクトラムのコミュニケーション問題の核心は何か
〈関心を分かち合うことの困難さ〉

そこで問われるのは，ある対象に対して同じように関心を向け合うという関係がどのようにして生まれるのか，自閉症児とわれわれとのあいだではなぜ困難であるのかという問題である。

ときに療育現場でも，指導員が子どもたちにある対象（物や人物）に無理矢理に関心を向けさせようとして，子どもたちの顔をそちらに向かせるという場面を目にすることがある。われわれの焦燥感や苛立ちがそのような強引な指導を引き起こしかねないのだが，強制的に子どもを何かにし向けるということが，子どもにどのような体験として蓄積されていくか，われわれは真摯に考えてみる必要がある。

このような指導が生まれる背景には，彼らとのあいだで一緒に楽しく何かをともにするという関係が容易には成立しがたいことが関係している。たしかに彼らはわれわれとのかかわり合いを一見すると回避しているだけのように思えるが，じつはそうではなく，彼らもわれわれと同じように誰か（主に養育者）に構ってもらいたい，注目してもらいたい，甘えたい，といった他者との関係を志向する気持ちをもっている。筆者のこれまでの臨床経験からすると，例外はない。しかし，彼らは結果的には対人回避的構えをとらざるをえないところに，自閉症スペクトラムの子どもとのかかわり合いの難しさがある。

〈われわれに求められるもの〉

この問題を考えるとき，筆者には忘れがたい記憶がある。精神科医になって間もないころであった。福岡市内のある小学校に自閉症の子どもを対象とした

郵便はがき

| 6 | 0 | 7 | - | 8 | 7 | 9 | 0 |

料金受取人払郵便
山科局承認
1447
差出有効期間
平成30年9月
30日まで

（受　　取　　人）
京都市山科区
　　日ノ岡堤谷町１番地

ミネルヴァ書房
　　読者アンケート係 行

◆　以下のアンケートにお答え下さい。

お求めの
書店名＿＿＿＿＿＿＿＿＿＿市区町村＿＿＿＿＿＿＿＿＿＿＿＿＿＿＿＿書店

＊　この本をどのようにしてお知りになりましたか？　以下の中から選び、3つまで○をお付け下さい。

```
A.広告（          ）を見て  B.店頭で見て  C.知人・友人の薦め
D.著者ファン       E.図書館で借りて       F.教科書として
G.ミネルヴァ書房図書目録              H.ミネルヴァ通信
I.書評（          ）をみて  J.講演会など  K.テレビ・ラジオ
L.出版ダイジェスト  M.これから出る本   N.他の本を読んで
O.DM   P.ホームページ（                        ）をみて
Q.書店の案内で  R.その他（                          ）
```

書 名　お買上の本のタイトルをご記入下さい。

◆上記の本に関するご感想、またはご意見・ご希望などをお書き下さい。
　文章を採用させていただいた方には図書カードを贈呈いたします。

◆よく読む分野（ご専門）について、3つまで○をお付け下さい。
　1. 哲学・思想　　2. 世界史　　3. 日本史　　4. 政治・法律
　5. 経済　　6. 経営　　7. 心理　　8. 教育　　9. 保育　　10. 社会福祉
　11. 社会　　12. 自然科学　　13. 文学・言語　　14. 評論・評伝
　15. 児童書　　16. 資格・実用　　17. その他（　　　　　）

〒		
ご住所		
	Tel　（　　）	
ふりがな お名前	年齢 歳	性別 男・女
ご職業・学校名 （所属・専門）		
Eメール		

ミネルヴァ書房ホームページ　　http://www.minervashobo.co.jp/
＊新刊案内（DM）不要の方は × を付けて下さい。　□

第 5 章　言葉の発達病理

情緒障害学級が併設されて間もないころであった。その担任をしていた教師が，定年退職後にある講演で当時を回顧しながら次のように語っていた。

　学級に水遊びに強いこだわりを示していた子どもがいた。授業中，休憩中いつも校庭に出て，足洗い場の水道の蛇口に付けられたホースを手にして水を撒き散らしていた。当時，福岡は渇水被害を受けて間もない時期であったので，水の節約意識が高まっていた。そんな状況で無制限に水を散水している子どもを見れば，誰でも厳しい目を注いでいたと思う。担任教師もおそらくは注意をしなくてはとの思いはあったであろうが，ある日，教師は散水に夢中になっている子どものそばで付き合ってみた。すると空中に飛び散っている水しぶきの合間からきれいな虹が出ていることに気づいた。そのことに深く感動した教師は彼の前で思わず「きれいだね」と言った。これが契機となって子どもと教師の関係は劇的に改善したというのである。

　ついで筆者が母子治療で経験した事例を紹介しよう。数年間にわたって両親を巻き込みながら毎週セッションを積み重ねていったものである。幾多のドラマチックな展開を見ながらも，最後には母子関係に顕著な修復がみられたころの母親の手記である。

❖事例 8-1　5歳1か月　男児（発達歴の詳細は p.241 参照）[5]

　このころの私［母親：筆者注］にとってどうしても忘れられないエピソードがある。MIU に通い始めて 1 年数か月経った 2 月のある寒い日のことだった。午後からパラパラと雪が降ってきた。そんなとっても寒い日は，子どもとお家でゴロゴロ過ごす。居間の大きな扉の窓に頭をくっつけて仰向けになった私は，自分の方へ向かってくる雪を下から見ながら子どもに「こうやって見ると面白いよ！」と教えた。「すごいね〜，沢山落ちてくるね〜。」って。子どもも「ワァ〜！」という感じで 2 人でしばらく見入っていた。
　次の日も窓を開けると雪が降っていた。今度は子どもから仰向けに寝て，昨日と同じ見方で雪を見ていた。しばらくして私を引っ張り，同じことをしろ

（5）　本事例の治療経過は小林（2010）に詳しい。母親の日記は p.167 からの引用。

（一緒に見ようよ）という感じで誘ってくれた。こういうときのゆっくり流れる時間を過ごしていると，そのときの雰囲気，空気がホワンとしていて，お互い穏やかな気持ちになり，言葉なんていらない。一つのことを見て，一緒に感じていられることが嬉しかった。

　ここに示された母子関係はこれまで発達心理学の世界で共同注意とされてきた現象を意味するが，「甘え」のアンビヴァレンスに焦点を当てた母子治療の蓄積によってこのような関係修復が可能になることが示されている。
　これら2つの感動的なエピソードは子どもの行動の意味を子どもの視点から捉えることの大切さを教えてくれるとともに，子どもとわれわれとの関係も劇的に好転する可能性を秘めていることがわかる。

2　多様な言葉の発達病理を「関係」から読み解く

（1）　言葉が出ない，有意語がない

警戒的になると声が出ない

　個体能力（障碍）発達観に立てば，言葉が出ない，声は出ても有意語がないとなれば，言葉の著しい遅れと判断される。しかし，「関係」の視点からみていくと，話し言葉の有無よりも声が出ないこと自体を問題としなければならない。

　アンビヴァレンスの強い状態にあると，子どもはいつまでも安心できず，心細い状態に置かれる。すると母親をはじめ周囲の人たちに強い警戒的な態度を取る。そのような状態にあっては，自分の存在を周囲の人たちにできるだけ知られないように振る舞う。なぜなら周りの人たちは子どもにとってすべて敵（のような存在）に映るからである。声を出せば敵に自分の存在を気づかれる。そのため口を強く閉ざして声を出さないようにひっそりと振る舞うものである。たとえ時折発声が認められるとしても，その声はわれわれには強い緊張を帯びたもので不快な感じを受ける。このことはMIUで実施したSSPでの観察を通

第 5 章　言葉の発達病理

して痛感させられたものである。

声の質に注目する

　乳幼児期早期，言葉が出ないことは多いが，その段階でも声の質に着目することによって，子どもの心理状態を推し量ることが容易になる。声の質は情動のありようそのものを如実に反映しているからである。言葉の遅ればかりを気にしている母親に子どもの声の質に関心を向けてもらうことは，「関係」をみるための最初の第一歩である。

　筆者は言葉の有無よりも声が自分にどのように響くか，その質の違いを大切にして感じ分けるように心がけている。緊張が強く感じられるときには，なぜ緊張が生まれているのか，その背景を理解するように努めることが母子治療につながるからである。

（2）　オウム返し（即時性反響言語），反響動作

　オウム返し（即時性反響言語 immediate echolalia）は自閉症スペクトラムの言語発達病理としてこれまでよく指摘されてきたもので，その代表的なものの一つである。

　自閉症スペクトラムを疑われる子どもでは，1歳前後になっても話し言葉に無関心で，呼びかけても視線をこちらに向けないため，耳でも悪いのではないかと疑われることが多い。しかし，テレビの音声には敏感で，隣りの部屋にいてもテレビで好きなコマーシャルが流れるとすぐにテレビの横にすわってながめたりしていることから難聴は否定される。最初に発した音声がコマーシャルの文句だったということは，筆者の臨床においてもよく聞かれたものである。その後，少しずつこちらの呼びかけに反応してくるようになると，質問に対してオウム返しで返事をするようになる。たとえば，「これ何ね？」〈コレナンネ？〉といったパターンである。少し言葉の意味がわかってくると，「お年はいくつですか？」〈イクツデス〉，「ここはどこですか？」〈ドコデス〉といった正しく質問の意を解して答えるのでなく，質問にオウム返しをする。したがって大変奇妙な言葉使いになってしまう。

ただ最近では，オウム返しの段階が長く続いている事例を目にすることは減った印象が筆者にはある。

第2章第2節で2歳台での不安への対処行動として，「相手の意に沿う」ことを取り上げたが，アンビヴァレンスの強い状態にあっては誰にも頼ることができず，不安に圧倒されているため，相手の言葉をそのままこだまのように反射的に返すことになる。オウム返しそのものである。

筆者の経験では，相手の動作をそのまま繰り返す反響動作 echopraxia もときに認めることがある。なぜこのような現象が起こるか，その背景要因をよく教えてくれるのは成人期の自閉症スペクトラムの事例である。行動障碍への取り組みを通して経験した事例を一つ紹介しよう。以下は入所施設での最初の面接時の様子である。

❖ **事例9-1　22歳　男性**[6]

主な行動障碍　妄想的反応，器物破壊，昏迷，寡動，自発性欠如，反響動作，反響言語

知的発達水準　中等度精神遅滞

発達歴　満期正常分娩。乳児期はおとなしくてとても育てやすい子どもだと思っていた。人見知りもなく，母乳を飲むとき以外はおとなしく，一人でも平気であった。当時はさほどおかしいとは思わなかったが，2歳時，弟が出生。明らかな退行状態を示すことはなかったが，弟が母親に抱かれていると，すぐに母親から離れて，遠くから時折母親の方を見るが，ほとんど一人で遊ぶようになった。まもなく，非常に落ち着きがなくなるとともに，衝動的な行動が目に付きだした。何かに興味を示すと，その方に直線的に走っていき，周囲の人の存在にはまったくといっていいほど関心を示さなくなった。

3歳少し前に，精神科を受診し，自閉症と診断されて，母親は大きなショックを受けた。早速障碍児保育をしてくれる保育園に入れた。

小学校1年時，1年間精神科で薬物療法を受けたが，まったく効果がなかっ

---

(6)　小林（2001）事例H男（pp. 91-100）

第 5 章　言葉の発達病理

たので通うのをやめた。母親は子ども2人と極力一緒に過ごすように努め，何をするにしても一緒に行動することが多かった。このころには多動も軽減し，弟のやることにも関心を示すようになった。弟の行動を見ては，そのまま真似をすることが多くなり，弟のすることはすぐに自分もやりたいと主張するようになった。母親や教師の指示をとても素直に聞き入れる子で，周囲の人たちからとてもかわいがられた。

　比較的適応のいい状態が養護学校（現在の特別支援学校）高等部まで続いて，あるクリーニング会社に就職することができた。周囲からは，彼の素直さと仕事の能力によって期待される存在であった。彼も黙々と仕事をこなしていた。しかし，数年後，自分が他人からどう思われているか気にするようになり，急に他人の目を気にして，自分のやりたいことを我慢するようになった。他人の言動にとても敏感になり，自分のことを言われていなくても，被害的に反応するようになった。次第に，ちょっとした他人のなにげない言動に対しても突然激しく興奮してパニックを起こすようになった。あまりにも激しいパニックが続くようになったため，会社を辞めて，現在の施設に入所した。

初回面接時の特徴

　表情が乏しく，緊張が強く，誰から声を掛けられても顔を引きつらせ，警戒的な態度を取っている。母親と入室し，筆者と挨拶を交わす。このとき，筆者が手を彼の前に差し出すと，彼も同じように差し出して握手する。「椅子へどうぞ」という意味で筆者がもう片方の手を出すと，彼ももう片方の手を出し両方の手で握手をする形になる。筆者の身振りにオウム返しのように反応しているだけで，反響とみなせるもので，身振りによるコミュニケーションにも困難さがうかがわれた。

　人に話しかけられると間髪入れず機械的にオウム返しで応答する。相手に飲み込まれてしまい，相手に自分を合わせようとするような態度である。言われたことには従順で一貫して受け身的な構えである。本人の感情や意思などをこちらが推測することがとても難しいし，明確な意思表示は見られない。

　母親が近所の人と立ち話をして楽しそうに一緒に大声で笑うと，急にパニックを起こして，突然履いていた靴をその足で高く放り投げる。

　ときにはフラッシュバックによる衝動的な興奮状態も見られる。たとえば，幼稚園のときに通うのが嫌だったことを思い出して興奮する。つねに周りから言われて行動することに対する彼なりの苦痛があるのであろう。彼の反応を見

ていると，自分から明確な意思を持って行動することができないために，袋小路に追い詰められてしまい，最後のあがきをしているように感じられる。

ここで想い起こしてほしいのは，第2章第2節乳幼児期の子どものアンビヴァレンスへの対処行動の一つとして取り上げた（表1, p.35）「過度に従順に振る舞う」である。この事例は，筆者の指示にまったく抵抗することなく，なされるがままに従うことから，過去に「相手の意向に沿って行動する」，「相手の意向に翻弄される」子どもの姿を彷彿とさせたからである。その結果，子どもの主体性はまったく育つことなく，いつも周囲の他者に怯えながら，指示されることでもってはじめて行動が可能になる状態に陥っている。

彼にはオウム返しと反響動作が顕著であったが，その他注目すべきことは被害妄想を抱いていると思われるほどに身近な人々の会話を聞いただけでも被害的に反応して興奮し暴れていたことである。まさに精神病状態そのものである。

(3) 主客転倒，代名詞の誤使用

主客転倒 pronoun reversal は，代名詞である「あなた」と「わたし」との混同した使用としてよく知られている言語病理である。筆者の昔の記憶では，学校から帰ってきた子どもが玄関のドアを開けて「オカエリナサイ」と言う例などが典型的なものとして学んだものである。学校から帰ったとき玄関で母親が「おかえりなさい」と言ってくれたので，そのせりふが子どもに焼きつき，以来学校から帰ると「オカエリナサイ」と言うのが習慣になったというわけである。

カナー Leo Kanner は以下のような例を記載している。[7]

> ドナルド，T.
> ……自分のことを「ぼく」，相手のことを「あなた」といいはじめたが，（それでも）まだまだ代名詞のとりちがえがあった。たとえば，1939年2

---

[7] Kanner (1943)。日本語訳は，十亀・斎藤・岩本訳 (1978a) を参照。

月，自分がつまずいてころびそうになった時，「君はころばなかった」といった。

バーバラ，K.
……よく自分のことを「あなた」，母親や私のことを「私」を使って話し，まるでわれわれが彼女の話したことをいっているようだった。

チャールス，N.
……会話全体は，自分にいわれたことのオウム返しであった。自分のことを2人称で話したが，今はときどき3人称を使い，「私はほしがっている」とはけっしていわず，「彼はほしがっている」という。

「わたし」「あなた」「彼／彼女」のみならず，「これ」「それ」「あれ」「どれ」といった代名詞の獲得はさほど単純にはいかないことは容易に推測される。「自分」という主体性が明確に意識化されていない限り，なぜそのような使い分けがなされるのか，実感として把握することはむずかしい。主体性の獲得ということは自閉症スペクトラムの子どもにおいてはもっとも困難な課題の一つであることを考えると，この主客転倒という病理現象が起こりやすいのは当然である。

しかし，主体性の問題のみで片づければよいのかどうか，疑問の余地がある。先のチャールスの例にあるような「私はほしがっている」とは言わず，「彼はほしがっている」と言う場合である。自分をストレートに主張することへの強いためらいのある子どもたち（に限らず大人でも）が，婉曲的な表現としてまるで第三者の主張であるかのように表現することはおおいにありうると思われるからである。

（4） 常同反復的な発語（同じ言葉を繰り返す）

まったく言葉を発することのない段階の次によくみられるのは，一見すると意味ある発語のように映るが，それ自体はコミュニケーションの用をなさない言葉の出現である。そこでしばしば認められるのは，同じ言葉（というよりも

単語のみに近い一語文が多い）を繰り返す現象である。

　親としては言葉をまったく発しない段階に比べれば喜ばしいことには違いないが，すぐに戸惑いへと変わる。この段階はかなり持続することも少なくないからである。同じ繰り返しの発語をどのように受け止めたらよいか，さらにはどう返したらよいか戸惑いは大きい。

声の調子に思いが反映している

　先に，発語がなく発声のみの段階で注目すべきは声の質だと述べたが，この繰り返し発語においても，同じような観点から捉えることが大切である。もしも，子どもがその言葉によって何かを主張しているようであればなおさらである。同じ言葉でも，言葉を発するときの状況や文脈によって，その声の調子や抑揚が異なっていないか，気を配ることである。すると次第にその意味が浮かび上がってくる。

　ちょうどわれわれには同じ行動の繰り返しにしか見えないものであっても，子どもにとってはその都度微妙な変化が起こるのを楽しんでいることが少なくないことと同じことを意味する。

　考えてみてほしい。乳児を養育する際，乳児は泣くばかりだが，その泣き声を母親は感じ分けて適度に対応している。同じように聞こえる泣き声であってもその質の微妙な差異を通して，養育者は乳児が何を訴えているかを感じ分けている。この養育者のかかわりと本質的に同じことがここでも求められる。

アンビヴァレンスのために気持ちを掴みがたい

　ただし，アンビヴァレンスの強い子どもの声を感じ分けることは容易でないのも事実である。なぜなら，アンビヴァレンスが強い状態にある子どもは自分の気持ちを表に出すことに対して強いためらいをもち，その声には不安と緊張が反映しているからである。そのような状態にあっては，その声はわれわれからみれば不快で単調なものとなりやすい。したがって臨床家は，まずは子どもの不安や緊張の背景要因に気を配り，それを緩和することに努めなければならない。

第5章　言葉の発達病理

繰り返される言葉のもつ多義性と映し返し（ミラーリング）

　一見同じ言葉の繰り返しに聞こえるものであっても，その発せられた文脈によって，その響き，情動，などが微妙に異なっている。筆者がその多義性に注目するよう母親に促すと，母親はすぐにそれを感じ取り，その場にふさわしい言葉で呼応する（ことも少なくない）。するとまもなく，子ども自身がその場にふさわしい言葉を自ら発するようになる。ここに見られる母親の対応も映し返し（ミラーリング）であるが，子どもの気持ちをそのまま言葉にして返してやるように心がければよい。そのことによって子どもはわれわれが願う共同性を孕んだ言葉を獲得することができるようになっていく。

（5）　遅延性反響言語

　オウム返しはコミュニケーションの萌芽として積極的に評価することはできないが，ここで取り上げる遅延性反響言語 delayed echolalia は言葉によるコミュニケーションとして位置づけたとき，より一層重要な意味を持つ。オウム返しは，まさにその場で相手の発語に即座に応じるような形で同じ言葉が発せられる現象であるが，遅延性反響言語は，われわれが忘れたころに，以前聞き覚えた言葉やせりふを繰り返す現象である。そこには子どもなりに何かを伝えようとする意図が潜んでいることが多い。いくつか具体例を取り上げてみよう。

❖事例10　5歳　男児

　子どもはおうちで食事のとき，できたての料理が出されると何でも〈オユ，オユ（お湯の意）〉と言っていた。母親の話によると，子どもはかつてお湯を飲もうとしてとても熱かったという体験をしたことがあり，それ以来，子どもは熱いことをすべて〈オユ〉と表現するようになったという。

❖事例7-2　5歳6か月　男児　(p.79参照)

　3歳4か月から母子治療を開始。当初見られた母子間のコミュニケーション

のズレは少しずつ改善に向かっていた。少し単語レベルでの発語が見られるようになった。しかし，母親は子どもの一見独特な言葉の使い方に戸惑うことが少なくなかった。それでも次第に子どもの発語の意図を感じ取ることによって，母親は子どもの言葉のもつ意味を徐々に把握できるようになった。そんなころの5歳6か月時の母親から聞いたエピソードである。

　朝の外出時，母親が子どもに靴を履かせようとすると，〈Pノクツ（Pの模様が入っている靴）ビショビショ〉と言って泣きそうになっている。子どもの様子からは，どうもその靴を履きたくないらしいことはすぐに察しがついたが，昨日雨が降ったわけではないので，その靴は濡れていなかった。子どもは母親が履かせようとした靴ではなく，以前履いていたお気に入りの靴を履きたかったようであった。そのことがわかった後すぐに母親は次のようなことを思い出した。ある日，雨が降って自分の気に入った靴が濡れて履けなくなってしまった。そのとき，母親は何度も「靴はびしょびしょで履けないね」と説明してやった。子どもはそのことを記憶していたのであろう。〈ビショビショ〉と言えばその靴を履かないですむと考えたのではないかと母親は思ったというのである。

母親も子どもの〈ビショビショ〉という言葉を聞いたとき，随分戸惑ったであろうが，その後これまでの経緯を振り返ってみて，その言葉を子どもが聞き覚えた状況と，今繰り返している状況が類似していることに気づいている。そのことによってはじめて彼の発語の意味が明かされている。

遅延性反響言語は，ある状況で強烈な情動体験をもったときに焼き付いた言葉やせりふが，その後同じような情動を体験した際に，再び繰り返される現象である。随分と回りくどい表現に見えるが，当の本人にしてみれば，必死の思いの自己表現である。

本来の象徴機能をもたない言葉

ここで用いられる言葉やせりふは，本来の象徴機能（言葉がある意味を指し示す働き）をもち得ていない。それゆえ突然このような言葉を発せられても，相手は戸惑うばかりである。四六時中生活をともにしている母親であれば，しばらく考えてから，そういえばあのときに使った言葉を覚えて使っているのだ

と気づくことは少なくないであろうが，その場合でも理解できるまでには随分と苦労させられるものである。

　なぜこのような込み入った言語表現をとるのであろうか。ここでわれわれは子どもが言葉の本来の意味をいまだ理解していないからだと単純に決めてかかってはいけない。それではせっかくの重要な手がかりであるこの現象の意義を見落としてしまうことになるからである。

強烈な情動体験と同時に記憶された言葉

　子どもにとってなんらかのインパクトをもって心が動かされた情動体験は強く記憶に焼き付くが，それと同時に聞いた言葉も記憶される。子どもにとってこのときの情動体験とそこで焼き付いた言葉は強く結びつく。しばらく経って，同じような情動が揺さぶられる状況が生まれた際に，その自己表現として当時記憶された言葉が発せられているのだ。過去に体験した情動と同じような情動が立ち上がったがゆえに生まれた表現である。このような言葉の使い方は本来のそれではないかもしれない。ここで用いられている言葉は誰にも通じるような公共性をもっていないからである。

公共性をもつ言葉は諸刃の剣

　公共性をもった言葉はたしかに誰にでもたやすく通じる便利な道具である。ある映画を観て感動したことを誰かに伝える際に「面白かった！」と言えばそれなりに伝わるであろう。しかし，言葉では伝わりにくいこともたくさんあるはずである。その微妙なニュアンスを相手に伝えるには多くの言葉を要するが，それでもうまく伝わらないことの方が多い。

　このことからもわかるように，われわれが日頃用いている公共性をもった言葉はたしかに便利な道具ではあるが，公共性をもつがゆえに，だれもが同じように用いるので，自分固有の体験を表現するにはある意味不便なものでもあるのだ。自分独自の体験をそのような公共性をもった言葉を用いて語るにはどうしても限界がある。その点からすれば，自分固有の体験を表現しようとする際には逆に不自由なものでもある。その意味で言葉は諸刃の剣である。

第Ⅱ部　自閉症スペクトラムにみられる多様な症状を「関係」から読み解く

唯一無二の私的体験の表現

　遅延性反響言語という現象は子ども独自の体験を独自の言葉で表現している。まさに唯一無二の私的体験の表現である。最初はわからず戸惑っていても，われわれがその意味を理解することができたときにはある種の感慨に浸り，相互理解が深まったという実感をもつことができる。

　このように遅延性反響言語はコミュニケーションの発達段階として捉えるならば，積極的な意味をもっている。ただ，自閉症スペクトラムの言語発達をみると，この段階に留まっていることが少なくないのは，彼らの対人関係が広がりをもっていないことを反映している。そこには彼らとかかわるわれわれ側のあり方そのものも深くかかわっていることを忘れてはならない。

私的体験を共通体験に変換する役割

　先の母親の例をみれば，この現象を受け止める側の対応がきわめて重要な鍵を握っていることがわかる。そこでわれわれに求められるのは，彼らの独特な表現の意味を理解し受け止めるとともに，それはこういうことだとこちらも公共性をもった言葉で映し返してやること（ミラーリング）である。このような関与によってはじめて彼らにもわれわれと同じように本来の公共性をもった言葉を学習する道が切り拓かれる。

（6）　一見不可解な言葉

　遅延性反響言語とは異なり，言葉らしいものが出現してからも，唐突に子どもの発した言葉の意味を掴み難いことは少なくない。なぜなら言葉は生きものであるゆえ，そこで用いられている言葉の意味は文脈に規定されているからである。そのことを思い知らされた印象的なエピソードがある。母親から教えてもらったものである。

❖事例7‐3　5歳2か月　男児

　最初のころに比べて子どもと母親との関係は多少なりとも安定し，母親に甘

えるようになっていた。このころには母親の語りかける言葉をさかんに取り入れるようになってきている。そんなある日の出来事である。

　母子一緒に外を歩いているときのことである。台風一過でその日はかなり暑かった。歩いていると，ふと子どもが〈サムイ（寒い）〉と言った。母親はこの数日と比べても暑いと感じていたので，思わず「暑いよね」と言い直して応答した。すると，また子どもは〈サムイ〉と同じように繰り返した。そこで母親はなぜ彼が〈サムイ〉と言ったのだろうかと考えた。まもなく，子どもはビルの日陰に入ったときに〈サムイ〉と言っていることに気づき，なるほどと感心したという。このころになると，このような母親の気づきがよく報告されるようになり，母親は子どもの発する言葉の意図を随分と的確に掴むことができるようになっていた。

子どもの体験世界とそれに相応しい言葉
　その日は暑かったが，ビルの日陰に入るとひんやりとした涼しさが感じられた。それを感じ取った彼は，思わず〈サムイ〉と表現した。このとき，その場で彼と同じような体験をしていたにもかかわらず，母親にとっては前日からの気候の変化（台風一過）にこころが囚われ，その体験世界は文字通り「暑い」一日であった。しかし，彼は今まさにその瞬間の変化に敏感に反応してこのように発したのである。

子ども独特の体験世界を分かち合えることの素晴らしさ
　彼の言葉の用い方には一瞬戸惑いを覚えるが，子どもの側に立つと，違和感を覚えるどころか，逆に子どもらしい独特な視点で体験を捉え表現していることを教えられ，なるほどと感心させられる。母親がしばし考えて彼の言わんとした言葉の意味を，その場の状況からすぐさま察することができたことによって，とても感動的なエピソードとなっている。おそらくこのとき母親は子どもの気持ちと言葉とのつながりを実感として捉えることができたことで，子どもへの愛しさも一層深まったのではなかろうかと思う。

知覚体験を意味づける文脈の相違

両者の知覚体験にこのような違いが起こっているのは，体験世界を意味づける背景としての文脈の相違に起因している。彼にとっては微妙な体感温度の変化，散歩時の周囲の風景の変化など身近なものが背景にあったが，母親においてはこの数日の天候の変化という時間軸を含めた文脈が背景にあった。体験や対象のもつ意味は当事者の体験世界における文脈に強く規定されるということを，ここにも見て取ることができる。

このエピソードとまったく同質の体験として，筆者の記憶に焼き付いているものがある。

❖ **事例11-1　26歳　女性（発達歴の詳細は p. 221 参照）**

アスペルガー障碍と診断された女性との面接でのエピソードである。初診から1年ほど経過していた。彼女はいつもうつむいてぼそぼそと小声で語っていた。人の視線が気になって目を合わせることができず，前髪を長く垂らして顔を隠し，椅子に座ってじっとして姿勢を崩すこともなかった。筆者は彼女の話を聴こうとして前傾姿勢をとりがちで，語りかける際にもつい前かがみの姿勢になっていた。そんなある日，彼女が突然〈自然にしてください〉とつぶやいたのである。筆者はしばしその意味がわからずとまどっていた。なぜなら筆者は自然にふるまっているという思いがあったからである。しかし，まもなく彼女の発言の真意がわかった。いまの彼女にとって「自然な態度」とはじっと椅子に座ったまま姿勢を崩さず，一定の距離を取っていることだったからである。それに比して筆者はさかんに彼女の方に前かがみの姿勢をとっていた。つねに強い警戒心を抱いていた彼女から見れば，自分に接近してくる筆者の動きはいたく侵入的に映っていたことが推測されたのである。

このエピソードは筆者にとって「関係をみる」ことがいかなることかを気づかせてくれたとても貴重な体験となっているが，よくよく考えてみると，先の事例7-3の話と同じであることに気づかされる。それは何かといえば，体験を言葉で意味づける際にいかに文脈が深く関係しているかということであるが，

彼らの独特な体験のあり方がここにも深く関係していることがわかる。その意味からすれば，彼らの体験を彼らの視点から捉えて意味付けることの重要性をあらためて教えられる。

(7) 隠喩的表現

隠喩的表現 metaphorical expression はカナーが論文化した[8]ことでよく知られているものである。彼が取り上げている事例の一つを示してみよう。

　ポール　5歳
　　診察中こういった。「バルコニーから犬を投げてはいけません。」そこには犬もいなければバルコニーもなかったので，その言葉はその場にそぐわないものだった。しかし3年前，家族が滞在していたあるロンドンのホテルのバルコニーからおもちゃの犬を下に投げたことがあり，母親はおもちゃを取ってくることに疲れ，幾分いらだちながら彼に「バルコニーから犬を投げてはいけません」といった。その日以来ポールは何かを投げる気になった時，自戒自制するためにいつもこの言葉を使った。

つぎに取り上げるのは，筆者が以前嘱託医として関与していた成人期自閉症者入所施設で当時職員として自閉症者に療育的かかわりをもった原田理歩氏の報告である[9]。筆者は主治医として治療を担当していたが，臨床的センスの光る原田氏によってその隠喩的表現の歴史的意味がものの見事に解き明かされている。少し長くなるが引用してみよう。

❖ 事例12-1　18歳　男性[10]（発達歴の詳細は p.139 参照）
　　施設に入所中の自閉症男性であるが，入所当初はこだわり，自傷，他害など

----

(8)　Kanner（1946）。日本語訳は，十亀・斎藤・岩本訳（1978b）を参照。
(9)　斉藤（原田）（2005）。小林（2001）事例 G 男（pp. 81-91）
(10)　小林（2015）でもこの事例を取り上げているが，そこではメタファを解するセンスを磨くことが精神療法の上達に不可欠なものであることを論じている。

の激しい行動障碍を呈した。入所後の彼に対する療育は困難を極め，職員である原田は満身創痍といえるほどに彼の行動障碍による怪我が絶えなかったが，彼とのコミュニケーションも暗中模索の状態にあった。しかし，いろいろと彼の生活の様子を観察する中で少しずつ彼女は彼の言動の意味を感じとれるようになっていった。以下のエピソードはそのころのものである。ここでは原文に沿って「です，ます」調で記述している。

　個別の散歩を始めてから，とくに女性職員に対して徐々に自分から接して行くことが増えてきました。最初は腕を触るくらいだったのが，髪の毛を引っ張ったり，つばをかけたり，頬を触ったり，こちらが嫌がるそぶりをみせると，ますます喜んで追いかけてくるようになりました。散歩中も，私が離れて歩いたり，歩きながら考え事などをしていると突然大声を出しました。それは自分の方へ関心を向けてほしい，そんな彼なりの表現でした。遊んで欲しくてたまらない，そんなふうにも見えました。ただ，そんなときにわざわざ人の嫌がることをして表現してくるため，彼の意図をよりわかりにくく，伝わりにくくしてしまうのだと感じました。
　彼から出てくる言葉にも変化が見られるようになりました。女性職員の頬を触るとき，人によって触りながら出す言葉が違うのです。私のときには〈ポコポコ〉，別の職員のときには〈ケーンケン〉というように，です。また，人を名前で呼ぶのではなく，彼のイメージするものに当てはめて呼んだりもしました。たとえば，ツル，クレーン車，シロクマなどのようにです。また，職員のことを表現するときに，その職員の名前を知っているのに，過去に彼にかかわったことのある先生の名を使って表現するのでした。たとえば，ある職員に怒られると，〈○○せんせいにおこられた〜〉と，養護学校時代にかかわった，彼にとってはあまりよいイメージでない先生の名前を出して騒ぐのです。このような彼独特の表現に気づいてから，彼の言葉の世界が少しずつ見えてきました。また彼と話をするとき，できるだけ言葉を多く用いずに，彼の口調やイントネーションをまねて伝えると，私達が普段使う言葉をそのままの口調で伝えるよりもずっと伝わりやすいことにも気づきました。彼の用いる言葉が何を指し示し，過去のどの様な場面や気持ちのときに使われたのかを，母親から聞いたり養護学校時代の先生からエピソードを聞いたりして断片的にでも理解できるようになってきました。彼の言葉は，今現在の彼の気持ちが，過去に体験し

第5章 言葉の発達病理

たある場面での気持ちと似たような気持ちになったときに，その過去の場面を象徴的に表現していることがわかってきたのでした（傍点は筆者小林，以下同）。

　たとえばこんなエピソードがあります。彼が大声で「もぶ（もう）ごまおさつしまっといてぇ〜！」「クレーン車，のってけ，もぉ〜っ‼」と，とても怖い顔をして何度も繰り返し叫んでいました。この「ごまおさつ」という表現は，とても機嫌の悪いときにだけ使われます。じつはこの「ごまおさつ」はごまをまぶしたさつまいもフライの冷凍食品の名前です。彼が養護学校の高等部の時，ずっと登校拒否をしており，そのころの担任の先生が毎日彼を迎えにきていました。その際，彼は必ずこの「ごまおさつ」を一つトースターで温めて食べてからしぶしぶ出かけて行っていたというのです。そのときの気持ちと似たような感情が沸いてきたときに，どうやらこの「ごまおさつ」という表現を使うようなのです。ですからこの言葉が出た時点で何かがあったことはすぐにわかりました。その後の「クレーン車」で，これが誰を指し示しているのかがわかったため，その職員に事情を聞いてみると，どうやら彼はなにか注意をうけたようです。そこで，「そんなことしちゃだめだよね。」と話すのではなく，「そっかー，ごまおさつだねー。嫌だったねー。クレーン車におこられちゃったね。でももうしないね」というように伝えると，じっと聞いていて，「しないね」と答えるのです。こちらが「（クレーン車と呼ばれている）〜さんに謝りにいくね」と言うと，「いくね」と答えてその職員のいる方へ歩き出しました。よくわかっているのだなあと，あらためて感じました。何もかもこちらの言葉で話すよりも，彼の表現も借りながら，そしてこちらの言葉で返しながら話をする，そんなコミュニケーション方法に，なんとなく手応えを感じられるようになってきたのでした。

　また彼は，私たちにはわからない意味不明な言葉に対して「それ何？」と聞き返すととても嫌な顔をしました。そしてわからない私達のほうがおかしい，とでもいうような顔をするのです。本人はもう十分伝えているつもりなのです。ですから彼の発する言葉の意味そのものよりも，「いやなんだよ」とか，「うれしいよ」など，言葉にのせられて届く，彼の気持ちを受けとめるようこころがけました。たとえば「そっか，ごまおさつだね」という言葉は，私の中では，ごまおさつという物を理解しているというよりもむしろ，「いやなんだというあなたの気持ち，よくわかったよ」という返事のようなものでした。「け〜ち

99

ちゃん」という言葉は，私にとってはとくに嬉しい言葉ではないのですが，彼が嬉しそうに「け〜ちゃん」と言ってきたときに，同じように「け〜ちゃん」と言い返してあげるととても嬉しそうな顔をするのです。そしてそんな彼と言葉をかけあっているときには，私もとても嬉しい気持ちになります。言葉というものがこの時点ではまだ，私達が普段あたりまえのように話をするときに用いる言葉とは違う意味合いを持っていたように思います。言葉そのものの意味よりもむしろ，言葉に乗せられて届くお互いの気持ちのやりとり，という意味合いが強く，こんな彼独特の言葉（表現）を用いながら，時間をかけて繰り返し積み重ねていました。

　カナーは隠喩的言語を自閉症の言語病理の特徴の一つとして取り上げて，その不適切さを論じている。通常の言語的コミュニケーションでは，比喩するものと比喩されるものは，当然聞く人に了解可能であることが期待されて用いられるが，自閉症児の場合，子どもの特殊な個人的経験に基づいた比喩的表現で，使い始めた出来事を直接観察するか想起しなければ理解は不可能であるところに特徴があると指摘している。

　この隠喩的表現をたんに不適切という「健常者」の視点から評価するだけでは，彼らに対する治療的戦略を構築することができない。ここで大切なことは，なぜこのような言葉の表現を用いるのか，彼らの視点に立ってその肯定的な意味を考えることである。

「ごまおさつ」とメタファ

　彼がさかんに発している一見意味不明な「ごまおさつ」が，彼の不登校時代のつらい体験に基づいたものであることが経過の中で次第に明らかになっている。ここで彼は意図的に用いているわけではないにもかかわらず，表現のあり方としては「ごまおさつ」はまさにメタファと称してよいものである。

　ここで注目してほしいのは，われわれが日頃用いる喩えは意図的なものであるのでまさにメタファであるのに比して，彼が発した表現は意図的に用いたとは考えにくく，思わず口にしたものと思われるが，それが実際にはメタファと同じ構造をもつ言語表現になっていることである。

第5章　言葉の発達病理

　なぜ原田はその意味を理解することができたのかといえば，彼の母親から彼の生活史を聞き，「゙ご゙ま゙お゙ざつ」が不登校時代の担任の迎えによってしぶしぶ登校を余儀なくされた当時の思いを象徴していることがわかったからである。「゙ご゙ま゙お゙ざつ」に象徴されている不登校時代のつらかった気持ちと今体験している気持ちが同じような思いであることが示されているが，ここに「゙ご゙ま゙お゙ざつ」という表現をメタファと称してもよい理由がある。このことは，現に彼が「゙ご゙ま゙お゙ざつ」と発するときの気持ちを察して「嫌なのね」と原田が応じることによって，彼は自分の気持ちがわかってもらえて落ち着いたことから明らかになったともいってよい。

　このようなコミュニケーションは，「゙ご゙ま゙お゙ざつ」という言葉のもつ力動感やそのときの彼の思いを原田が感じ取っていることに依っている。ここでも原初的知覚が大きな役割をはたしているが，そこには彼の生活史が濃厚に反映しているのである。

　以上のように考えていくと，先の遅延性反響言語と同質の構造を孕んでいることがわかる。つまり，唯一無二の自己表現として捉え，われわれがその起源を紐解くことによって，結果的に深い共通理解が生まれる。この過程にこそ彼らとの情動的コミュニケーションの道が切り拓かれる可能性が秘められている。このような治療戦略こそカナーが称した「情動的交流の自閉性障碍」autistic disturbances of affective contact に対する本来の根源的な治療と言ってよいのではないか。[11]

（8）　字義通り性，字義拘泥

　字義通り性 literalness ないし字義拘泥は，言葉が使用されている文脈を考慮に入れず，聞いた言葉の字面の意味を忠実に受け止めて相手に応答するという，自閉症スペクトラム独特の言語発達病理と考えられてきたものである。母親に「風呂をみてきて」と言われた子どもが，ただ風呂をみてきたことだけを

---

(11)　発達障碍に対する筆者の治療論については小林（2016）を参照。

報告して，話し手の意図であるお湯が沸いたかどうかをみてこない，という例がよく引き合いに出される。成人自閉症スペクトラムでも認められ，診断の重要な指標とされている。

　通常われわれは人の話を聞く際，相手が何を言わんとしているかを話し言葉以外のもの，たとえば，表情や言葉に込められた情動，さらには話の流れ，つまりは文脈などを同時に感じ取りながら理解する。しかし，自閉症スペクトラムの人たちは相手の感情の動きなどを感じ取ることが難しく（というよりも情動の触れ合いを回避してきたゆえに），そのため相手の話を理解しようとする際に，言葉を一言一句聞き漏らさず，字面を忠実に理解するように努めようとする。

　筆者も大学で講義をしていると，講義の内容についていけないので，講義内容をすべて録音し，あとから文字起こしをして理解しようと努力している学生を見かけることがある。これなどは典型的な字義拘泥を思わせる例である。言語獲得が進み，言葉によるコミュニケーションは一見すると問題なくできるようになった学童期以降に顕著になる現象である。

　なぜ字義通り性という一見不可思議な現象が起こるのであろうか。それは「関係」の視点から捉え直すことによってその意味がわかってくる。本章の前半で言葉はどのようにして獲得されるものかを考えたが，自閉症スペクトラムの人々は，言葉の獲得以前の段階で，養育者から自分の思いに適切な言葉を映し返してもらえなかった体験をもつ。そのため日常の自らの生活体験の意味を生きた言葉によって認識することがむずかしい。

体験とズレた言葉が侵入してくる

　ここで問題となるのは，たんに自分の体験にふさわしい言葉を映し返してもらえないというだけでなく，それとはずれたかたちで多くの言葉が投げかけられることである。それらの言葉は彼らに否応なしに飛び込んでくる。一方的に侵入してくるのだ。

　自分の実体験と言葉とが一致しない状況にあって，つぎつぎと入ってくる言葉を彼らはどのように聞き，理解しようとしているのであろうか。

第 5 章　言葉の発達病理

　体験や自分の思いと照合しながら言葉を理解することができないとき，彼らがとる戦術の一つは，辞書を引くようにして逐語的に言葉を理解することである。外国語の文章を前にして片っ端から辞書を引いてわからない単語を訳そうとしたことは誰にでもあるであろう。しかし，そのような方法では正確な意味の把握は困難である。単語の意味は文脈に規定されているため，文脈を読み取ることが先決である。彼らはこの文脈を読み取ることがはなはだ困難である。話し手の意図を捉えることもできない。立場を変えていえば，われわれの方こそ子どもの意図を捉えることができないゆえに，その場に適切な映し返しを行えていないのだ。それゆえ，彼らは結果的にこのような戦術をとらざるをえなくなる。

　このようにみていくと，彼らが話し言葉よりも書き言葉に頼りがちになるのも頷ける。なぜなら話し言葉は語り手の情動が濃厚に加味されているため，その意味を読み取ることがより一層難しくなるからである。ただその基盤には，「甘え」という情動の世界での交流を回避するという態度が深く関係していることを忘れてはならない。

字義通りに理解することで混乱を回避する
　こうして彼らはわれわれの用いる言葉を，そのときの自らの情動体験と重ね合わせて取り入れていくことになる。字義通り性は，そのときの彼らの心のありようとわれわれが投げ返す言葉の意味とが大きくズレているために，彼らは言葉とそれが発せられた文脈とを重ね合わせて取り入れることができないがゆえに，必然的に起こる現象である。

　彼らは自らの体験と語りかけられた言葉との関連性について，どう処理したらよいかわからなくなり，そうした混乱を少しでも減らすため，字義通りに相手の話を理解しようとする。そうすることによって彼らは多少なりとも混乱を回避しているということができるのである。

　われわれの日常用いる言葉がいかに字義通りでないか，振り返ってみるとすぐに気づかされる。慇懃に挨拶されたり褒められたりすると，何か魂胆があるのではないかと疑心暗鬼になる。言葉の背後に何かを感じているゆえの反応で

ある。言葉は一筋縄ではいかない難しさがあることがわかるであろう。よって，ある意味では字義通りに理解する方が，そのような混乱を避けることができて多少なりとも安心だともいえるのである。

　字義通り性という現象は，関係病理に基づく言葉の学習過程で必然的に生まれてくるものだということができるのである。

（9）　**身振りの理解はなぜ難しいか**

　なぜここで身振りの問題を取り上げるかといえば，先の字義通り性とも深く関係していると考えられるからである。自閉症スペクトラムの診断基準にも記されているように，彼らは言語的，非言語的次元ともにコミュニケーションの困難さを示す。言語的コミュニケーションにおいてはこれまでさかんに取り上げられてきたし，本書でも詳細に解説している。しかし，非言語的コミュニケーションの中でも身振りの理解についてはあまり多くは取り上げられてこなかったように思う。

　身振りの問題を考える上で，筆者には忘れがたい記憶がある。筆者らが毎年夏に行っていた自閉症児療育キャンプ[12]での体験である。およそ40年あまり以前の話で，駆け出しの精神科医であったころである。子どもの当時の年齢は定かに記憶していないが，小学生だったとは思う。純粋に身振りの理解の問題として取り上げてよいかどうかためらいはあるが，筆者の振る舞いに対する反応として印象的であったので，ここで取り上げてみよう。

❖**事例13　小学校低学年　男児**

　参加児童の中では何をやらせても一番よくできる子どもの一人が落書き帳に黙々と絵を書いているので，筆者は背後から急に両手で目隠しをして，「誰かな？」と訊ねてみた。すると彼はちょっと考えてから〈ボク〉と答えた。

---

(12)　小林・村田（1977）

この反応には非常に驚かされた。通常であれば目隠しをされた子どもは驚くとともに誰がしたのかすぐに犯人探しをしようとしてうしろを振り向くものである。しかし,彼はそのような反応を見せなかった。筆者が目隠しをした際の彼のあまりの受身的な態度が気になった。そんないたずらをしたのは誰か,犯人に対して反撃しなかったからである。このような対人態度の取り方は,オウム返しや反響動作,字義通り性,さらには精神病症状としてよく知られているカタレプシー(相手になされるがままの態度で一切自発的な行動をとろうとしない状態)にも通じるもので,相手の意向に翻弄されるほどの受身的態度である。

なぜこれほどまでに受身的態度をとろうとするかといえば,その起源は乳幼児期のアンビヴァレンスへの対処行動の一つとして「相手の意向に従順に振る舞う」こと,さらには「相手の意に翻弄される」状態の発展型として理解できる。

これと類似の反応を当時の母子面接でも経験したことがある。

❖事例14　3歳　男児

母親と一緒に遊んでいた。あるとき,筆者は子どもに母親を指差して「この人はだあれ?」と質問をした。〈ママ〉と答えた。そこでつぎに自分の方を指差して「この人はだあれ?」と重ねて質問をした。すると子どもは即座に,真顔で〈ハナ(鼻)〉と答えた。そのとき,筆者の人差し指の先には自分の鼻があった。だから子どもはそのように答えたが,あまりの珍妙な回答に母親と一緒に思わず微笑んでしまった。

これら2つの子どもたちの反応は,彼らの言語発達病理がたんなる言語の問題ではないことを教えてくれる。

指差しは話し手の意図を感じ取ると同時にその身振りを捉えることによって,何かを「見てほしい」「取ってほしい」という意味を伝えようとしているものであることがわかる。もしも話し手の意図を掴めず身振りだけを見れば,その指先を見て〈ハナ(鼻)〉と答えるのはある意味理にかなっている。このよう

に見ていくと、この身振りに対する子どもたちの反応は字義通り性と同根の病理現象であることがわかる。

(10) 質問癖——なぜ同じことを何度も訊ねずにはいられないのか

　自閉症スペクトラムの人々とのコミュニケーションを難しくしているものの一つに、質問癖といわれる言語行動がある。精神病理学的には強迫的な行動の一つである。けっして質問内容の答えが訊きたくて質問をしているのではなく、答えそのものは本人もわかっているのではないか、あるいは、そんな質問をしても相手には答えられないのではないかと思われるにもかかわらず、質問をせずにはおれず、執拗に同じ質問を繰り返す。これまで質問癖は、厳密にいえば言語発達病理現象というよりも精神病理現象として取り上げられてきたものである。

　彼らを質問癖に駆り立てるものは何か考えてみよう。

❖事例15-1　　27歳　　男性

　　行動障碍を呈した成人例で、筆者は自閉症入所施設で出会った。もっとも目立ったのは、強迫的こだわりと質問癖であった。入所間もない時期のことであった。
　　最初のころ、慣れない環境のため彼は〈オ母サン、90歳ニナッタラ死ヌ？〉を連発していた。指導員はそれが何を意味するのかわからず、彼に「お母さん、90歳になっても死なないよ」と応えていた。そんな指導員の応答に対して、彼はパニックを起こし、〈モウダメデス！〉と叫びながらその指導員を追い払っていた。

　彼がこのような不可解な質問を執拗にするようになった背景には、彼の生活史が深く関係していた。
　乳児期から視線回避が目立ち、一人で回転する物を見るのに没頭していることが多かった。2歳前に自閉症と診断されたが、当時から動きの激しい子ども

だった。養護学校（特別支援学校）小学部に入学した当初は多動が目立っていたが，次第に落ち着いてきた。その後カレンダーに興味を持ち始め，1年のスケジュールを克明に書いては，その通り生活したがるようになった。そして，少しでも変更があるとパニックを起こすようになった。

　中学部に入ってまもなく，小さいころから可愛がってくれていた祖父がガンで入院した。彼は見舞いに行っていたが，まもなく祖父は90歳で亡くなった。次第にやせ細って弱り，死んでいく祖父を見届けたことが，彼には大変なショックだった。祖父の葬式に参列した際に，パニックを起こし，そばにいた母親に〈オ母サンイツ死ヌ？〉と大声で何度も訊ね，家族がなだめても落ち着かない状態になった。母親は彼に「お母さんは死なないよ」と何度も言い聞かせたが，彼は葬式後も母親に同じ質問を毎日繰り返した。母親は丁寧に答えていたが，彼のあまりのしつこさに苛立ち，ある日「お母さんは2020年になったら死ぬよ」，「90歳になったら死ぬよ」と答えた。彼はそれ以後，不安や恐怖を感じると必ず〈オ母サン，90歳ニナッタラ死ヌ？〉と執拗に質問するようになった。

　自分を可愛がってくれた祖父の死を経験することによって，母親もいつか死ぬのではないかと彼が不安になったことは容易に想像できるが，母親は〈オ母サンイツ死ヌ？〉という彼の質問を字義通りに受け止めて答えようとしていたのである。祖父が死んで心細くなっている息子の思いを汲み取って応じてやればよかったのであろうが，当時母親にはそのような息子の思いを感じ取るゆとりがなかったのである。

不安の〈知覚―情動〉体験としての言葉

　彼にとって〈オ母サン，90歳ニナッタラ死ヌ？〉という言葉はメタファとしての意味が含まれていることは容易に想像できるであろう。彼の生活史によれば，彼がとても慕っていた祖父の死によって起こってきた死に対する漠然とした不安を母親に訴えた際に，彼があまりにも執拗に同じ質問を繰り返すために，母親が思わず答えたせりふが「お母さん，90歳になったら死ぬ」だった。

　それ以来，彼にとって死に対する不安，将来に対する不安などがわき起こったときの自己表現が〈オ母サン，90歳ニナッタラ死ヌ？〉という常同的なせり

ふになっていった。彼が発する〈オ母サン，90歳ニナッタラ死ヌ？〉の言葉の真意は，未来に対する漠とした不安の表出だということができるのである。

その後，施設内で指導員が彼との間でこの質問癖に対して以下のような対応をすることによって，質問癖は消退していった。

❖事例15-2

しばらくすると施設や指導員にも次第になれてきたのか，指導員の生年月日を覚えては，〈○○サン（指導員の名前）。○月×日生マレ？〉などと語尾を上げてまるで質問するように言った。指導員は彼の生年月日への関心の高さに合わせて，彼の質問に応答するようにして，同じようにして彼の生年月日を「△△さん，○月×日生まれ」などと言うように心がけた。すると彼は指導員の生年月日を同じようにして言い返すのであった。このようなやりとりをするようになってから，彼は指導員が自分の名前と生年月日を言ってくれるのをニコニコして待つようになった。

指導員はこのようなやりとりは質問というよりも言葉を使った一種の遊びになっていることに気づいた。それと同時に彼が指導員たちの名前や生年月日を言うとき，一見同じように聞こえるせりふにも，そのときどきでリズム，抑揚，声の高さなどに微妙な変化をつけていることにも気づいた。そこで指導員は彼の質問に応答する際に，彼の語るせりふのリズム，抑揚，声の高さを真似するように心がけていった。すると，彼はこうした指導員の応答に驚くほどに大げさに歓喜の反応を示すようになった。さらには嬉しさのあまりであろうか，名前や生年月日を呼び合った後，指導員とにらめっこをするような顔をして，指導員に近づくようになってきた。指導員もそれに呼応するようにして，彼の表情を真似して応えるようにした。すると，彼はより一層嬉しそうに様々な顔の表情をしては指導員が彼に応えてくれるのを心待ちするようになっていった。

質問癖という言動がいかなる動機で起こったのか，その背景を理解することの大切さを教えてくれる。

最近筆者が経験したわかりやすい事例を取り上げてみよう。ある面接の一場

面であるが，質問癖がどのような状況で出現するか，とてもよく教えてくれた事例である。

❖ 事例16　10歳　男児

　3歳のときに筆者が自閉症と診断して以来，ずっと今日まで治療関係が続いている。つい最近まで男児は臨床心理士が担当して遊戯療法を，筆者は母親の面接を行っていた。彼も小学校高学年にもなり，自分でかなり語ることができるようになってきたので，1対1で面接を試みようと考えた。そこで面接をしようと前回にあらかじめ伝えた。当日，面接をしようと彼に声を掛けた。彼は母親と並んで座り，おとなしく過ごしていたが，見るからに緊張している様子が伝わってきた。彼はおもむろに立ち上がったが，そのとき待合室の雑誌棚に置いてあるある雑誌を取り出し，それを手に持って面接室に入った。その雑誌には「西郷隆盛はなぜ自刃したか」というテーマの特集記事が掲載されていた。彼は筆者の前に座るなり，その雑誌に書かれている文章を取り上げて，〈西なんとかはなんて読むんですか〉〈西郷隆盛はなぜ自刃したか，とはどういう意味ですか〉と筆者に質問を始めた。そこで筆者は思わず彼の質問に真面目に応答しようとして記事の内容を読み，「そうね……」と言いながら，私の乏しい知識を総動員してなんとか答えなければという誘惑に駆られそうになった。しかし，しばし考えて，その質問には答えないことにした。彼は記事の内容を知りたくて質問をしているのではないと思ったからである。筆者もそうであったが，彼と1対1で面接するのははじめてであったので，彼の緊張はいかばかりかと想像していた。そう考えると，筆者の気持ちにゆとりが生まれ，どうすれば彼の緊張を和らげることができるかということに思いがいくようになった。そこでしばらくはこちらから言葉をかけることを避けて，ゆったりとした雰囲気になるように努めた。その後も彼は何度か質問を繰り返していたが，まもなく彼は苛立つことなく質問をしなくなった。

　そしてまもなく筆者はタイミングを見計らって，夏休みはどのように過ごしたのか訊ねていった。するとさほどの抵抗を示すことなく，映画のタイトルを話してくれた。夏休みに映画を観たことを報告してくれたのである。どんな映画だったか，その内容まで訊いていくと，再び先の質問を繰り返すようになっ

た。そこで筆者は話すことの不安を軽減すべく，紙と鉛筆を机の上に置いて，机の近くに座るように促した。するとためらいながら私の質問に答えようと再び映画のタイトルと登場した乗り物の絵を描いて見せ，ついには説明までしてくれたのである。

筆者はこの面接で確かな手応えを得た。面接の終わりに筆者は彼に「よくわかったよ，よかったね。よく話してくれたね」と褒めた。その後の彼との面接は筆者にとって大きな楽しみになった。

この日，彼は筆者とのはじめての面接であったために緊張がとても高まっていた。そこで緊張を少しでも和らげようと，彼はこのような質問を繰り返すようになったのである。なぜなら，通常，会話では相手から何を聞かれるかわからず，予測が立てられない。これは彼にとって恐怖である。そこで彼は自分から相手に一方的に質問をし続けることによって，相手を自分のペースに巻き込もうとしたのであろう。そうすれば相手からいつ何が語りかけられるかわからないという恐怖から逃れることができるからである。おそらくはそのような心理が働いたのではないかと思われた。そこで筆者はあえて彼の質問には答えず，ゆったりとした雰囲気作りに努めた。すると彼はまもなく質問癖がなくなって，自然な会話をすることができたのである。

こうしてみると，われわれも子どもたちの言葉を字義通りに受け止めて頓珍漢な応答を繰り返していることはけっして少なくないことがわかる。そのようなことが両者のあいだに起これば，字義にばかり頼ったコミュニケーションは強まっていくことになる。その結果を字義拘泥という病態として理解することができる。子どもの脳障碍によって字義拘泥が生まれるわけではない。「関係」の視点からみれば，そのことがよくわかる。

(11) あまのじゃく的言語表現

自閉症スペクトラムによくみられる行動障碍の中でも対応に苦慮するものの一つに挑発的行動がある。相手の怒りを引き出すかのようにして，相手が嫌がることをまるで意図的にやっているのではないかと思われるほど執拗に行う行

動を指すが，彼らの言語活動において挑発的行動と類似したものに「あまのじゃく的言語表現(13)」がある。少なからず自閉症スペクトラムに認められ，なんらかの質問をしてもその回答を相手に求めているのではなく，あえてその反対の応答を期待し，また相手からの要求に対しても自ら反対の行動をするという反応形態をとる。「ああいえばこういう」あまのじゃくな態度である。

あまのじゃく的言語表現は，コミュニケーションのある種の屈折した形態を示している。そこにどのような意味があるか，なぜこのような形態をとらざるをえないのであろうか。

❖事例17-1　27歳　男性(14)（発達歴の詳細は p.132 参照）

　施設に入ってからも自室に閉じこもることが多く，警戒心から容易には指導員も近づけない状態がしばらく続いていた。ただときどき顔を合わせると，指導員に向かって唐突に奇妙な質問をして相手を困らせることがよく見られた。質問は一方的で強迫的色彩が強く，質問癖といえる特徴を見せていた。

　指導員は日常活動に無理に参加させないで，努めて彼の部屋へ足を運び，少し話をしては退室するようにした。すると，彼の方から〈キャラメル，イモニシタラドウナル？〉とか〈シュウマイ，ホットドックニシタラドウナル？〉などというなぞかけを指導員にするようになった。当初，指導員は彼の質問にどう答えたらよいかわからず，困惑しながらなんとかまじめに答えようと努めたが，彼はまったく嬉しそうな反応を見せなかった。そんなやりとりを繰り返すうちに，少しずつ指導員にもゆとりが生まれて，遊び半分に「そんなことあるわけないじゃない」とおどけたようにして答えると，それまでとは打って変わって別人のように大層嬉しそうに反応するようになった。このような指導員の対応を通して，彼の質問癖がけっして質問内容に正確に答えてもらいたいという意図からの行動ではなく，彼なりの屈折したかかわり合いを求めての行動であることがわかった。

---

(13) 小林（2004）では「反語的表現」（p.188）と称していたが，「あまのじゃく的言語表現」がより適切と判断して修正した。
(14) 小林（2001）事例 E 男（pp.65-75）

その他にも彼独特の語りかけが目につくようにもなった。自分の手でげんこつをつくっては指導員に向かって〈チョキ？〉，手を広げて〈グー？〉などと訊ねるのである。こちらが「ぐー」，「ぱー」と訂正しながら楽しそうに答えてやると嬉しそうに反応するが，嫌々答えると，さらに執拗に同じ質問を繰り返すのであった。他にも〈花子ハ男？〉との彼の質問に，「いや，女だよ」と明るく答えてやると喜んでいた。その他にもさかんに〈ウンチ〉〈オシリ〉など，汚らしい言葉を発しては相手の反応をみて喜んでいた。

質問癖やあまのじゃく的言語表現と自己主張

最初は侵入不安といってもよいほどの強い警戒心を見せていた彼であったが，指導員の根気強い働きかけによって次第に警戒心が和らいでいった。彼は指導員に語りかけるようにして，さかんに自己主張をするようになってきた。彼の質問癖やあまのじゃく的言語表現は，自己主張としての意味合いを強く感じさせた。

なぜ彼は自己主張をわざわざこのような質問癖やあまのじゃく的言語表現のような屈折したかたちで表現しなくてはならなかったのであろうか。

すでに質問癖の説明で述べたように，彼らが一見何かを訊ねるようにして同じせりふ（質問）を繰り返すのは，その字面の意味の応答を求めているのではなく，自分の気持ちをわかってもらいたいという切実な思いからである。しかし，われわれが彼らの言葉を字面の意味通りに受け取ってしまうことで，そこでのコミュニケーションは大きくズレてしまい，いつまでも彼らの気持ちは相手に伝わらない。よってますます彼らは同じせりふを繰り返さざるをえなくなる。ここに質問癖といわれてきた強迫的行動が生まれる背景がある。

「甘え」とあまのじゃく的言語表現

彼にはこのような質問癖とともにあまのじゃく的言語表現も目立っていたのが特徴であった。あまのじゃく的言語表現を同様の観点から眺めてみると，興味深いことに気づく。あまのじゃく的言語表現ではあっても相手になんらかの自己主張をするという営みは，明らかに他者とかかわり合いたいという「甘

え」が高まっていることを示しており，担当指導員に対して安心感が生まれてきたことを意味している。しかし，ただ相手に自己主張をすればよいというほど単純ではないところに，自閉症の人々のコミュニケーションのわかりにくさがある。つまり，なんらかの自己主張をすれば，当然相手からもなんらかの応答が返ってくるわけであるから，彼にとってこのような相手からの応答，すなわち相手が自分の方にかかわりをもとうとする行動は，彼の傷つくことへの恐れを刺戟してしまうことになる。したがって，彼の質問にみえる言語行動に対して字面の意味を受け取ってまともに応答してもらうことを彼は望んでいないのである。

挑発的行動とあまのじゃく的言語表現にみられるアンビヴァレンス

挑発的行動，質問癖，あまのじゃく的言語表現のいずれにしろ，彼らはこのような表現方法でしか自己表現ができない状態にあるのはたしかであるが，この事例の経過の中には，このような関係の悪循環を回避するための方策が示されている。

担当の指導員がかかわり合いの中でもっとも苦慮したのは，彼の言葉の背景に潜む彼の思いに対してつねにアンテナを張り巡らせながら感じとるように努めてきたことである。そのようなかかわりによって，一見あまのじゃく的言語表現に見える彼の言語表現の背景には，かかわり合いたい気持ちが深く関与していることが明らかになっている。

あまのじゃく的言語表現と情動的コミュニケーション

ここで指導員によって示されているコミュニケーションの方法は示唆に富んでいる。あまのじゃく的言語表現に対して悪循環に巻き込まれないようにコミュニケーションをもつにはどうすればよいのか，ヒントがここにある。

指導員がじつにうまく対応したことによって，両者はこの悪循環から脱することができ，好ましいコミュニケーションの基盤を作ることに成功している。具体的にいえば，あまのじゃく的言語表現を字義通りに解釈することをせず，キャッチボールをする要領で，つまりは同じ声の調子で（まさに情動を調律することによって）心地よいリズムで投げ返すという応答である。すると彼は驚

くほどの喜々とした反応を示しながらこのようなやりとりを楽しんでいる。つまりはここでも言葉の情動性が重要な役割をはたしている。情動がお互いのあいだで共振し合う，情動的コミュニケーションの世界でつながりを作っていくことが治療の要となっている。あまのじゃく的言語表現についてのこのような関係発達的視点に立つ理解は，自閉症の発達援助を考える際に重要な示唆を与えてくれるのだ。

第 6 章
行動障碍

「行動障碍」という用語はさほど厳密に定義づけられているわけでなく，その行動がなぜ生じるのか理由がよくわからず，当事者あるいは周囲他者に深刻な負の影響を及ぼす場合に用いられる。その影響が甚だしい場合を「強度行動障碍」と称している。

一般に人間がある行動を取る際には，そこに必ずなんらかの動因が働いているが，それが何か理解困難である場合に「行動障碍」と称していることが多い。

筆者は過去に10年以上にわたって成人自閉症スペクトラムの入所施設において彼らをいかに理解し支援するか，職員と一緒に試行錯誤で取り組んだ経験がある。その経験をもとに行動障碍の成り立ちについて解説していこう。

1 行動障碍の背景にあるもの

自閉症スペクトラムの乳幼児期早期に認めた「甘え」のアンビヴァレンスは子どもたちに極度に強い不安と緊張をもたらすため，彼らは様々な対処行動を取る（表 1，p.35）。その中で後々行動障碍に進展していくことが危惧されるものがある。それは「ことさら相手の嫌がることをして相手の関心を引く」行動である。これまで「挑発的行動」と称されてきたものである。この名称は不適切だと筆者はことあるごとに主張してきた。彼らは相手を意図的に挑発しようとしてこのような行動を取っているわけではない。当初はあくまで自分に注目してほしいとの無意識的動機に拠っているからである。もしも相手がこの種の行動を挑発的行動として受け止めると，子どもとの関係に負の循環を生みや

すい。挑発的行動であれば当然のごとく相手はこの種の行動を禁止しようとしたり，押さえつけようとする。彼らは無意識的にではあっても相手を求めているにもかかわらず，その結果，相手から拒絶され，彼らの心細さからくる不安はより一層増強する。こうして両者間には負の循環が生まれ，彼らは相手を求めてさらに挑発的行動に駆り立てられることになるからである。

（1） 甘えのアンビヴァレンス，〈知覚—情動〉過敏，関係の悪循環

　第2章で述べたように，自閉症スペクトラムの子どもは「甘え」のアンビヴァレンスゆえにいつも強い不安と緊張に晒されている。そのような心的状態にあっては外界刺戟が，たとえわれわれには些細なものに映ろうが，彼らにとってはいたく侵襲的で不快なものに感じられる。よく指摘されてきた知覚過敏の背景にはそのような心的状態を考えておく必要がある。ただし，ここで知覚過敏ではなく〈知覚—情動〉過敏として捉えることが彼らの行動障碍の背景要因を探るためにはことのほか重要となる。なぜなら，その根本原因は「甘え」という情動の問題に起因すると考えられるからである。「甘え」のアンビヴァレンスが関係修復によって改善ないし治癒することを幾度となく経験してきたが，とりわけ乳幼児期ではその感が強い。しかし，青年期以降であっても例外ではない。

　自閉症スペクトラムの原因論として器質論を主張する者にとって知覚過敏はその根拠の一つと目されやすいが，それは知覚と情動とをまるで独立した精神身体機能であるかのように考えているからである[1]。それはちょうど「こころ」と「からだ」をまるで別個のものであるかと考えるようなものである。乳幼児期の「発達」の「障碍」を理解しようとする際には，そうした従来の発想そのものを根本から疑って取り掛かることが必要である。

　「甘え」は子どもが単独で自己充足することのできないものである。必ずそ

（1）　第1章第7節で述べたように，〈知覚—情動〉過敏と称しているのは，この時期の子どもたちの精神機能は「知覚」「情動」と分けることのできない未分節な状態にあると考えられるからである。

れを受け止めてくれる相手を必要とする。「甘え」は相手次第なのだ。よって，「甘え」が受け止めてもらえるか否かに早い時期から子どもは敏感にならざるをえない。養育者はそれ相応の歴史を背負っているため，乳児の「甘え」に対していつでも誰でもそれにふさわしい対応ができるわけではない。養育者の態度に敏感にならざるをえないのはそのためである。そのような状況の中で子どもは〈知覚―情動〉過敏を呈さざるをえなくなる。このようにして生起した〈知覚―情動〉過敏は必然的に親子関係に負の循環をもたらし，〈知覚―情動〉過敏は増強の一途を辿ることになる。なぜならば，不安と緊張に晒されている子どもたちにとって外界刺戟の多くは不快で侵襲的な色彩を帯びたものに感じられ，不安と緊張はより一層強まっていく。良かれと思って行う養育者の関与も彼らにとっては心地よいものに映りがたい。このようにして彼らの〈知覚―情動〉過敏はより一層増強し先鋭化していく。行動障碍を呈する人々の周囲に対する警戒的構えが異常なほどに強いのは，このような悪循環によって不安と〈知覚―情動〉過敏が相乗効果をもたらすからである。

（2） 臨戦態勢と原初的知覚による体験

　このような異常なほどに強い警戒的構えは臨戦態勢といってもいいほどである。いかに心細い状況に置かれても誰にも頼る術がない事態に置かれているからである。いつ自分の陣地に敵が侵入してくるかわからない状況であるゆえ，第三者には些細な刺戟であっても，彼らには侵襲的ないし侵入的に映る。このことはわれわれが彼らにかかわる際に肝に銘じておく必要がある。

　臨戦態勢に置かれた彼らには，外界刺戟が安全なものか否かを瞬時に判断することが求められる。そこで重要な役割を担っているのが原初的知覚である。

（2）　このことについては，小林（2007）に対する小倉清氏の書評（小倉，2008）から示唆を得た。
（3）　通常の五感（視覚，聴覚，味覚，嗅覚，触覚）は人間に特化した分化を遂げているのに比し，原初的知覚は未分化な知覚で，あらゆる刺戟に通底する刺戟のもつ変化の動きを鋭敏に捉えるという特徴をもつ。発達障碍の臨床における原初的知覚のもつ意義については，小林（2016）に詳しい。

ゆっくり時間をかけて緻密に分析することなど必要はない。自己保存欲求に基づき，危険か否かを即座に判断して行動に移さなければならない。ここでの中心的役割を担っているのは情動的価値判断である。

このような理由により，周囲の刺戟の多くが彼らにとって侵入的な色合いをもって感じ取られる。恐ろしい相貌性（まるで恐ろしい生き物であるかのような様相）を帯びて迫ってくるといってもよい。

具体的には，ストーカーにつけ狙われているような極度に強い不安に襲われているとき，突然鳴り響く電話の音やドアを叩く音がどのように感じられるか，想像すればよく理解できる。このことは彼らに対する治療や支援を考えていく際に，けっして忘れてはならない。

幼児を対象とした母子臨床を行っていると，子どもたちは母親への「甘え」を示す行動として，相手（母親）に気づかれないように，遠回りして近づき，さりげなく母親の背中に触れたりする。相手からの接近に敏感であると同時に，自分の動きをも相手に気づかれないように行動する。そんなところに彼らの警戒心の強さを見て取ることができる。幼児でもそうなのだ。行動障碍を呈している彼らのそれは想像もつかないほどに強いものであることを認識しておく必要がある。

（3） **他者によって自分が動かされる恐れ**

ついで心しておく必要があるのは，われわれがいくら優しく気を使って働きかけたとしても，彼らには「他者によって自分が動かされる」という強い恐れがあることである。

幼児期の自閉症スペクトラムの子どもたちの対処行動の一つとして「母親の意向に合わせることで認めてもらう」（表1，p.35）ことを取り上げた。これが極端になった場合は「母親の意向に翻弄される」ことになる。一切自己主張することなく，相手の意のままになるということである。このような対処行動は自分を徹底的に押し殺すことによってはじめて可能になるのであって，そこでは自らの欲求はほとんどすべて封印された状態になる。相手に飲み込まれ，

つねに相手の顔色をうかがっている状態にある。そこでは自分を主張することなど思いつくことはできない。相手に支配されている状況である。もしも自分の「甘え」の欲求が刺戟される事態に陥ると、それに比例して相手に動かされる恐れがさらに増強する。アンビヴァレンスゆえにもたらされる事態である。

2 行動障碍の引き金になるもの

(1) 生理的欲求の亢進

　アンビヴァレンスの強い状態にある場合、ある誘因によってなんらかの欲求が高じれば、それを抑制しようとする心理も同様に強まる。なぜなら自分を外に押し出すことに対する強い恐れがある彼らにとって、欲求を前面に出すことなど恐ろしくできないからである。

　丁寧に観察してわかったことであるが、生理的欲求が高じると行動障碍が激しくなる。具体的には、尿意や便意を催してトイレに行きたいとき、食べ物のおかわりが欲しかったとき、嫌いなものが皿に盛られていたとき、身体の痛みやかゆみが生じたときなどである。生理的欲求すべてが誘因になると考えてよい。

(2) 「甘え」の亢進

　生理的欲求のみならず、「甘え」が高じるような状況に置かれた際にも必ず行動障碍は激しくなる。「甘え」が高じるのは、何か不安で心細くなる、相手をしてほしい気持ちが強まる、嫉妬の感情が起こるときなどである。生理的欲求と同様に、その背景に「甘え」をめぐる強いアンビヴァレンスがあるゆえに、「甘え」が高じれば、それに比例するように抑えようとする心理が働く。葛藤はいやが上にも強まり、ついにはパニックを引き起こすことになるのだ。

　したがってわれわれが心がけなければならないことは、彼らの警戒心を過度に刺戟せず、侵入不安を高めないことである。そのためには、さり気なくかかわりつつ彼らに安心感が生まれるように工夫すること、その一点に尽きる。

（3） どのような刺戟が不快なものに映るか

　不快な刺戟を受けたときにも行動障碍がよく起こる。不快な情動興奮によるが，ここで問題となるのは何が彼らにとって不快な刺戟となるか，われわれには容易に理解できないことである。彼らの強い警戒心が彼らの〈知覚―情動〉過敏を極度に強めてしまっているため，信じがたいほどの些細な刺戟であっても，彼らには不快な刺戟となってしまう。ほんの僅かな変化が彼らの同一性保持をいたく刺戟してパニックを引き起こすことは幼児期の子どもたちでもよくみられるが，青年期・成人期に至ると，その表現型の激しさは幼児期の比ではない。それゆえ行動障碍として捉えられることになる。

（4） 他者の不快な情動に容易に共振する

　よく知られたことであるが，彼らはなぜか乳児の泣き声にとても不快な反応を示す。往来で乳児の泣き声を聞いたために，突然そばにいた他人に攻撃的になって社会問題となることさえ起こる。あるいは近くでだれかがパニックを起こしていると，それに誘発されるようにして彼ら自身もパニックを起こす。

　このような現象が起こりやすいのは，情動が自分と他者とのあいだで共振するという性質を持っているからである。ただし，このような場合は共振よりも感染と表現するのがふさわしいかもしれない。

　われわれは理性によって自分と他者との違いを認識し，自己制御することができようが，それでも不快な情動は誘発される。彼らの場合，自己制御が困難なために，不快な情動状態にある人がそばにいれば，その情動状態が彼らにも感染し，同じような情動状態になってしまう。このような現象が肯定的な情動状態において生じれば，関係が好転する契機ともなるが，否定的，不快な情動状態での感染のみが起こりやすいために，関係はより一層難しくなってしまう。そこには「甘え」という肯定的な情動のアンビヴァレンスが深く関係している。

（5） 快の情動興奮

　行動障碍の悲惨さを印象づけることの一つは，こちらからみると，おそらく

うれしくて快の情動興奮が生じていると思われる心的状態にあっても行動障碍が誘発されることである。このような現象はMIUの幼児例でも見かけるが，生涯にわたって持続する。

　なぜ快の情動興奮でさえ行動障碍を誘発するかといえば，彼らにとって快刺戟によってもたらされる情動興奮と不快刺戟による情動興奮が明確に弁別されていないからである。つまりは快／不快の情動の未分化に依っている。

　したがって，われわれがまず目指さなければならないのは，快／不快というもっとも原初の段階での情動の分化を促進するような働きかけである。そこで大切なことは，快の刺戟をできるだけたくさん体験させるとともに，不快な情動を，たとえそれが生じたとしても，極力最小限度になるように，緩和されるように対応することである。そのためにも肯定的な「甘え」体験が不可欠になる。

3　なぜ行動障碍に発展するのか

（1）　アンビヴァレンスと負の循環

　先に述べたように，「甘え」のアンビヴァレンスがあるために，われわれと彼らとの関係に負の循環が生まれやすい。たとえ治療者として関与していても，彼らに対して無色透明な中立的立場を保つことなどできないのだ。そのような関係に巻き込まれまいと頭で考えたとしても，われわれの身体は無意識に反応してしまう。そのような次元で彼らとの関係は動いている。養育者であれ治療者であれ，負の循環に巻き込まれやすいのはそのためである。

　しかし，このことを否定的に捉える必要はない。このような負の循環をより一層増強させるか，それとも減弱させるか，その鍵を握っているのはわれわれ自身のかかわりそのものだからである。そこに治療戦略を考える際の最大の鍵がある。

（2） 行動障碍を負の行動として見ること

　われわれは彼らとかかわり合う際に，どうしても彼らの行動（障碍）を否定的に捉えがちになる。「行動障碍」と称していること自体，そのことを意味しているゆえ当然のことである。否定的に捉えるという思いが，彼らの行動を制止することや，拒否的な対応を引き起こしやすい。彼らとの関係がより一層負の循環へとエスカレートするのはそのためである。

　ただここで指摘しておきたいのは，なぜ彼らの行動が理解困難であることが多いのか，その理由がわれわれの理解の善し悪しということに依っているのではないということである。われわれが彼らの気持ちを感じ取ろうとしてもそれが容易でないところに問題の核心があるのだ。彼らの気持ち自体が非常にアンビヴァレントであるところに特徴があるからである。相反する思いのどちらか決めることができない状態であるゆえ，こちらが感じ取れないのも当然なのだ。

　行動の背後に働いているこころの動きを感じ取ることが困難であるため，われわれはどうしても行動の負の側面に注意や関心が引き寄せられて，彼らの行動（障碍）をわれわれの常識的な枠組みの中で捉えてしまいやすくなる。本来であれば，彼らの行動をこちらの枠組みで捉えるのではなく，その背後に動いている気持ちに照準を合わせることが求められるが，それが困難になるために，どうしても行動に照準を合わせた常識に基づく理解をしがちになってしまうのである。

（3） 他害がもたらす悪循環

　行動（障碍），とりわけ攻撃的な他害といわれる行動によってわれわれの身に直接危害が及びそうになれば，その行動を否定的に捉えるのみならず，思わず身を固くして自分の身を守らんとしてつい拒絶的な反応を起こしてしまう。われわれのこのような反応は自己防衛という本能的な行動であるゆえ，われわれの意思で制御するのは容易なことではない。一度でも彼らの激しい攻撃的（に映る）行動による被害を受けた人であれば，このような防衛的反応をさらに引き起こしやすくなるのは当然である。何十年もそのような状況に身を置い

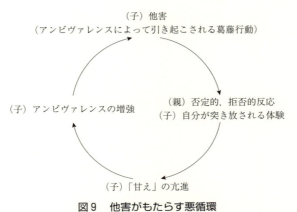

図9 他害がもたらす悪循環
(出所) 小林・原田 (2008) 図3, p. 28. (一部改変)

てきた親であればどのようになるか，言葉では表現できないほどの悲惨な事態であることは想像できるであろう。

　彼らとかかわる側の悲惨さもさることながら，さらに考えなくてはならないのは，他害という行動（障碍）を引き起こした彼らの方はわれわれの反応をどのように感じるのかということである。自分が拒絶されたという体験になりやすい。彼らの他害と映る行動はけっして彼らの他者への意図的攻撃ではなく，アンビヴァレンスによって引き起こされている。彼らも自らの行動を意図して取っているわけではない。激しい衝動性に駆られて思わず（意図せずに）生じてしまった行動である。だから相手から拒絶的対応をされると，彼らは自分が拒絶されたと受け取ってしまう。その結果，彼らの「甘え」は満たされず，彼らのジレンマは一層強まる。こうして負の循環は肥大化の一途を辿る。このような際限のない負の循環によって彼らとわれわれとの関係のねじれ（関係障碍）はさらに深刻化し，行動障碍はより一層エスカレートしていくことになる（図9）。

(4) 挑発的行動がもたらす悪循環

　挑発的行動は相手の怒りを引き出すことを目的とした執拗な行為の反復とさ

第Ⅱ部　自閉症スペクトラムにみられる多様な症状を「関係」から読み解く

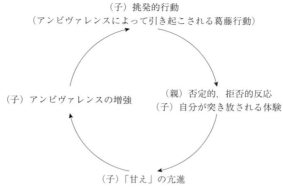

図10　挑発的行動がもたらす悪循環
(出所)　小林・原田 (2008) 図4, p. 29.

れている。相手にとって不快なことをことさら執拗に繰り返す。当人はまるでそれを楽しんでいるようにみえるし，こちらは怒りが誘発される。そのために「挑発」という表現が用いられている。

このように挑発的行動という用語は，相手，すなわちかかわる側のわれわれの視点から捉えた呼び名であるが，はたして彼らはそのような意図をもってこのような行動をとっているのであろうか。彼らはけっして意図的に好き好んでこのような行動をとっているのではなく，本人の意図しないところで，つまりは衝動性に駆り立てられるようにして，思わずこのような行動に走ってしまっているのだ。

彼らがなぜ（われわれには）挑発（しているかのようにみえる）的行動をとるかといえば，そこにも彼らとわれわれとのあいだに他害の場合と同様の負の循環が生まれやすいからである。アンビヴァレンスの強い彼らも他者とのかかわりを求めているが，直接（心身両面で）触れ合うような関係に対して思わず回避的あるいは拒否的反応をしてしまう。このような対人的構えをもっている彼らの挑発的行動によって，われわれとのあいだにどのような関係が生まれるかを図10に示した。それまでの関係障碍とそれによって生まれた負の循環が維持され，さらに強化されていく。当事者は意図していないにしても，彼らにとっ

てある意味ではもっとも自然な形での対人関係の取り方になっているのだ。つまり，幼児期早期のアンビヴァレンスに基づく対人関係の悪循環のパターンが原型となっているのだ。

挑発的行動はけっして彼らがわれわれの怒りを引き起こすことをねらって意図的に行っているのではない。潜在的に抱いている「甘え」がこのような形で表れているのだ。しかし，挑発的行動は表向きどうしても相手に好感を抱かせず，否定的に受け止められ，注意や禁止を誘う。彼らとわれわれとの関係に負の循環がもたらされるのは，彼らの表面的な負の行動に幻惑されて，その行動の背後に動いている気持ちを感じ取れないゆえである。

われわれが彼らの挑発的行動を否定的に受け止め，注意したり，禁止したりすれば，それは彼らの挑発的行動の背後に働いている「甘え」を突き放すことになる。すると彼らの不安は増強していくという悪循環が生まれることになる。

(5) 半意図的行動としての挑発的行動

ここで注意を喚起しておきたいことは，いかにもわざとらしく（半ば意図的に）挑発的行動をとっている場合も少なくないことである。しかし，たとえ意図的にみえる行動であったとしても，このような行動を突き動かしている潜在的な動因は「甘え」のアンビヴァレンスなのだ。この種の関係の負の循環の中で蓄積された体験が次第に個の中に取り込まれ，それが対人関係の基本的パターンとなっていく。半ば意図的なかたちで行われるのはそのためである。

4　行動障碍の具体例

ここで取り上げる事例はすべて，筆者が過去に（1994〜2008年の期間）嘱託医として従事したある自閉症入所施設（以下「学園」と記載）での経験に基づいている。設立当初から関与する機会を得た筆者はそこで新しい職員らとともに定期的に面接，回診，さらにはケースカンファレンスを積み重ねた。その取り組みの成果はすでに小書『自閉症と行動障害』（岩崎学術出版社，2001）と

第Ⅱ部　自閉症スペクトラムにみられる多様な症状を「関係」から読み解く

『自閉症とこころの臨床』（原田理歩との共著，岩崎学術出版社，2008）で報告している。筆者は利用者（入所者）に直接治療的関与をもつことはわずかであったが，つねに職員とともに考えながら行ってきた実践記録である。以下に述べる事例の素材はすべて『自閉症と行動障害』からの再掲であるが，今回考察については新たに手を加えたものであることをお断りしておく。

　行動障碍の成り立ちを明らかにするには，治療に伴う患者の回復過程を検討することが不可欠である。ここで詳細な治療経過を述べるのは，たんなる仮説ではなく，実践を通して自ら確かなものとして掴んだことを根拠に自説を主張することが必要だと考えたからである。

（1）　破壊的行動（自傷，他害，器物破壊など）

❖事例18　25歳　男性[4]

主な行動障碍　自傷，他害，器物破壊，パニック，嘔吐
知的発達水準　中等度精神遅滞
発達歴　周産期，遷延分娩にて出生。昼夜問わずよく泣き，あまり眠らない子どもだった。3歳ごろ，しゃべらない，目が合わない，多動などを主訴に某病院を受診し，自閉症の診断を受けた。保育園に入ると同時に，言葉の教室に通い始めた。まもなく片言ではあったが単語を発するようになった。しかし，保育園では多動で，偏食が激しかった。小学校1年から3年まで普通学級，4年生からは特殊学級（現在の特別支援学級）に通った。中学は養護学校（現在の特別支援学校）に通い，卒業後，施設に入所した。
　20歳から4年間，授産所に通ったが，指導員が不慣れなためか，通い始めて3日目からパニックを起こすようになった。その指導員が3か月で退職するとパニックも少しは減ったが，家庭でも父親とのチャンネル争いなどで激しいパニックを起こすようになったため，当学園に2か月間ショート・ステイを試みた後に入所となった。
初回面接時の特徴　彼は他者への強い関心があるにもかかわらず，他者の接近や関与に対して，拒否，回避，無視，独語，パニックなどの行動でもって反応

（4）　小林（2001）事例D男（pp. 58-65）

しやすいこと，フラッシュバックが頻回に見られること，強迫的傾向が非常に強いこと，空想による逃避傾向が認められ，ヒーロー変身願望がある。

薬物療法　主に抗けいれん薬カルバマゼピン 300 mg/日＋抗精神病薬レボメプロマジン 5〜25 mg/日を処方。

治療経過

　入所当初は，家庭での激しいパニックが嘘のように施設内では決められた活動に比較的従順に参加し，周囲に合わせて振る舞う行動が目立った。過剰適応を思わせるものであった。その一方で，入所少し前からこれまでに見られなかったような，母親への甘えるような行動が強まっていることが母親から報告されていた。われわれは，当面の課題として，学園が彼にとって安心できるような場所になることを大切にした援助を心がけた。すると，これまでの過剰適応を示していた彼には想像つかないような，何かをさせられることに対する拒否的な行動が次第に強まってきた。われわれには，彼のこのような行動は，それまでの周囲に合わせて行動することに耐えられなくなったことを示しているように思われた。食事時に出された物をすべて口の中に入れずにはいられないという激しい強迫的な摂食行動は，次第に薄らぐとともに，嫌いな物が入っている食器を職員の前に差し出すことによって食べたくないことを彼なりに表現するようになった。それとともに，激しい強迫的な多飲水に伴う嘔吐も目立たなくなった。

　ただ興味深いことに，混乱した自分を守るかのように，彼は空想上の人物（デビルマンやアニメの主人公）になる（変身願望）ことで，唯一楽しそうに振る舞っていた。ときには女性になりきったように振る舞い，自室で一人になってエロチックな声でうめくなど，彼の性的な好奇心の強さをうかがわせる行動も目を引いた。そこでわれわれは，彼の空想世界に入って彼と一緒に戯れるとともに，極力侵入的関与をしないように心がけた。なぜなら彼は他者への強い関心があるにもかかわらず，他者からの関与に対しては，非常に過敏に反応し，アンビヴァレンスの強さを感じさせたからであった。まもなく，彼の過剰適応が緩んでくると，それに代わって激しいフラッシュバックが次々に彼を襲い，それに伴ってパニックと器物破壊を頻回に起こすようになった。自宅ではありとあらゆる自分の持ち物を壊そうとし，学園では自分の衣類をすべて破ろうとするなど，その破壊衝動は凄まじいものがあった。われわれは彼のこのような行動を抑制するのではなく，当面はこのようにしか反応できない彼の思い

を根気強く受け止めていくしか対処の方法はないと判断した。

　その後，彼は職員の気を引く行動をさかんに示すようになった。他の利用者が観ているテレビのチャンネルをわざと替えては職員に注意されると小躍りして喜び，再びそれを繰り返し，職員がわざとふざけた調子で彼につかみかかると，彼の喜びはより一層増大していた。われわれは彼の行動の背後に人を求める気持ち（甘え）がとても強いことを感じ取りながら対応するように心がけ，遊びの雰囲気になるように極力ゆとりをもって対処するようにした。すると，次第に彼の行動は，いたずら好きな子どもの振る舞いへと変容していった。

　1年3か月後，職員とのあいだで少しずつ信頼感が生まれてくると，彼は満面に笑みを浮かべて両親が自分を迎えに来るのを心待ちにするようになった。以前は，両親が迎えに来ると，それまで彼自身も両親が来るのを楽しみにしていたにもかかわらず，いつものように棟の換気窓の開閉スイッチをすべて触らずにはいられないという強迫的なこだわり行動を繰り返し，すぐには両親のそばには近づこうとしなかったが，今では両親が迎えにやってくると，真っ先に荷物を入れたカバンを取り出して，心底うれしそうな表情を浮かべながら，一直線に両親の方に駆け寄るようになった。こうして彼は両親に自然な甘えを示すようになっていった。

周囲への強い関心と警戒心――アンビヴァレンスの強さ

　彼の入所直後の様々な症状の背景には非常に強い警戒心があるのが印象的であったが，その一方で彼の中に他者への強い関心があるのも確かであった。他者への関心が強ければ強いほど，警戒心も同時に強くなっているのがいろいろな場面で確認されている。たとえば，検温を直接促すと拒否的，回避的になるが，その後まもなく自分から検温をしている。他者の接近には回避的になるが，いざ他者が遠ざかると自分から接近して，指示されたことをおもむろに行っている。ここにもアンビヴァレンスの強さがうかがわれる。

楽しいことを体験することへのためらい

　入所時から彼は彼なりの子どもらしい楽しみ方をすでに体得していることがいろいろな場面で認められているが，楽しんでいる自分を他者から見られることに対して，とても過敏に反応して止めるとともに，何事もなかったかのよう

な態度を取る。このような彼の反応を見ると，楽しいことを体験することへのためらう気持ちが働いていることがうかがわれる。ここにも行動障碍を呈している自閉症スペクトラムの人々に共通した自らの欲求に対する強い抑制を認めることができる。[5]

空想世界の共有

　彼にはアンビヴァレンスへの対処行動としての「空想への回避」が特徴的であった。このような傾向は，一般にも学童期の子どもによく認められる心性であることから，彼自身もこのような楽しい空想世界に没頭することによって彼なりの心理的安定を図っているとみなすことができよう。職員が彼の空想世界に入っていくと，彼は拒否的になることなく，かえって一緒にふざけて楽しむという行動に出ている。このような彼の反応を考えると，彼の空想世界への回避は，それまでの職員との治療関係の深まりによって，かたくななまでの回避的行動とはなっておらず，他者と楽しみを共有できるような子どもらしい健康な心性を潜在的には示していることがわかる。

挑発的行動の出現

　入所時には回避的傾向が顕著であったが，周囲の人々への警戒心が少しずつ薄らぐにつれて，他の利用者への挑発的行動が認められるようになっている。他の利用者が観ているテレビ番組をわざと途中で替えてしまうのである。ここで職員は本気で彼の行動を注意することをせず，この種の行動は彼の他者への関心の高まりを示し，他者に自分の相手をしてもらいたい，つまり「甘え」の現れであろうと考えて，おどけたようにして注意をして彼の行動に応答するように心がけている。すると，彼は職員が自分に注目してくれることがうれしいのか，注意されて一時的には止めても，すぐに同じような行動を繰り返している。職員から注意されたり，職員から覆い被さられて，身体で制止されたりするが，このようなかかわりが彼にとっては心底楽しそうで大声を上げてはしゃ

（5）　筆者は以前，青年期の自閉症スペクトラムで性的関心を強く抑制し，否認する反応が認められることを発表したことがある（小林，1991）が，彼らは性的関心のみならず，楽しいことをしたい欲求にも抑制が働いていることがわかる。

いでいる。

　この治療経過は，挑発的行動がアンビヴァレンスへの対処行動として生起していることをよく示している。挑発的行動の背後に働いている彼の「甘え」に焦点を当てながら，遊びの感覚でかかわることによって，悪循環は断ち切られ，彼の「甘え」が比較的ストレートなかたちで表に出てくるようになっている。

自慰行為と洗浄強迫
　昼間，自室で自慰行為をしているのを職員に発見された。すると彼はトイレのシャワーで強迫的なまでに水浴びを続けていた。自慰行為を発見され，自分がしてはいけない行動をとってしまったという罪悪感，不潔感（けがれ）を強く刺戟されて，みそぎをしようとしたのであろう。

強迫的な摂食行動
　入所当初は食事になると，彼は出された物をすべて食べないといけないという強迫観念を抱くのであろうか，つぎつぎに口の中に食べ物を押し込んでしまう。その後，水を多量に飲んでは嘔吐を繰り返すという痛ましい姿を見せている。しかしその後の治療によって，まもなく好き嫌いを自分から少しずつ表現するようになり，嫌いな物は差し出して残すまでになっている。多飲はその後もしばらく続いたが，嘔吐はまもなく消退している。そこには強迫的防衛が緩んだことがうかがわれる。

他者から何かをさせられるという強迫観念
　彼の摂食にまつわる行動障碍の背景には，つねに他者から何かをさせられるのではないかという強い強迫観念が働いている。そのことは食事の際にみられた，出された物をすべて食べずにはおれないという行動に端的に示されていた。

　なぜ彼にこのような強迫観念が強まってきたのか，そして今回の激しい行動障碍を呈したのであろうか。この点を明らかにすることは，自閉症スペクトラムにみられる行動障碍の成り立ちの核心に迫る問題である。

従順だった過去と自我意識の高まり
　幼児期から学童期にかけて多くの子どもたちに認められるアンビヴァレンスへの対処行動であるが，彼もこれまで親の期待に対して過度に従順に振る舞う

第6章 行動障碍

ことでもって，それなりの学校生活でのかりそめの適応行動がとれてきたという一面は否定できない。しかし，その過程で彼の意思はほとんど取り上げられることなく，ある時期には非常に強引な指導を受ける経験を積み重ねてきたことが明らかになっている。(6)彼の周囲への強い警戒心や頻回のフラッシュバックの出現にそのことがうかがわれる。

彼がこれまでいかに従順であったかは，父親に対する過度の気遣いに端的に示されている。「回転ドア」と父親が呼んでいたような彼の父親への振る舞いである。父親がトイレに行こうとすると，彼は咄嗟に先回りして父親が入る前に，トイレのドアを開ける。そこには彼がいかに父親を頼りにしていたかという一面をも感じ取る必要があるように思う。なぜならば治療によって両親との関係が再度深まっていく過程で，彼は両親に強い「甘え」を見せていたからである。

入所前の激しい行動障碍の出現は，彼のアンビヴァレンスの強さをうかがわせるが，そのことはいかに彼の内面に強い衝動の亢進があったかをも示している。内面から突き上がってくる強い衝動とそれまでの周囲から与えられてきた自己規制としての枠組みは，彼の中で激しい葛藤を引き起こしていたのであろう。

ただ，行動障碍が突出した直接的契機となったのは，父親の急激な子どもへの態度の変化であったことが推測される。父親は子どもの将来について気遣い，当時通っていた授産所をゆくゆくは離れて，自立した生活をする必要を強く感じ取ったらしく，このころから急に子どもに厳しく接するようになっている。このような父親の厳しい態度は，当時の彼にさらなる強い葛藤を引き起こすことになり，パニックの導火線の役割を果たしたのであろう。

器物破壊と過去の自分をすべて破壊したい衝動

彼のもっとも顕著であった器物破壊という行動障碍は，これまでかりそめに

（6） 彼が過去に入所していたある施設の自閉症への指導は，今では信じがたいほど子どもたちの意思を無視した強引なものであったことが当時の資料から明らかになった。

第Ⅱ部　自閉症スペクトラムにみられる多様な症状を「関係」から読み解く

つくられてきた自分の行動規範を受け入れられなくなったことを端的に示している。思春期に入って新たに自分をつくることが求められる時期が到来し，それまでのかりそめの自己規範を徹底して破壊し尽くさなくてはならなかったのであろう。破壊し尽くして新たな自分を創造するということが，彼にとっての大きなテーマとなっていることがわかる。

移行対象としての空想世界と両親への再接近

　彼の行動障碍はその他の激しい行動障碍の事例の治療経過と比較すると，さほどの波乱も見せずに親子関係の修復が果たされたが，そのことを可能にした一つの要因として，彼の空想世界への回避行動の存在を指摘できるように思う。親の世界ではない，彼自身の固有の世界としての空想世界が彼にはあったがために，職員も容易に彼の空想世界に参入することができたのであろう。移行対象（ウィニコット Donald Woods Winnicott）(7)ともいえるこのような世界は，彼の心理的安定に大きな役割をはたしていたことが想像できるのである。

　本事例はわずか1年あまりの治療的働きかけにより劇的な変化を見せている。この変化は，職員の根気強い働きかけによることはもちろんであるが，われわれの考え方を支持しながら熱心に子どもを受け入れようとした両親の努力によるところも大きいと思う。

(2)　回避的，拒否的な行動障碍（耳ふさぎ，閉眼，引きこもり，拒絶的行動など）

　❖事例17-2　27歳　男性（p.111参照）

　主な行動障碍　耳ふさぎ，閉眼，引きこもり，拒絶的行動，自傷，他害，あまのじゃく的言語表現，質問癖
　知的発達水準　中等度精神遅滞
　発達歴　胎生期はとくに問題なかったが，予定日を過ぎても陣痛がなかったため，陣痛促進剤にて出産した。仮死はなかったが，過熟児であった。生後7か

──────────

(7)　Winnicott (1971)（橋本訳 (1979)）

月ごろ，おむつをつけられるのを嫌がった。その後小便は泣いて教えるようになったが，大便は所かまわずしていた。13か月，足の手術を受けた。この直後から多動が目立つようになった。

　7歳，某病院で自閉症と診断され，音楽療法を受けることになった。そのときから彼はピアノを習い始めた。両親はこの治療に大きな期待をかけるようになった。1年就学猶予し，小学校（普通学級）に入学した。スイミングスクールに通い，泳ぎは随分と上達した。しかし，学校のプールでは絶対に泳ごうとせず，並んで順番を待っていても，自分の順番が近づくにつれ最後尾に移動していた。

　中学校も普通学級に通う。しかし当時，彼の通う中学校は校内暴力が激しかった。1年生のころは安定していたが，2年生になってからひどいいじめを受けるようになった。家では興奮したはずみで，階段で母親を突き落としたことがあった。それがきっかけで母親に対する暴力が始まった。母親に対して暴力を振るいながらも，母親の腕の中で子守歌を歌ってほしいとせがむという非常にアンビヴァレントな一面を見せていた。母親は暴力を振るわれながらも身体を張って子どもを受け止めるように努めていた。しかし，家庭での暴力と学校でのいじめはますますエスカレートしたため，3年の3学期から養護学校（現在の特別支援学校）に転校することにした。転校直後はクラスに馴染めず，拒食と過食を繰り返していた。

　14歳，某病院小児科で抗精神病薬を処方されたことがある。

　19歳，養護学校卒業後，企業に就職した。はじめのころは大事にされて良好な適応状態であったが，経営者の代替わりになってから，職場内の雰囲気が変わり，適応が困難になった。突然他の従業員に暴力を振るう行動まで出現したため，就職してから数年後に退職した。その後まもなく現在の施設に入所となった。

初回面接時の特徴

　①唐突に奇妙な質問をして相手を困らせてしまうことが多いが，彼の期待に沿った応答をするととても喜ぶ。質問は一方的で，強迫的色彩が強く，質問癖といえるものである。

　②周囲の音に対して非常に過敏で，いつも左手指先を頭越しに右耳にもっていって，左の腕で左耳を，左手で右耳を同時に塞いでじっと自室に閉じこもっていることが多い。このような独特な耳ふさぎと同時に，両目を力を入れて閉

じている。独語も少なくない。何事にも拒否的態度が目立ち，布団を頭からかけてもぐり，閉じこもっている。布団の中に潜っていても，周囲への警戒心は強く，つねに周囲の様子をうかがっている。全身の緊張が非常に強い。

　③入所後まもなく，職員から与えられた生活スケジュールに対してはすべて拒否的態度をとるようになった。しかし，自由な時間は比較的のびのびと振る舞っていて，他者への警戒心は薄れているようにみえる。食堂での食事に対する拒否的態度が強い。

　④有意発語での自己主張はあるが，一方的な発語で，質問に時折答えることはあっても，言葉による双方間のコミュニケーションは容易ではない。幾何学的な認知能力は高く，記銘力もよい。

薬物療法　主としてレボメプロマジン 10 mg ＋ ハロペリドール 1.5 mg/日を処方。

治療経過

　入所当初は目立った問題行動もなく過ごしていたが，入所して1か月ほど経過したころから，入浴，食事，その他のほとんどの活動への参加を拒否するようになった。一日中自室のベッドの上で布団をかぶり，トイレ以外にはほとんど部屋から出てこないという引きこもり状態が続いた。自傷，耳ふさぎ，独語なども激しくなった。両耳をふさぐとともに，目を強く閉じ，頭まですっぽりと布団を被ったまま独語を繰り返していた。職員が話しかけても，聞こえてはいるようなのだが，聞きたくないという感じで自分の手足をつねるという自傷をしながら独語を繰り返していた。

　彼の要求は可能な限り受け止め保証した上で，こちらが望むことを話して聞き入れてもらうように努めた。日常活動でも無理に参加させることはせず，その代わりに職員ができるだけ彼の部屋へ足を運び，少し話をしては退室するようにした。

　このように接していくうちに，彼と職員とのあいだで独特なあまのじゃく的言語表現でのコミュニケーションを目にするようになった。そこに彼の強いアンビヴァレンスが示されていた。

　入浴拒否も続いていたが，担当職員は根気強く接していくうちに，次第に彼の中に「風呂に入りたい。でも入れない」というアンビヴァレントな気持ちが強いことを感じ取り，入りたい気持ちに添い続けた。するとある日，浴室に行ってもすぐに逃げ出そうとする彼に，入りたい気持ちを押し出すように根気強

く接したところ，ある瞬間ふっと彼の力が抜けてさほど抵抗も見せずに浴室に入って行った。その後はとても気持ちよい表情で長風呂を楽しんだ。

　いろいろと試みる中でわかったことは，彼は次の行動へ移るためのきっかけがあると動きやすいということであった。食堂まで行けるようになると，活動範囲は急速に広がっていった。

　入所以来1年間で，少し改善の方向が見えたかと思うと，些細な環境の変化で再び挑発的行動や他害行動が激しくなることを繰り返していた。それでも職員は彼のアンビヴァレンスを念頭に置きながら，彼の前向きな気持ちに呼応するように根気強くサポートし続けた。外泊に際しても，家族に同様の理解をしてもらうよう働きかけた。

　1年6か月後，学園での取り組みが両親にも伝わったのか，週末帰宅の際，両親と彼の3人で何年かぶりに外食に出かけるようになった。彼が〈カニチャーハンガ食ベタイ〉というと，3人で何軒も店をまわって探したという。3人でとても楽しく食事ができたことが，彼にとっても両親にとっても自信につながり，関係が大きく変化した。

　学園内でも彼と職員との間で，随分とコミュニケーションが円滑にとれるようになってきた。何か用事があるときには自分から指導員室の前に来て，〈アケテクダサイ〉と叫びながら，指導員室へ入ってくるようになった。しかし，指導員室へ来ても本当に言いたいことがうまく表現できず，〈東京ニ一人デ行ケル？〉とか〈○月○日『アタック25』（彼が自宅で過ごすときに両親と一緒に必ず観ているテレビのクイズ番組）ミル！〉というように，何か特別な意味はあると思われるのだが，職員にはとてもわかりにくい形で伝えるのだった。

　彼の〈東京ニ一人デ行ケル？〉という職員への質問は，当初は何を言おうとしているのか，推測さえ困難であったが，彼のこのような発語は，本来の質問というよりは，自分の気持ちを訴えたいような強い響きを感じさせるものであった。まもなく次のようなことがわかった。小学生のころ，ピアノやバイオリンを習っていた。その稽古のために東京に出かけていたが，とても心細かったのであろう。自宅で一人留守番するときの心細い体験と同じような情動体験であった過去の東京に出かけていた体験が，フラッシュバックして想起されたと推測されたのである。このように考えていくと，彼のせりふは，彼独特のあまのじゃく的な表現でもって，自分一人では東京に行けないこと，すなわち心細い気持ちを表現していることが推測された。

第Ⅱ部　自閉症スペクトラムにみられる多様な症状を「関係」から読み解く

　ついで彼の〈○月○日『アタック25』ミル！〉というせりふは自宅で両親と過ごしているときのある状況を語っているが，その語りは何かを訴えかけるような声の響きを持っていた。このころ，両親への「甘え」が強まっていたことや，職員への接近行動から推測して，家族と一緒にテレビを観て過ごすこと，つまりは家族のそばに居たいのであって，一人で留守番をしたくないということを主張したかったのであろうと考えられた。そこで職員は，彼のそのような気持ちをしっかりと受け止めるように対応した。

　するとまもなく，自宅に帰ったときに，両親が週末出かける際に，今までは平気な顔をして留守番していたのに，このころから〈留守番一人デデキナイ〉とわかりやすく表現するようになった。はじめは母親の目の前でただ自傷するだけだったのだが，少しずつ言葉で伝えられるようになってきた。彼の気持ちを受けて両親の一人が残ったり，外出をやめたり，よく話をして納得してもらうことで，彼の家でのパニックは減り，パニックが起きても，親に塗り薬をつけてもらうなどの接触によってすっと落ち着くようになってきた。このころから夜，彼が両親の寝室に来て，両親の間に入り，3人で川の字になって寝たりするようになった。

　家で両親との関係が安定してくると，学園でも様々な変化がみられるようになった。職員と目が合っても，耳をふさいだり，目をつぶったり，独語を言い始めるなどの行動が少なくなった。逆にじっとこちらをみつめることが増えた。スポーツ大会などで人が大勢いるところへ出かけてもまったく自傷もせず，素直に楽しんでいる姿が目立つようになった。

耳ふさぎ，閉眼，〈知覚―情動〉過敏

　彼の回避的・拒否的反応はじつに多様なすがたを見せている。周囲他者に対して強い警戒的態度で，ありとあらゆる方法でもって外界刺戟から自分を守ろうとしていることが入所当初の観察からみえてくる。このような強度行動障碍の事例では他者との関係で負の循環が生じ，それに拍車が掛かり，アンビヴァレンスゆえの不安は増強の一途を辿る。するとその対処行動も激しくなり，悲惨の一言に尽きるものになる。彼にみられる耳ふさぎ，閉眼，引きこもりなどはすべてそのような文脈において理解できる。

耳ふさぎや閉眼はややもすると知覚過敏ゆえに起こる行動として捉えられやすいが，たんなる知覚過敏といった生理的次元の話ではなく，誰にも救いを求めることのできない彼は極度に強い不安と緊張に晒されていることが深く関係し，〈知覚―情動〉過敏と表現すべきものである。よって，彼らへの治療はその情動のありよう，つまりはアンビヴァレンスに焦点を当てなければならないのである。

引きこもりとアンビヴァレンス

彼の引きこもりは入所当初から非常に強いものであったが，その後ますます増強し，ついには自室からまったく外に出ることができなくなっている。その背景には周囲に対する異常なほどに強い警戒心と緊張感が存在している。

しかし，ここでぜひとも強調したいのは，これほど強い警戒心を示しながらも，その背後に周囲への強い関心，すなわち注目されたい，かまってもらいたい，という「甘え」も強く働いていることが治療経過から明らかになったことである。

行動障碍の理解と対応に際して彼らの心理の中核にアンビヴァレンスを想定することの重要性がここにも示唆される。そのことをまもなく職員が試みた対応に見て取ることができる。職員は彼のアンビヴァレンスを考慮した上で，相手をしてもらいたいという「甘え」を大切にしながら，彼をしっかりと支えて，彼の意欲を引き出すよう試みたところ，ある時点からアンビヴァレンスが急速に緩和して，彼は抵抗なく自らの求めていた行動をとるようになっている。このような接近とその後の変化によって，彼の引きこもりの背景にアンビヴァレンスが強く働いていたことを確認することができる。

挑発的行動とあまのじゃく的言語表現にみるアンビヴァレンス

ついで非常に興味を惹かれるのが，彼独特の言い回しを強迫的に繰り返す質問（質問癖）とあまのじゃく的言語表現である。ともに言葉にこめられた公共的意味はほとんどなく，何かを明確に伝えたいという意図で行った言動ではないことは明らかだが，職員の工夫されたかかわりによって，その言動の（無意識的）意図が明らかになっている。職員が彼の言葉の字面の意味に囚われるこ

となく，言葉をある種の遊び道具のようにして弄ぶ感覚で応答することによって，彼は喜びの反応を示している。つまり，彼は何かを訊ねたかったのではなく，相手をしてほしかったのである。しかし，通常みられるようなかたちで一緒に遊ぶということができない彼はこのような屈折したかたちでしか表現することができなかったのだ。そこに彼の「甘え」を感じ取り，それに照準を合わせた働きかけをしたことによってはじめて彼の「甘え」が充足されていったことがわかる。

独特な表現に込められたメタファとしての意味

　さらに彼には独特なせりふ〈東京ニ一人デ行ケル？〉，〈『アタック25』ミル！〉などがある。これらのせりふに込められた意味も職員の根気強いかかわりによって明らかになっている。

　〈東京ニ一人デ行ケル？〉のようなあまのじゃく的言語表現については，小学生のころ，習い事のために遠くまで出かけていたという心細かった体験が強く記憶に焼き付いており，その際の情動体験が自宅で一人で留守番するときに蘇り，その心細さの表現としてこのせりふが用いられていることが明らかになっている。

　つぎの〈『アタック25』ミル！〉も，じつは家族と一緒にテレビを観て過ごすこと，つまりは家族のそばに居たいことをこのようなメタファで表現し，一人で留守番をしたくないことを主張したかったことが明らかになっている。

　これらの現象はこれまでフラッシュバック，あるいはタイムスリップ time slip 現象[8]として取り上げられてきたものだが，このようにみてくると，筆者は独特な表現としてのせりふに積極的な意味をみてとることが必要だと思う。今の彼の思いがいかに過去のつらかった体験とつながっているかを，この治療経過は明らかにしているからである。それは彼の意図的な言動ではなかろうが，その起源をわれわれが理解することによって，彼とわれわれとのあいだに深い情緒的なつながりが生まれることになるからである。

（8）　杉山（1994）

「甘え」と母子関係の修復

彼の警戒心に配慮しながらも彼の「甘え」を支え受け止めることを基本にした職員の働きかけによって，彼の警戒心は薄らぎ，それに代わって強い「甘え」が明瞭に表現されるようになっている。しかし，母親とのあいだでの「甘え」が顕在化するにはその後しばらく時間を要している。

母親に対する暴力行為が入所前から認められ，そのことが入所の大きな理由の一つとなっていたが，家庭での様子からも彼には母親への強い「甘え」が存在していることがうかがわれる。このように強いアンビヴァレンスが母子間で緩和していった契機となったのは，学園での外食の取り組みであった。両親はこのことを知ってから，彼が外泊のときに一緒になって外食を試みることになった。彼のカニチャーハンを食べたいという要求に応えようと何軒ものレストランを回ってやっと目当てのレストランを見つけだして一緒に食事をしている。このときの両親の行動には子どもに対する強い思いとともに強い決意が感じられたが，この家族一緒での食事を契機に，彼は外泊の際に，一人で留守番をすることをはっきりと嫌がるようになっている。

非常に興味深いことは，両親には彼がこれまで家に一人でいることを好んでいるようにみえていたことである。つまり，親子間で両者の思いに大きなズレが生じていたことがわかる。それはおそらく乳幼児期早期に生じたものであろうが，その後20年以上にわたり，そのズレが一度も修復されることなく続いていたことを想像すると，いかに乳幼児期早期での母子関係への介入が大切かわかる。「関係」からみることの重要性をあらためて再確認する思いである。

（3） こだわり行動

❖事例12-2　18歳　男性（p.97参照）

主な行動障碍　こだわり行動，自傷，他害，パニック，反響動作，反響言語
知的発達水準　最重度精神遅滞
発達歴　胎生期および周産期ともに異常なく，満期正常分娩で出生。乳児期，

母親におんぶされても棒のように身を固くして身を委ねることがなかった。幼児期，買い物に行っても，すぐに母親から離れて一人出歩いてどこかに行ってしまうことが多かった。当時母親は独立心が旺盛な子だと思っていた。

2歳で漢字を読むようになった。両親は彼のそんな能力にとても期待した。いろんな教材を与えて教えるように努めた。しかし，3歳前には無理であることがわかった。次第に発達の遅れも目立ってきた。ただ，なんとか普通児と同じ教育を受けさせたいという希望を両親は強く持ち続けていた。言葉は遅れがちながらも少しずつ出ていたが，2歳半～3歳のあいだにそれまで発していた言葉はまったく消失した。

3歳のとき，幼稚園に通わせたが，数か月もすると不適応が目立ち始めた。園のトイレで自分の便を壁に塗るまでになった。このころ担任から自閉的傾向があると指摘された。両親は強いショックを受けた。6か月後，通園施設に通うことになった。両親は子どもが小学校入学までにはよくなるのではという期待を持ちながら，必死になって子どもを連れて通った。

小学校入学。3年まで特殊学級（現在の特別支援学級）に通う。その後養護学校（現在の特別支援学校）に転校し，高等部まで続く。

12歳のとき，てんかんの発作出現。以来服薬を持続しているが，年に数回発作は出現しながら，現在に至っている。とくに行事があると，その直前に発作を起こしやすい。

中学生になったころから，母親に暴力を振るうようになった。母親を突然押したり，突き飛ばしたりするようになった。母親は子どもと一緒にいると，緊張が高まってとても疲れた。彼の家庭内暴力が始まって以来，母親は彼に対して恐怖心のため接触を避けがちになった。このような状態で養護学校高等部を卒業し，まもなく現在の施設に入所となった。

初回面接時の特徴

母親とともに入室。筆者が年齢を訊ねると，彼は即座に〈サンサイ（3歳）〉と答える。3歳当時通い始めた幼稚園の最初の面接で，年齢を聞かれた際にきちんと答えられるように熱心に彼に教えたことから，以来いつになっても現在の年齢を聞かれると〈サンサイ〉と答えるようになったという。3歳時の体験がよほど強烈であったのか，彼の楽しみや好みの食べ物は，3歳当時の体験がそのまま持続し，ほとんど変化がみられないという。

面接中，彼が落ち着きなくそわそわし始め，母親がすかさず「静かにして下

さい」と注意すると，彼は〈シズカニシテクダサイ〉と，オウム返しで応えている。彼の言動は母親の存在に強く影響を受け，母親の言動をそのまま機械的に繰り返すというパターンが特徴的であった。

　行動障碍としては，自傷，他害，強迫的こだわり，器物破壊などが認められた。心理的には，①不安・緊張が非常に強く，他者の言動に対してことごとく被害的，迫害的に感じ取り，自傷や他害が誘発されやすい。②過去の不快な体験の中の印象的であったせりふをさかんに連発している。③彼の行動は一貫して強い強迫性に支配されている。④入所前にはトイレでさかんに自傷をしていたが，過大な負荷をかけられたときのみならず，職員と楽しくふざけ合った後などにも自傷が認められる。

　職員は彼とかかわる際には，緊張しやすく，彼に何をされるかわからないという不気味さをいつも感じ，彼が何をどのように思っているかがこちらには伝わりにくい，などの特徴を認めた。

薬物療法　抗てんかん剤（フェニトイン 90 mg＋バルプロ酸ナトリウム 1,800 mg＋カルバマゼピン 1,800 mg/日）の他に抗精神病薬ハロペリドール 20 mg/日を処方。

治療経過

　入所後，1週間は比較的おとなしかったが，まもなく男子棟でかなり目立つ存在となった。大声を出しながら，学園内を歩き回ることが多くなった。職員が挨拶するだけで，自分の手を咬むという自傷を呈していた。自分の意に反したことを他の利用者にさせられたときには，相手を突き飛ばすという他害も認めた。

　彼の行動にはいつも決まりきったパターンがいろいろな場面で認められた。早朝から窓やカーテンを開け，午後の活動が終わると，まだ外は明るいにもかかわらず，必ずカーテンを閉めていた。彼には起床から就寝までの決まりきった行動の順序があるようで，もし午前中雨が降って散歩が中止になったときに，普段午後に行っている活動を代わりに午前中に行うと，彼にとってはそのときは午後になってしまうのだった。

　食事時には，休みなくどんどん食べて，〈オユ，オユ〉と叫びながら今にも吐きそうにしているが，それでも必死に食べ物を口に詰め込んで食べていた。廊下をうろうろと徘徊しながら，周囲に響き渡るような大声で，〈○○シチャダメデショ！〉，〈タクシーニヒカレチャウ！〉，〈オムカエニキテタンデスケ

ド〉などと独言を吐くことが多い。その発言内容は過去の彼にとっての不快な経験内容を想起させるものが大半を占めていた。このように過去の不快な体験が頻回にフラッシュバックしていることがうかがわれた。

　彼の独言の一つに，〈○○チャンチニイッチャダメヨ（○○ちゃんの家に行ってはだめよ）！〉というものがあった。それには以下のような当時の体験が反映されていた。3歳で転居したとき，近くの家のガレージを開けたがるようになった。そのため母親は彼にいつも，そこには行ってはだめよ，と言い続けていたという。当時，彼はその家の子にいじめられていたというのだった。

　彼はうれしいことを体験すると，必ずといっていいほど〈Xセンセイ（先生）〉とうれしそうに大声で叫ぶのを常としていたが，この言葉の背景には，小学2，3年時の体験が関係していた。当時の担任であったX先生はとてもきれいな人で，彼はなついていた。彼はX先生のそばに近寄って先生の肌にそっと触れるのを楽しみにしていた。彼の行動をX先生は気持ちよく受け入れてくれていたという。その後，養護学校に転校したときに担任となったY先生もきれいな人で，彼はさかんにY先生にも触りたがっていたが，Y先生は彼のこうした行動をいやがって拒否していた。そのため，以来彼はいやなことがあると，決まって不快そうな大声で〈Yセンセイ（先生）〉と叫ぶようになった。現在までそのような言動が続いている。

　このような彼の独特な言葉の使い方と表現の背景を，職員はなんとかつかもうと努めた。しかし，入所してしばらくは，彼が周囲の人々に対して非常に警戒的で，どのような刺戟に対しても迫害的に反応して唐突に周囲の人々を突き倒したり，激しい自傷を起こすため，彼の近くにいるだけで，職員も強い不安を抱く状態が続いた。彼とすれ違うだけで，つい身体に力が入り，彼が職員の後ろを歩くと，いつ突き飛ばされるかという不安に襲われるのだった。

　職員は彼に警戒しないで近づかなければと思いつつも，ついどこかで逃げ腰になってしまうのだった。彼自身も周囲への警戒心から日中の活動にはほとんど参加しないで，園内をうろうろと動き回っては大声を上げる日々がしばらく続いた。

　他者の存在そのものに非常に警戒的で，集団の中にいるとそれだけで，何かをさせられそうに思ってしまうのか，とても落ち着きなく過ごしていた。知覚する刺戟すべてが彼の過去の嫌な経験を思い出させるように思えるほど，いつも大声で独言していた。

第 6 章　行動障碍

　このような状況の中で，担当職員は当面，彼がなんとか受け入れてくれそうなことを探し出して，それを手がかりに取り組むことになった。1対1で散歩に誘い，目的地の公園へ着いたらジュースを買って飲むことにした。担当職員を決めて，しばらく続けたところ，以下のようなことに職員は気づいた。
　散歩に誘うとき，彼の名前を呼ぶと，それだけで自傷を誘発していたので，声を直接かけることをせずに，財布をさりげなくそっと彼の目の前で見せるという仕草で散歩を促すことを試みた。すると自傷もなく，比較的抵抗なく誘い出すことができた。どんな天候であろうと，彼が行きたくなさそうにしていても，散歩に誘い出すように心がけたところ，あっさり促しに乗ってくるようになった。散歩を続けていくにつれて，しだいに彼にとって散歩は楽しく心地よいものになった。すると，それまで大声を出しながら学園内を徘徊していた彼が，散歩の後にはソファに横になって昼寝をするまでになった。
　散歩を日課とすることが契機となって，彼なりの生活の見通しが立つようになったためか，日ごろの強い過敏さが多少なりともやわらいでくるのが感じられるようになった。
　入所してまもないころ，彼は食事で食べたいものがまったくなく，食堂にいると，学校給食を思い起こさせるのか，非常に落ち着かず，不穏な状態になりやすかった。そこで，職員はなんとか彼の食事に関する否定的なイメージを払拭させたいと，夕食時にカップラーメンを食べさせてみた。すると，彼がカップラーメンを食べるときに，今まで見たことがなかったような姿を発見した。喜々として子どもらしいうれしそうな笑顔を見せながら，カップラーメンを食べたのだ。そんな彼を見てから，日常生活の中でドライブに出かけるときに，カップラーメンを購入できることを保証してドライブに誘うことにした。彼はドライブに行くと，ラーメンを買って食べられることを知ってから，ドライブのときに大声を発しなくなった。また，彼の数少ない大好物を食事に可能な限り出すことによって，他の物も多少なりとも食べられるようになった。どうしても食べられないもの，たとえば卵を目の前にしたときには，〈○○（自分の名前）ガネエ，卵嫌イダッテ（○○（自分の名前）がね，卵嫌いだって）〉などと自分で嫌だという意思表示をするようになった。このような取り組みを重ねることでもって，落ち着いて過ごせる時間は着実に増えていった。
　しかし，他者からの働きかけに対して過敏であることには変わりなく，その点ではさほど大きな変化は認められなかった。そこでABC体操(9)によって，職

員との身体接触を通した緊張緩和を試みた。それまで彼は他者から触れられることに対して異常なほどに過敏な反応を示し，自分の手を噛むという自傷が誘発されていた。それでも職員は逃げ腰にならずに一大決心で取り組むことにした。1週間ほどの試みで，驚くほどの変化が認められた。大声を張り上げる奇声が影を潜めた。自分から職員に近づき，職員の腕をつかんで相手をしてくれと要求するまでになった。他者に対する警戒心が薄らいで，逆に他者への接近行動が顕著になった。

これが契機となって，女性職員への接近行動がますます顕在化してきた。まるでそれまで抑えてきた「甘え」が堰を切って流れ込むようであった。触りたがる行動はどんどんエスカレートし，女性職員の胸を触りだした。男性職員が彼に「触っていいよ」としむけると，彼は手の甲を職員の肌に触れて，その後〈Yセンセイ！〉と不快な大声を発していた。女性職員から拒否されても懲りないで執拗に行うのだった。さらに，しばらくして次第に特定の女性職員への接近行動が目立つようになった。このようにしてそれまでの周囲への強い警戒心が嘘のように消退し，自分から特定の職員のそばにしつこいほどに寄ってきては職員の頬をそっと触るようになった。

彼の気に入った女性職員が他の利用者の世話をしているのを見ると，焼き餅を焼いて，その利用者を叩くということまで見られ出した。彼の情緒的反応はわれわれにとってとてもわかりやすいものへと変容していった。彼と顔を合わせたときに，こちらが両手を上げてハイタッチをしようとすると，まったく警戒することなく彼もそれに合わせてハイタッチをするという，とても楽しい心地よい交流まで生まれ始めた。

そんな変化の中で，ある日彼は腕を骨折するという事故に遭った。しかし，彼は動揺することなく，看護師や職員に面倒を見てもらうのがとてもうれしそうで満足そうにしていた。このようにして誰かにかまってもらうことが彼にとって心地よい体験となってくると，彼が何をしてほしいか，何を欲しているか，彼の行動の意図がとてもこちらにわかりやすくなった。たとえば，顔に傷をつけていたときに，傷を自分で指さしながら〈イターイ（痛い）〉とやや甘えたような声で職員に言い寄ってくる。職員には彼の〈イターイ〉という言葉には，自分の傷を見てほしい，どうにかしてほしいと訴えているような意味合いが込

（9）　当時，肢体不自由児の機能訓練に用いられていた体操の一種。

められているように感じられるのだった。

　最近，夏に体調を崩して嘔吐を繰り返したことがあった。そのため自室で点滴を受けていたとき，様子を見るために職員が自室に入ってくると，警戒するどころか，とてもうれしそうにしてさかんに職員に接触を求めるのであった。このようにして彼と職員との間のコミュニケーションは次第に深まっていった。

周囲に圧倒されるような迫害不安と反響動作

　彼のこれまでの経過を振り返ってもっとも印象的なことの一つは，誰彼といわず周囲の人々すべてに対して異常なほどの強い警戒心と緊張感を抱き，迫害不安とでも表現できそうな強い不安に晒されていたことである。しかし，ここで重要なことは，彼は他者に対してただ警戒心や迫害不安を抱いていただけではないということである。とりわけ母親に対する行動を振り返ってみると，あからさまな「甘え」を示してはいないにしても，たんに母親に対して回避的行動ばかりをとっていたのではない。母親に飲み込まれたかのように母親を強く意識し，母親の行動そのものが自分の行動の数少ないよりどころになっていたことがわかる。

飲み込まれる不安と反響動作

　のちに母親から聞いた話によれば，母親と2人で食事をしているとき，母親を強く意識しないではおれないようで，母親が箸をとると自分も箸をとり，母親がおかずを食べると，母親の食べた順番通りに自分も食べるなど，母親に飲み込まれるようにして，母親と同じような行動をしていたという。ここにも彼の反響動作の特徴がよく示されている。

母親の先取り的関与に動かされ続けてきた男性

　幼児期から両親とりわけ母親はこの子を自閉症と認めることが耐え難く，懸命になって子どもへの養育に没頭し，普通になることを願って働きかけ続けていた。しかし，母親の普通になってほしいという願いが強すぎたこともあって，現実の彼はいつも母親に急き立てられながら，自分の意に反する形で行動し続けていくことになった。こうして彼は母親の意向に沿って行動することでなん

とか自分を保つことができていたのである。

　なぜこのような悪循環が生じてしまったかといえば，自閉症の子どもたちはわれわれに容易にわかるような自己表現をする術をもたず，いつも強いアンビヴァレンスを抱えた状態にあるため，養育者は子どもへの思いが強ければ強いほど自らの望む方向に子どもをし向けてしまう結果になるからである。

侵入不安と圧倒するような他者の声

　彼は母親の意向に沿って行動することでなんとか自分を保つことができたという一面はあったにしろ，それはつねにアンビヴァレンスを孕んだものであったがゆえに，彼の中にはそれに抗する思いも強く働いていた。そのことが彼に何かをさせられるのではないかという強い強迫観念をもたらすことにもつながっている。たとえば，誰かが彼に何かを促そうと呼びかけたとき，集団活動の場で他者が自分になんらかの働きかけをするとき，それがどんな人であっても彼にとっては自分を動かす，自分に何かを強いるような存在として映ってしまっている。このように彼はいつも迫害不安に圧倒されやすい状態にあったということができよう。

　彼がもっとも敏感に反応していたのは，他者の言葉であるが，それというのも他者の言葉は彼にはいつも人を動かすような力をもって響いていたからである[10]。

迫害不安や侵入不安を強めない接近

　職員が彼に対する接近でまず工夫したことは，彼が抱く強い迫害不安や侵入不安をいかにして刺戟せずに，弱めていくかということであった。その要点は以下のようなものであった。①彼の侵入不安，他者への強い警戒心を刺戟しないようにする。そのために，ゆったり，おだやかに，わかりやすく接近する，②彼に直接声をかけて活動に誘うことをしないで，ジュースを買いに散歩に誘うときに財布をさりげなく見せて，散歩に行くことを暗に示す方法をとる，③彼の好きな活動，たとえば散歩，好きな物（ジュースやラーメン）を手がかり

---

(10) 声の原初的な働きについては，文化人類学者である川田（1988）に興味深い考察がある。

にして彼との関係をつくる。好きな対象を媒介とした関係をもつことによって少しでも彼の中に安心感や満足感が生まれるように工夫する，④体操を介して，自分の身を他者にゆだねることに対する警戒心を緩和し，職員とのあいだに「甘え」体験を得られるように工夫する，などであった．

強い不安の共振（伝染）

　治療初期の彼に見られた強い警戒心は，周囲の他者すべてに対して迫害不安を抱いているように思えるものであったが，彼がこのような状態のとき，職員も当初彼がそばにいると何をしでかすかわからない不気味な恐怖心に圧倒されそうになっていたことは興味深い．彼のみならず職員も，いつ襲われるかもしれないという強い不安を抱いていたのである．ここに情動的コミュニケーションの特徴がとてもよく示されている．強い不安が彼と職員のあいだに通底していたということである．このような状態は相互に影響し合うことによって，両者間の不安がますます増大していくという悪循環に陥りやすい．彼が母親と相対する際に激しい暴力行為を見せていたのは，彼も母親もともに相手から襲われるのではないかという強い不安を共有してしまっていたためではないか．ここで彼が示した暴力行為は，けっして母親に対する憎しみのために危害を加えたいという意図から発したものではない．彼の暴力行為は圧倒されるような迫害不安によって，自らの身を守らんがために衝動的に生起した行動だったのではないかと推測されるのである．

安心感と味覚の変容

　食堂という場は彼を圧倒し，迫害不安を引き起こしやすいためであろうか，食堂で嫌いな物を食べさせられた体験のフラッシュバックが起こりやすく，そのために食堂での食事を拒否するようになっている．そこで職員の工夫でカップラーメンを与えることによって食べる楽しみをもてるようになると，他の物も食べるようになっている．

　ここで重要なことは，職員がたんに彼の好物を与えるといった即物的なかかわりをしているのではなく，こうした接近を考え出すに至るまでの職員らの苦悩と努力，彼に対する暖かいまなざしを一貫してもちつづけてきたことによっ

て，彼は次第に職員に対して安心感を抱き始めるようになったことである。たんに好きな食べ物があるかどうかが問題なのではなく，それを誰がどのようにして与えてくれるか，そのような他者とのかかわりの質が重要な要素となっているのである。ここで驚かされるのは，これまで知覚・感覚過敏の問題であるかのように言われてきた偏食が，じつはこのような安心感の有無によって容易に変化しうるということである。

そのことを象徴的に示しているエピソードをこの学園の職員から聞いたことがある。それは以下のような内容であった。

❖事例12-3

エピソード

学園の利用者たちは夕食の後，入浴して着替えてから食堂に集まることになっていた。そこでは毎日のように職員による演奏のコンサートが開かれていた。コンサートが終わると，利用者の人たちにおやつが配られる。利用者はそれが楽しみで集まっていたが，おやつは職員が一人一人に手渡すことになっている。多くの利用者は喜んで受け取っているが，なぜか彼だけは職員がおやつを手渡そうとしても受け取らなかった。おやつは欲しくないのかと思われたが，たまたまおやつが1個床に落ちていて，彼はそれを自分で拾って食べた。

彼にとって職員から手渡されるおやつは，たんなるおやつではなかった。そのおやつに手渡す人が張り付いて映っている。だから職員が手渡そうとしたおやつは受け取らなかった。当時，彼はその職員に限らず周りのあらゆる人に対して非常に警戒的で，ピリピリしていた。彼にとってすべての人が敵のように映っていたのである。誰に対しても自分の気持ちを寄せることなどできなかった。そんな臨戦態勢ともいえる状態にあるとき，おやつだけを見て「美味しそうだから食べよう」とはならないのだ。おやつに警戒している人が張り付いた形で彼には飛び込んでくる。だから彼はそれをそのまま受け取って食べることができない。でも床に落ちていたおやつはそれとは違っていた。だから彼は落

ちていたおやつを手に取って食べることはできたのである。

彼の中に潜んでいた強い「甘え」

　根気強い治療的接近によって，彼の中には大きな変化が起こっている。それは驚くほどに強い他者への「甘え」である。自分の満足を満たしてくれるということを実感した彼は，職員に対して急速に安心感を抱くようになってきたが，すると彼の内面に潜んでいた「甘え」が堰を切ったようにして出現している。女性職員への驚くほどの強い接近行動にそれが示されている。愛着対象が次第に特定化され，その対象となった職員が他の利用者の相手をしていると，彼はあからさまに嫉妬を示すほどになっている。

「甘え」からわかりやすい自己表現へ

　彼の中に潜んでいた強い「甘え」は，いわゆる甘える行動として顕在化し，職員にとってとてもわかりやすいものになった。このようにして，彼と職員のあいだでは情動的コミュニケーションがどんどん深まっている。

　ただここでよく問題となるのは，大きな若者に成長した彼が女性職員にこのような身体接触をあからさまに求めるようになると，女性職員の中には過度に性的な意味合いを感じ取り，つい拒否的，回避的態度を取ってしまいやすいことである。

（4）　能動性に関する行動障碍（自発性欠如，反響言語，反響動作など）

　❖ **事例 9−2　22歳　男性**（p.86 参照）

　治療開始時の状態

　　職員が彼に語りかけると，とても身を固くして警戒的である。人の笑い声や職員の雑談にいたく反応し，すべて被害的に受け止めてしまう。他者から身体を触れられることに対してつねに過敏で，激しく不快な反応を示すが，けっしてその相手に攻撃を向けることはない。このようなときには過去の不快な体験がフラッシュバックのように想起されることが少なくない。他者から何かを制止されるとパニックはエスカレートしやすい。しかし，職員からどうしたのか訊ねられるとすぐに穏やかな表情になる。このように他者のあらゆる言動が彼

第Ⅱ部　自閉症スペクトラムにみられる多様な症状を「関係」から読み解く

には迫害的色彩を帯びて映っているようにみえる。彼の衝動的で攻撃的な行動は反射的とも思えるほどに刺戟に即座に反応して起こってくる。誰かに対してなんらかの特有な被害感を持っているというよりも，彼はつねに周囲に対して警戒的で強く身構えているがために，他者の何気ない動きに対しても反射的に衝動的な行動で反応しているのではないかと思われる。

　作業に取り組む様子をみると，能力が高いことがわかるが，何をするにしても，楽しむ様子が感じられず，やらなければならないと受け止め取り組んでいる。

　彼が唯一楽しそうにしているときは，テレビ番組「おかあさんといっしょ」を観ているときだけであった。就職を経験している人にしてはとても幼い印象を受ける。

薬物療法　主にレボメプロマジン 25 mg/日から漸増し，最大 250 mg/日を処方。

治療経過

　治療開始当初，彼に対する対応でもっとも苦慮したのは周囲の人々が楽しそうに笑う声に反応して見せる唐突なパニックと破壊的行動であった。ただ破壊的行動といっても履いているスリッパを足で放り投げたり，そばのガラスを叩き割ろうとする程度のものであった。さらには〈〜シテハイケマセン〉〈〜シテハダメデショ〉などとさかんに独り言をつぶやくとともに，テレビのアナウンサーの「〜ではありません」といった否定的な言葉を聞いただけでも嫌そうな表情で反応していた。

　それとともに印象的であったのは，自分の意思で日常的に振る舞うことが非常に困難で，つねに周囲の人々の行動をみながら，それをそのまま取り入れることによってはじめて行動に移せるというものであった。彼に話しかけると，即座にまるでロボットが応えるような抑揚のない声でオウム返しに反応していた。彼に何気なく手を挙げて近づくと，オウム返しと同様に手を挙げるロボット様の動きをみせるなど，反響言語と反響動作が特徴的であった。このような治療初期の状態からは，強い不安を抱いて周囲に圧倒されていることが想像された。

　学園に少しずつ慣れてきたのか，ときには楽しそうな機嫌のよい状態が見受けられるようになった。そんなときには昔好きだった先生の名前や，昔楽しみにしていたテレビのクイズ番組で覚えたせりふをしゃべり続ける。

　ただ彼の自発性は容易には出現しなかった。彼は何をどのようにして振る舞

ったらよいかわからず困惑の表情を浮かべていることが多かった。誰かから話しかけられると，内容にかかわらず，自分が何か指示されて何かをさせられるのではないか，と反射的に感じ取っているように見受けられた。そのため職員も家族も彼に対して声をかけるのもためらうほどであった。

　4～6か月後，怯えが目立っていた彼の表情に多少なりとも喜びが入り交じるようになった。家庭で家族が楽しそうに笑っているとパニックを起こすのではなく，怒りの反応を見せるようになった。とくに弟と母親が一緒にいるとそのような反応を示しやすいこともわかってきた。このような怒りの表出は彼なりの自己主張ではないかと両親は感じていた。母親に対する緊張も多少和らぎ，一日中母親に話しかけるようになった。

　7か月後，彼は自分からよりはっきり自己主張するようになってきた。家庭でこっそり一人で好きなラーメンを作って食べることがあった。こんなことはこれまで見たこともなかった。学園では顔を合わすと彼の方から挨拶をするようになった。それとともにパニックや攻撃的行動が影を潜めた。緊張が和らいだのか，ぴりぴりした感じがなくなり，動きが活発になって，食事中にも前後にリズミカルに身体を動かしながら鼻歌を歌っている場面まで見受けられるようになった。他者の笑い声にも反応しなくなり，夜も熟睡できるようになった。

　警戒心が薄らいだことは確かであったが，人々の話し声には聞き耳を立てて敏感に反応している様子はまだ続いていた。彼が時折いらついている大きな理由は，自分の要求が直接誰かに表現できないためであることが次第に明確になった。今までよりは自己主張がはっきりしてきたとはいえ，それは家庭で好きな物を自分から自発的に食べるようになったという点に限られていた。たとえば，学園で散歩に行ったときに，途中で突然靴を放り投げて苦しそうにしていた。その理由は，尿意を催してトイレに行きたかったからであった。職員の配慮によってトイレに行くように勧めて，やっと彼は安心して排尿することができた。このように，いまだ生理的欲求に対しても容易には自発的に行動することはできなかった。

　家庭では自分から冷蔵庫を開けてほしい物を取って食べるようになったが，母親にみられたらすぐに冷蔵庫を閉めるというところに，いまだ自分の欲求を直接表現することに強いためらいがあることが示されていた。

　12か月後，このころレボメプロマジンは最高量 250 mg/日に達したが，随分と落ち着きが感じられるようになった。周囲で不安定な利用者がいてもそれ

に巻き込まれたり，反応したりすることが少なくなった。

　14か月後，彼は家庭で一人で留守番をするのを嫌がるようになり，母親が外出するときは自分から一緒に行きたがるようになった。

　16か月後，学園で職員が他の利用者の介助をしているのをみて，かんしゃくを起こす場面が時折見受けられるようになった。自室で一人ゲームを楽しむようになったが，職員が何気なく覗くと，すぐにゲームをやめてしまう。昼間居住棟に誰もいなくなると，おもむろにあたりをうかがうようにして自室から外に出る姿が見受けられるようになった。

　17か月後，他者の言動に敏感な一面を残しつつも，自室で自分なりに一人でゲームを楽しみ，職員が自室に入ってきてもゲームを止めることはなくなり，自分の世界を楽しむようになった。これまで周囲の刺戟に圧倒されて自分がなくなるという侵入不安が強かったが，今では自分にとって不快な刺戟を自分なりに回避して自分の楽しい世界をもち，そこに身を置くことによって自分を保つことができるようになった。

　大勢の人たちの中にいて，周囲が騒々しくなると，とても戸惑った表情をみせることはあっても，職員の方をみて，職員に「大丈夫だよ。○○（彼の名前）さんのことではないよ」と言ってもらうことで安心してその場に居続けることができ，自由に行動するようになった。

　治療開始後3年経って，オウム返しはほとんどみられなくなった。訊ねられると自分の気持ちについて，多少なりとも自分の言葉で応えられるようになった。それとともに，散歩で公園にでかけると，楽しそうにぶらんこを漕ぐなど，子どもらしい一面をみせるようになった。職員の行動をすべてまねすることによってしか遊ぶことができなかったことを思うと，驚くほどの変化であった。

　まもなく夏休みを迎え，その直後から彼は学園の行事にほとんど参加しなくなった。職員の判断で，彼にどうするかを自分で決めて行動することを勧めたのである。すると彼は自分の意思で参加するかどうかを決め，自室で自分なりにのんびりとおだやかに過ごせるようになった。このようなかたちで彼なりの自発的な行動を育むように職員は心がけた。なぜならそれまで彼の中にいつも何かをしなくてはいけないという強い強迫観念があり，そんなときには決まって〈○○会社（以前勤務していた会社の名前）ニ行ク！〉〈会社ニ行ク！〉というせりふを切迫したように口にしていたからである。

　買い物のときに，「好きな物を買っていいよ」と言われても，以前であれば

遠慮がちに安い物を少量しか買わなかったが、最近では大きなサイズの菓子を買うことができるようになった。

　4年後、このようにして彼なりの自発的、かつ能動的な行動が少しずつ確かなものになっていった。

能動性の欠如としての受動性——反響言語，反響動作
　彼にみられた様々な行動障碍の中核にある問題は能動性の欠如である。そのことを端的に示していたのが反響言語や反響動作であった。他者からの働きかけに対して機械的に、自らの意思を失ったかのようにして、まるでロボットのように応答している。他者が彼になんらかの働きかけをすると、まるで意思がないかのように他者の行動と同じ動作をそのままオウム返しのようにして反応していたのである。

背景にある強い迫害不安
　彼はなぜこれほどまでに自発性を喪失し、自らの意思を抑えざるをえなかったのであろうか。それを考える上で忘れてはならないのが、周囲の他者に対する圧倒されるような迫害不安である。つねに周囲に敏感に聞き耳を立てながら、些細な刺戟でも異常なほどに強い被害感を示し、自己防衛としての怒り、パニック、攻撃的行動が衝動的に出現していた。そのころの彼には誰一人として安心をもたらす存在はなく、孤立無援の中でただ身を固くして、自分を守ることしかなす術はなかったのである。

　彼はなんらかの刺戟に対して反射的とも思えるほどに衝動的に激しい反応を示していたが、ただここで興味深いのは、特定の他者に対して被害感や迫害感を示していないことである。不特定多数の周囲の人々の存在自体が、彼の漠とした迫害不安を引き起こしていたのである。

迫害不安とアンビヴァレンス——自己防衛としての反響動作
　人間に限らず動物は自らの危険に対して相手に攻撃を向けるか、それとも回避するかの二者択一を迫られる。彼の場合は、強いアンビヴァレンスのために、接近も回避も容易にとることができない。それゆえに、圧倒されるほどに脅威

的な他者の存在に対して自らの意思を押し殺し，ロボットのごとく反響言語や反響動作で応答することでしか身を守る術はなかったのである。ここに幼少期のアンビヴァレンスへの対処法の一つとしての「相手の意に翻弄される」行動の発展した姿がみられる。

アンビヴァレンスと同胞葛藤

周囲の人々の笑い声に対する彼の異常なまでに過敏な被害的反応は学園でも頻繁に認められているが，彼の発達歴をも合わせて検討すると，家庭における弟の存在とそれに対する幼児期からの同胞葛藤が大きく関与している可能性がある。つまり，弟の存在が彼の母親への「甘え」に対する葛藤をより一層強いものにしたのではないかと思われる。そのことは，のちに母親から聞いた話によれば，治療経過の中で母親との関係が深まっていく中で最後にやっと弟の笑いに対して被害的反応を見せなくなったということによっても裏づけられている。

多動と養育者の先取り的関与——子どもの能動性の喪失

彼の自発性欠如の病理をもたらした要因について，もう一つ忘れてはならないのが，幼児期から顕著に認められた多動傾向である。子どもが多動であると，養育者は必然的に子どもの先回りをして子どもの行動を制止し，社会的に好ましい行動へし向けようとする。このような養育者の関与は，結果として子どもの主体性を削ぐことにつながる。

ただここで注意を喚起したいのだが，「多動」も「関係」からみていくと，子どもが母親に容易に接近することができず，遠くからあれこれと様子をうかがいながら動き回っていることがわかる。アンビヴァレンスへの対処行動の一つとして捉える必要があるということである。

アンビヴァレンスの緩和と「甘え」体験

治療経過に示されているように，彼にも強い「甘え」が隠されていたことはまもなく明らかになっている。彼の中の能動性が容易には顕在化しなかったがゆえに，回避的傾向のみが前景に目立っていたけれども，家庭で次第に母親への「甘え」が分離不安として表現されたり，学園でも職員の自分への関心をつ

ねに意識し，夜間に職員が添い寝をしてやると，自ら求めるような行動をみせていたことからそのことがうかがわれる。このような身近な人々のかかわりによって，次第に彼のアンビヴァレンスは緩和していったのである。

「甘え」体験と能動性の出現

　かなりの長期間の働きかけを要したが，しばらくすると彼自身がやりたいこと，やりたくないことを次第に明確に意思表示するようになっている。最初にそのことが顕在化したのは，食事やおやつの買い物の際の好き嫌いの自己主張であった。本能的な行動である摂食行動において最初に彼の能動性が発揮されたのは，至極当然とはいえ，そのことは重要な示唆を与えてくれる。

　その後，彼は施設内での生活場面でこれまで受動的に参加していた作業にまったくといっていいほど参加しなくなった。おそらく彼のこうした行動は，作業が嫌いだからという単純な理由によるものではなく，今，彼にとって自分の世界をもち，その中で自分がこれまで失っていた能動性（主体性）を回復していくための積極的，主体的な営みであったのであろう。彼の主体性を育むことの大切さとその困難さをこの事例はよく教えてくれる。

第7章
心身症・神経症様症状

　アンビヴァレンスゆえ，母親や身近な人の自分への注意や関心を引き寄せ，自分を認めてもらうために取る対処行動の一つに，「相手の期待に応える」反応がある。いわゆる「よい子になる」というものである。そのことを筆者に強く印象づけた事例がある。

❖事例19　2歳8か月　男児[1]

　　SSP場面での事例である。母親の前では思うように相手をしてもらえず，母親に背を向け拗ねていたが，いざ母親が退室してSTと2人になると，大げさに泣いて見せた。母親が戻ると，母親は子どもの泣き顔をハンカチで拭いてやったが，つぎに再び母親が退室して一人きりになると，子どもはなぜかまったく泣かなかった。母親が戻ってきて同じようにバッグからハンカチを取り出して拭こうとしたら，子どもはそのハンカチを取り上げて母親のバッグの中に自分でしまいこみ，母親の目の前で手を叩いて褒めるように要求したのである。一人でも泣かずに我慢したことを褒めてもらいたかったのであろうが，このような振る舞いを見ていると，子どもがいかに母親に認めてもらおうと必死になっているかを思い知らされたのである。

　自閉症スペクトラムの子どもたちは一見すると好き勝手に振る舞っているように見えても，本当は母親に認めてもらいたくて必死なのである。そのために母親が期待するように振る舞う。いかに周囲に対して適応的に振る舞おうとす

---

(1) 小林（2014）事例18（pp.98-101）

る心理が強く働いているかを教えられる。自分の欲求を抑えて相手の期待に応えることではじめて認めてもらえるという条件つきの承認は，先々自分の中の衝動や欲動が強まっていく学童期，とりわけ青年期以降に至ると，強い葛藤を経験することになり，心身症や神経症の発症へとつながっていくと考えられる。

　以上から，自閉症スペクトラムの子どもたちに心身症や神経症が発症することはなんら珍しいことではないことがわかる。まずは心身症，神経症の発症機序について概説しておこう。

1　ストレスに対する身体反応

（1）ストレスとストレッサー

　ストレスという用語はもともと物理学的用語で，外部から力が加わったさいに，物体に生じる歪みを意味していたが，セリエ Hans Selye[2]が生物に外部からの刺戟が加わったときに生体内に生じる機能的，器質的反応をストレスとして表現し，ストレスを引き起こした刺戟をストレッサーとよんだ。以来，次第に人間に不快な情動を引き起こす心理社会的刺戟をストレスとよぶようになり，今日に至っている。

　ストレッサーが人間に加わると，それをストレスと感じるかどうかの判断を大脳皮質が行うが，その感じ方は個人によって非常に異なり，体質や素質などの遺伝的要素や乳幼児期の体験の違いなどにも大きく関係しているといわれる。そのため，ある人には非常にストレスとなるものが，ある人にはさほどのストレスとはならないということが起こる。

（2）ストレスとホメオスタシス

　あるストレッサーをストレスと感じると，怒り，悲しみ，憂うつなどの不快な感情が生じて，その興奮がニューロンを通して新皮質→大脳辺縁系→視床・

（2）　セリエ（1988）

視床下部→脳幹→脊髄→末梢神経→各器官臓器へと伝わっていく。そのさい，視床・視床下部は自律神経系や内分泌系の機能を調整する中枢的役割をもち，その結果，身体の各器官・臓器の働きが円滑に営まれている。このように人間の諸機能が維持され安定した状態をホメオスタシスとよぶ。

（3）ストレスと心身症

あまりにも強いストレスが生じると，このホメオスタシスが破綻してしまう。ストレスによって生じる身体の機能的・器質的な病態を一般に心身症と呼んでいる。

今日ではじつに多くの疾患が心身症と考えられ，狭義には「身体症状を主とするが，その診断や治療に心理的因子についての配慮がとくに重要な意味をもつ病態」（日本心身医学会の定義）とされている。

（4）ストレスと情動

ストレスが急に高まると恐怖，不安，怒りなどが生じるが，こうした主観的感情は身体的，生理的反応を伴うため，このような複合感情を一般に情動と呼んでいる。心身相関の現象はこのような情動体験としてヒトに認められる。

情動は直接には視床下部からの刺戟によって機能するが，大脳辺縁系や大脳皮質とも密接な関連をもち，これらの上位中枢の支配を受け，脳全体の複雑な相互作用をもたらす。情動反応は自律神経系や内分泌系を通じて，筋肉系，内分泌系，消化器系，循環器系，生殖器系などの全身の諸機能に影響を及ぼし，全身の種々の身体生理的反応を引き起こすことになる。

このように視床下部は自律神経と内分泌機能の調節という重要な役割を担っており，生体の諸機能を維持し安定した状態（ホメオスタシス）を保つための重要な中枢とされている。自律神経は交感神経と副交感神経という2つに機能が分かれ，相互にバランスを保ち，全身の諸臓器の機能を円滑にするためにホルモンが分泌されている。

表5　精神生理反応の4つのパターン

情動の性状	自律神経機能	
	交感神経機能	副交感神経機能
驚愕，急性の恐怖，憤怒	＋＋＋	－
持続的な不安，緊張，怒り，興奮	＋＋	＋＋
平安，休息	－	＋
失望，抑うつ，悲哀，憂愁	－	－

（出所）　山下（1979），p. 42.

（5）　ストレスと自律神経機能

　ストレスが生じると，大脳皮質を通して視床下部が刺戟され，ホメオスタシスが破綻することになり，生体にとって不都合な反応を引き起こしやすくなる。こうしたさいに生じる情動の性質によって，引き起こされる精神生理反応はいくつかに分けられている（表5）。

　強い驚きや恐怖，怒りなどの情動変化のさいには，交感神経機能亢進状態となり，副交感神経は抑制される。動物ではこの状態になると，闘争か逃走のどちらかの行動パターン（闘争—逃走反応 fight-flight reaction）をとる。

　不安緊張状態が持続すると，交感神経，副交感神経ともに機能亢進状態となる。このような状態は日常的によくみられるが，これが長時間続くと，心身症を引き起こしやすくなる。

　恐怖や怒り，不安などの情動から解放されて安らかな状態になると，副交感神経優位な状態となり，交感神経機能は抑制される。夜間の睡眠時などはこの状態である。しかし，抑うつ，悲哀などの情動体験では，交感神経，副交感神経とも抑制され，消化器や呼吸器など身体の全般的な機能低下が起こり，精神症状のみならず，多彩な身体症状を呈する。

2　心理状態と身体機能の関連——心身相関

　ストレス，情動，自律神経各々が密接に関連して，心身症が発症することをみてきたが，ここで自閉症スペクトラムと心身症との関係に焦点を当てて考え

てみよう。

　筆者は自閉症スペクトラムを関係障碍から発展したものと捉えているが，そこで起源をなしているのが，甘えのアンビヴァレンスである。アンビヴァレンスとは「甘えたくても甘えられない」という心理状態であることから，つねに安心感を得ることができず，強い不安と緊張に晒されている。そのような状態にあっては，自律神経系の交感神経，副交感神経ともに機能亢進状態となる。したがって，自閉症スペクトラムの人たちに心身症が発症することは当然予想されることである。

　第2章で述べたように，乳幼児期早期に子どもたちが体験するアンビヴァレンスゆえに生じる不安と緊張に対して，彼らは「よい子」になるという対処行動を取ることで自分の存在を認めてもらおうとする心理がどこかで働くものである。彼らも加齢とともに社会で適応すべくもがき苦しむことになる。そこで彼らを苦しめるのは，自分の不安を誰にも表立って表現し助けを求めることができないことである。それはアンビヴァレンスゆえに必然的に起こることであるところに，自閉症スペクトラムの臨床の難しさがある。このような適応的行動を取ろうとするがゆえに，学童期以降，とくに思春期・青年期に強い葛藤から心身症や神経症症状を呈することが少なくない。

　よって，このような病態に対してわれわれがまずは心構えとして持たねばならないのは，彼らなりに適応しようとする心理がそこには必ず働いていること，しかし彼らは困っていることを誰かに訴え，助けを求めることができないことをよくよく理解することである。そこで治療する際に大切になるのは，彼らは困っているのだから「甘えてもいいよ」「頼ってもいいよ」「無理しなくてもいいよ」との思いを持ちつつ面接に望むことである。

3　心身症の具体例

(1)　消化性潰瘍（胃潰瘍）

　強く印象に残っている事例がある。筆者は親子ともに幼児期から長年付き合

っていたが，思春期に入り，強迫症状に苦しむようになっていた[3]。脂汗を流しながら苦しそうにしていた。そこで筆者はあるときハロペリドール（抗精神病薬の一種）の筋肉注射を試みた。すると彼の苦しみが随分と軽減した。しばらく経って再び苦しそうになった際に，筆者に「注射！」と直訴したことがあった。苦しいときにこのように助けてくれと言葉で表したことに当時の筆者はいたく感動したのを今でも思い出す。

❖事例20-1　発症時21歳　男性

周産期は異常がなく，2歳までは発達も順調であったが，2歳ごろから質問癖が出現し，次第に自閉的になっていった。2歳半になると，いらだちとかんしゃくが目立ち始め，自閉症特有な言葉の使用が目立ち始めた。

6歳，小学校入学後，療育を受け，少しずつよい変化が見られ始めた。言葉の発達が芽生え，発話も多くなってきた。しかし，階段を何回も上がり下がりしたり，なんでも手で触らないと気が済まないといった強迫症状が出現してきた。

12歳，中学に入ってからは無気力状態が目立ち始め，日常生活習慣も崩れ始めた。手洗いをしなくなったり，字が乱雑になってきた。退行が強まり，誰かに相手をしてもらわないと不機嫌になるようになった。いらいらが次第に高じてきて，抑うつ状態や強迫状態を繰り返すようになってきた。3年になると頭痛や腹痛などの心身症様症状を訴え食欲も低下。不眠も強まり不登校になった。

16歳，養護学校（現在の特別支援学校）高等部に入学してからも，抑うつ症状とともに強迫症状がひどくなった。卒業後，作業所に通うことになった。学校に通っていたときとは異なり，導入もスムーズで一時多弁，軽躁状態を呈した。異性への関心をあからさまに示すようになった。

成人期に入ってまもなく，施設に入所したが，入所前から不安が高まり，抑うつ状態を呈し，食欲低下，体重減少，不眠などが出現。自殺念慮をうかがわせるほどまでになった。入所をためらい，入所を巡って母子間で分離不安が高まっていった。そのため食欲低下，体重減少が著しくなってきた。誰かが相手

（3）　本書 p.169 以下（事例20-2）に治療経過を記載している。

第 7 章　心身症・神経症様症状

をしていると好機嫌だが，一人になるとつねにいらいらして落ち着かない状態で，かんしゃくや強迫症状が再燃してきた。1 年間で体重は 10kg 近くも減少した。

　入所後 1 年あまり経過したころ，学園には行きたがらず，病院に行って主治医に会いたいと母にせがんだ。全身倦怠感が強いようなので，内科受診をすすめたところ，腸管造影で十二指腸球部に開放性の潰瘍が発見された（図11）。早速，抗潰瘍剤の内服投与が開始された。しばらく自宅安静にさせると，食欲も出て体重も着実に増加していった。しかし，よくなって施設に再び行くようになると登園拒否の状態をしばらく繰り返すようになった。ただし，潰瘍はその後，半年間でほとんど治癒した。

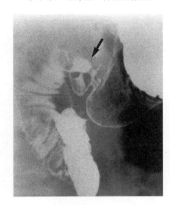

図11　胃潰瘍の造影X線写真
（注）　十二指腸球部後壁に径 1 cm 大のニッシェとひだ集中と球部の弯入が認められる。

　もともと両親は子育てをめぐって意見を異にし，もっぱら子どもの世話は母親が担っていた。そのためもあって母子双方ともに依存関係が強く，施設入所にともなう分離によって不安が強まっていた。当初，子どもは強迫と抑うつ状態を呈していたが，施設入所 1 年後に消化性潰瘍ができていることに気づいたものである。いかに子ども自身に強い葛藤が働いていたかを知ることができる。

（2）　円形脱毛

❖事例21　発症時12歳　男児[4]

発達歴および現病歴　周産期障碍もなく 1 歳までは今から振り返ってみても普通だった。ただ身体模倣を促してものってはこなかった。2 歳半，興味関心の偏りが目立ちはじめ，トランプ，ブロック積木，国旗のカードなどを順序よく並べて楽しむようになった。3 歳，外国の名前が子どもの最初に発した言葉だ

（4）　小林（1988）

った。その後も様々な本を見てはどんどん言葉を覚えていった。3歳8か月,自閉症と診断。4歳,幼稚園に入園。最初は多動でマイペースだったが,次第によい変化を示しはじめ,落着きも出てきて,母にも甘えを示すようになった。偏食も改善。母とのあいだで言葉を学習し,反響言語が徐々に減少していった。見立て遊びができるまでになってきた。しかし,母からの分離が困難で,運動会では母から離れて遊戯に参加することがまったくできなかった。

　6歳,小学校（普通学級）に入学。戸惑いが強く落ち着きなく動き回り,様々な習癖行動が出現してきた。歩行中に足を硬直させては母にさすってもらってはじめて安心するというような母子のあいだでの奇妙な依存関係が繰り広げられ,チック症状も出現。首をひねったり,顔をしかめる,目を閉じる,足をどんどんたたく,鼻をクンクン鳴らす,なんでも手で叩く,唾吐き,奇声「アイヤヤ」を発する声のチックなどへと発展していった。学校には行くが,対人接触に異常なまでのおびえを示していた。

　3年生から特殊学級（現在の特別支援学級）に変更。4年生になったころから作文能力や会話力が目に見えて伸びはじめ,自発性も出てきてなんでも自分でやりたがるようになってきた。入学以来ひどかったチック症状も次第に軽快していった。

　6年生になると,次第に自己意識が芽生えてきたのか,ある学習課題が出されて困難な状況に置かれると,「むづかしくない」と否定的な言葉を繰り返すようになった。こうした発達上の危機から学校や家庭でひどいパニックを起こし,奇声を発したり,再びチックが増強してきたが,ハロペリドール1.5 mg/日投与により改善した。情動興奮も治まり,行動全般に落着きが戻った。その年の秋の運動会では練習も表面的には拒否もせず登校も規則的に行い,楽しめた様子であったが,その直後から頭頂部に直径25 mm大の円形脱毛が生じてきた。年長になるにつれ適応性が高まり自己制御能力が生まれつつあったが,以前のチックのときのような感情発散が抑制されたことで,かえって内的ストレスが高まってきていることが推測された。学校側や親にこうした背景の理解を促しながら,ハロペリドール1 mg/日を使用することによって数か月後には治癒した。

まとめ

　4歳の初診時からこの時期（小学6年）まで,筆者が治療的関与を継続していた男児である。トゥレット症候群と円形脱毛を合併した事例である。男児は

小学1年生時からチックが出現し，次第に多発性チックの様相を呈し，声のチックまで発展しトゥレット症候群の病態まで発展したが，薬物療法により改善した。しかし，6年生の運動会を無事終えた途端に円形脱毛が発現した。運動会で彼なりに精一杯適応的に振る舞っていたのであろうが，そのストレスが引き金になって円形脱毛が発症したのではないかと考えられた。トゥレット症候群，円形脱毛ともに一過性に終わったが，その後もライフサイクルに沿った発達課題を前にしていろいろと適応をめぐって混乱は続いた。(5)

(3) 胃痛と嘔吐

❖事例22　発症時16歳　男性(6)

家族歴　父の兄弟と母に胃潰瘍の既往がある。

発達歴および現病歴　胎生期は順調で満期出産であったが，微弱陣痛のため鉗子分娩。出産時切迫仮死状態であった。乳児期，音に非常に敏感で睡眠が浅く些細なことでよく目を覚ましていた。視線も合わず，幼児期になっても言葉はまったく出現しなかった。3歳，自閉症と診断。IQは90程度あるように言われ，非言語面での非凡さが認められた。

小学校特殊学級（現在の特別支援学級）に入学したが，以後6年間はあまり目立った成長は見られず，言葉もまったく出ない状態が続いた。人への関心も乏しいままだった。しかし，中学（特殊学級）2年のころから反響言語がほとんどではあったが，親の言葉を少しずつ模倣できるようになり，次第に相手に注意や関心を向け始めた。すると同じころから平仮名を見てさかんに模写するようになった。急激な変化の兆しに周囲のみんなが驚くほどであった。気に入った教師にさかんにまとわりついて学習に取り組むようになっていった。人が歌うと歌詞を聞いてすぐに覚えてしまうほどの記銘力も示していた。

養護学校（現在の特別支援学校）高等部入学後，周囲に精神遅滞でも軽度の子どもたちが多かったため，その集団の中に入っていけず孤立しがちになり，情緒不安定になっていった。母親にかんしゃくを向けるようになり，母親もひどく神経質になって以前罹患した胃潰瘍が再び悪化し，服薬を再開せざるをえ

---

(5)　小林・高原（1999）
(6)　小林・井上・村田（1989）

ない状況になった。16歳，このころから彼も嘔吐をさかんに繰り返し始めた。胃の痛みがあるのかおなかに手を当てて苦しそうに訴え，食欲もなくなり体重も減少してきた。そのため当科を受診。不安と緊張が強く，身体の診察には強いおびえを示して拒否。採血も困難で検査はほとんど不可能であったが，視線はこちらによく向けてきて，相手の話や身振りを懸命に理解しようとする姿勢が感じられた。そこで胃薬と抗不安剤ジアゼパム4mg／日を処方したところ，服薬した途端に嘔吐は消失し，かんしゃくもなくなり，食欲も回復の兆しを示し始めた。身体症状は急速に軽快していった。しかし，いまだ慣れない所に来るとひどいおびえを示し，採血も以後3年間以上にわたって不可能なほどに不安緊張を起こしやすい状態が続いている。

　もともと母親も不安と緊張の強い人であり，心身症を患っていた。家族背景にまでは踏み込んで治療を行っていないため，詳細は定かではないが，常日ごろから子どもの不安も吸収されることなく，逆に母子双方が不安を増強し合うような関係にあったことが推測される事例である。

（4）　心因性多飲症

　❖事例23　発症時18歳　男性[7]

　発達歴および現病歴　胎生期，周産期ともに異常なし。1歳までは笑顔は多かったが，泣くことが少なく手がかからない子だった。1歳前に歩き始めてからは元気がよく，落ち着きなく走り回り，よく迷子になった。CMを口ずさむようになったが，言葉はなかなか出ず，呼びかけにも振り向かなかった。一人遊びばかりで，水道を使って水遊びに熱中していた。このころから転居のたびに様々な病院に通い始めた。3歳を過ぎてから記号やマークを読み書きするようになった。5歳，自閉症と診断。6歳，小学校普通学級に入学。小学生のときは環境に恵まれ，とてもよい変化を示し，適応力も着実に伸びていった。会話も少しずつできるようになっていった。

　12歳，転居し，そこの養護学校（現在の特別支援学校）中学部に入学した。

（7）　小林・井上・村田（1989）

この転校が契機になって不適応が目立つようになり，退行が顕著になっていった。下校後，家に戻ってもすぐに自転車に乗って外に飛び出したり，そうかと思うと外にまったく出たがらず部屋に閉じこもったり，人と話すのを極度に嫌がるようになった。

15歳，こうした状態で中学卒業後すぐに自閉症の施設に入所した。当初は自傷行為が目立ち，周囲の人に対して脅えがひどく，横にいる人がちょっと手を挙げただけでびくびくするほどであった。少しは集団の動きに従えるようになってきたが，自由時間になると一人になって何かにふけっていた。1年経過してやっと自傷行為も少なくなり，施設の生活にも少しずつ慣れてきたかと思われたが，1年半ほど経過したころから再び一人での勝手な行動が目立つようになり，他児との交わりも避け，独言が多くなっていった。抗精神病薬ピモジドを1mg/日投与すると症状は改善したが，投与を中断すると再び悪化した。2年経過したとき，父親が単身赴任。母親も仕事をもっているため母親だけ地元に残った。家庭の事情で彼だけ週末に帰宅できず，帰宅する他児を見てつらそうにしている。昼間は誰かが相手をしていると機嫌よく，ある程度落ち着いているが，夜になると不眠，不穏で自分の頬を強打する自傷行為がひどくなった。

入所後2年半ほど経過したころから（17歳11か月），入園当時より紅茶やコーヒーなどを沢山飲む傾向はあったが，水分摂取が一層ひどくなり，頻尿が目立ってきた。尿量も増えた。次第に元気もなくなり，表情も暗くなってきた。大学病院小児科で尿崩症の疑いにより精査を勧められ入院。その結果，腎機能，心機能，内分泌機能，電解質，頭部CTスキャンなどすべて正常で，安静に保ち飲水量をコントロールすると尿の濃縮が認められ，尿崩症ではなく心因性多飲症と診断された。退院後は施設で経過を見ながら行動療法的な接近を試みたが，充分な改善には至らなかった。

家族背景について詳細は定かではないが，家族間の心理的交流は乏しく，子どもも回避的な傾向が強かった。学校に入ってからも対人交流には回避的でいつまでも集団になじめないまま，中学校卒業後，施設に入所した事例である。施設内でもつねに周囲への強い警戒心が緩むことはなく，ついに心身症を発症したことがわかる。

第Ⅱ部　自閉症スペクトラムにみられる多様な症状を「関係」から読み解く

心身症はどのような状況で起こったか

　以上，4例をみてみると，すべて新しい環境での適応に非常な困難があったことが考えられる。生活基盤そのものを巡っての適応に大きな困難が存在していたために慢性的な心理的ストレス状況が存在していたのであろう。ただ円形脱毛を呈した症例では，そうした生活適応面の困難さは程度の差こそあれ存在していたことは事実であるが，それに加えて発症の直前に明確な急激な心理的ストレスになりうる生活上の出来事が存在していたことが，心身症の発症要因として重要な意味を持っていると考えられた。

心身症はどのような発達段階で起こったか

　全例にわたって母子分離の発達段階で足踏みし，生活年齢からみると依存からの脱皮が要求される時期になっているにもかかわらず，その壁を乗り越えられない状態が持続している。さらに家庭内でも母親が精神的な安定に欠け，母子ともに状況の変化に精神的動揺を繰り返しやすいという特徴が認められる。このため母子相互間での依存を巡る葛藤状況を引き起こしやすく，アンビヴァレントな母子依存の段階から母子分離に至る発達過程での乗り越え難さが心理的ストレスを増大させる大きな心理的要因と考えられる。

教条主義的な過剰適応と心身症

　彼らも加齢とともにそれなりに適応能力は向上し，適応に対する志向性も強まるが，生活適応上のハンディキャップは大きい。そのため彼らの多くは教条主義的に適応しようとする行動に出やすい。教条主義とは自分が頼りにしている人から言われるように行動しようとする態度をいうが，それは非常に幅の狭いもので，過剰適応をもたらすことになる。そのため不適応状態に陥ると，彼らの強迫性がさらに自分を追い詰める結果となり，ストレスからの逃避のために無意識的防衛としての神経症的行動をとることもあるが，自我の未発達な自閉症児ではそれも容易でないためについに心身症にならざるをえないのであろう。

　事例22にみられるように，子どものみならず親にも心身症を認めることはけっして少なくないことは留意すべきである。なぜならアンビヴァレンスに基づ

く不安や緊張は，けっして子どものみならず親子双方が共有していることが大半であるため，その潜在的リスクは高い。その意味でも親子双方を視野に入れた治療的働きかけが不可欠になる。

4　神経症の具体例──強迫状態

　ここでは強迫症状が前景に出現した事例を示す。心身症と神経症が同様の背景によって出現することをよく示している。ここでは家族療法を試みたので，その経過から家族病理を考えてみよう。

❖**事例20-2　発症時24歳　男性**（発達歴の詳細は p.162 参照）[8]

主訴　苦しそうに何度も手洗いを繰り返す
　筆者が本事例に対して家族療法を試みようと思った主たる動機は，一つには父親が退職して時間的ゆとりが生まれたこと，すると両親間の葛藤が顕在化してきたこと，そしてもっとも大きかったのは，彼が痛々しいほどの強迫症状をみせていたことであった。
　本症例の種々の臨床症状の背景にある中心的精神病理として，もともと強い共生関係にあった母子において，彼の施設入所に伴いともに分離不安が増強していることは容易に推測された。このような母子関係の中で父親はほとんどこの子の養育に関与せず，筆者は18年あまりの治療関係の中でもほとんど会うことはなかった。しかし，父親が昨年退職して一日中自宅にいるようになり時間的余裕が生まれ，両親への家族療法的働きかけが可能な状態になっていた。そこで筆者は危機介入の必要性から両親にそのことを提案したところ，即座に同意が得られた。治療期間はおよそ6か月間，月1～2回約1時間のセッションで，計9回施行。治療は筆者一人が担当した。

治療経過
　〈第1回〉初期の治療経過の中で家族の三者関係が浮き彫りになった。彼が両親に対して各々異なった役割を担わせ，両親は彼のそうした要求に忠実に応

（8）　小林（1992）。この事例は先の消化性潰瘍で取り上げたものと同じである。

第Ⅱ部　自閉症スペクトラムにみられる多様な症状を「関係」から読み解く

えるように努めていた。すなわち，父親は「音楽を聞くときに相手をしてくれる，自転車に乗るときに相手をしてくれる，本屋に連れていってくれる」存在として求め，母親には「台所仕事をしてくれる，昔話の相手をしてくれる，電話の相手をしてくれる」存在として接近していた。しかし，彼は，その他の場面で「父は好かんようになったからあっちへ行ってください。母親はそばにいていい」などと片方の親をあからさまに排除するため，彼を含んだ両親間の交流は困難になるばかりであった。

　このように二者関係からの発展が困難であった彼ではあったが，他方では母子で電車に乗るときなどは，母親から離れて椅子にすわるなど母子間に距離を持とうとしたり，自室に一人でいたがるなどの態度も認められていた。母親は父親が一日中自宅にいることを非難めいた調子で話し，両親間で緊張が高まっていることを感じさせた。父親はそうした母親の感情を取り上げ，「そうした言葉の端々で子どもにちょっとしたニュアンスが伝わっている」と非難すると，母親は「子どもの前では言っていません」と述べて彼の前では両親とも平静さを装っていることがうかがわれた。このように両親間での緊張が面接の中ではっきりと出てきたので，両親間のコミュニケーションを促進していった。すると，母親は彼のことを一人で抱え込んでいる苦労を訴え，父親の口からは母子から排除され粗大ごみとして扱われていることへの不満が噴出してきた。父親が「本当のことを言ってみろ。子どもは（両親間の緊張を）感じているかもしれないぞ」と指摘すると，母親は「子どもの前では言っていませんからわからないと思います」と防衛的な態度を強めていた。

〈第2回〉母親は彼が帰宅したらいつも何かしてやらないといけないという気持ちになると述べ，彼との強い共生関係が今なお存在していることが感じられた。筆者はこうした母親の感情が父親との間で共有化されるように努めた。

〈第3回〉彼は施設から毎夜母親に電話していたが，昨日電話がなかったことが話題になり，母親は「電話は毎日こちらからでもしてやったほうがよい。（強迫）症状がひどいためにできないのでは」と不安を述べると，父親は「そうではない。かけないほうがよい」と指摘し，両者間の意見の対立が鮮明になってきた。彼の示す言動がいつも母親の不安をかき立てているようにみえるので，それにこちらがあまり乗らないほうがよいと父親は主張していた。

〈第4回〉母親の報告で，彼の最近の様子が語られた。彼は自室に一人でいることが多く，親が入室しようとすると拒否したり，自分が出ていくこともみ

第 7 章　心身症・神経症様症状

られるようになってきた。ときに「自分は死んだほうがいいね」「死んだあとはどうなるのか」などと自殺念慮をほのめかすのであった。彼の深刻な様子に母親の心の動揺はますます大きくなっているのがうかがわれた。父親は多くを語らず，母親の言葉に耳を傾けていた。筆者は彼の抑うつの背景に母子分離と自立に伴う苦悩があるだろうことを説明し，彼の成長のために必要なことであるからと支持的に接するように助言した。

　〈第5回〉彼が動揺しているのをみて，母親はさかんに世話をやこうとするが，それを父親はやり過ぎであると批判した。食事も両親とともにしない彼に対して，母親は自室に食事を持っていくが，父親はそれに対しても批判的であった。客の来訪があると彼はともに食事することから，彼のこうした行動は両親間の緊張からの回避のためであることが推測された。このように日常生活の中で両親間の意見の食い違いが浮き彫りにされてくる中で，施設への送迎をめぐっても彼が嫌がるのを無理に母親が連れていくことが問題になった。批判的態度をとる父親の真意には，自分が退職してから自宅に始終いるようになったが，彼と母親が自宅ではほとんどの空間を専有し，自分の居場所がないことへの強い不満があった。彼に対してもっと距離を持ち，自分のことを少しは考えるようにと，父親は母親にはっきり主張した。筆者は両親間のこうした意見の食い違いが明らかになってきたことを取り上げ，彼へのかかわりを両親の共同作業として取り組むように具体的に提案することにした。すなわち，今まで母親が一人で担っていた彼の施設への送迎を両親が一緒になって行うようにすすめた。

　〈第6回〉この課題はすぐに実行され，彼の強迫行動は次第に減少していることが父親から報告された。しかし，母親は疲労感を訴えてこのセッションを休んでいた。このとき，父親からは昨年の秋から毎日早朝夫婦そろって公園を散歩するようになったことが語られ，退職直後の父親が母親との交流を強く望んでいることがうかがわれた。

　〈第7回〉両親で共通課題を遂行し始めてから，父親にも彼の元気のなさを心配する発言がみられ始め，彼の状態について両親間で共通の話題が生まれ，今までの緊張感が嘘のようになくなり，父親は母親の不安を支持的に受け止めるほどになった。そして彼が自宅に電話をあまりかけなくなったことが報告された。彼を迎えに行くとき，彼が途中繁華街で一人で過ごしたがり，母親は強迫症状の出現を危惧してそれをさせるのを躊躇していたが，筆者は思い切って

一人で過ごさせてみることを両親に提案した。

〈第8回〉彼の強迫症状は確実に減少し，月曜日に施設にでかけることへのためらいも和らいでいった。しかし，体重の増加の兆しはいまだ認められなかった。就寝前になると落ち着かなくなり，うろうろ徘徊し，夜になると不安が高まっていることがうかがわれた。この回で，結婚以来はじめて，夫婦そろって映画鑑賞にでかけたことが報告され，夫婦間での交流が促進されている様子であった。しかし，母親はその映画にあまり乗り気でなかったこと，映画の後で父親が感想を話し合おうとしたら母親はそれを嫌がったことが語られ，いまだ両親間の葛藤の存在をうかがわせた。母親はまだ彼のことが心の中を大きく占めている様子であった。

〈第9回〉父親が施設に迎えにいくようになってから半日ほど父子2人で繁華街を見て回ることが多くなり，彼はこのことをとても楽しみにしていることが報告された。自宅でも夜寝るとき，「家に帰ったら，ゆっくり眠らないといかんね」と自分に言い聞かせるようにして寝るようになり，ずいぶん落ち着きをみせるようになった。

その後，父親の臨時の仕事の都合で両親合同のセッションは不可能になったが，両親間の交流の改善により彼に変化の兆しがはっきりと認められるようになってきたことから，以後は母親のみの面接でフォローすることにした。母親からはいまだ彼の健康への強い不安や，施設に入れたことへの自責の念とためらいが語られた。その言葉の背景にはこの子の障碍をありのまま受け止めて親としての悲しみを乗り越えるという，障碍児を持った親としての喪の作業がいまだ十分になされていないことが推測された。

しかし，合同セッションの終了後2か月ごろから体重は増加の兆しを示し始め，施設内でも食事を楽しむようになってきた。今回の治療開始前には施設の食事を投げつけたり，器物を破損するなどの情緒的混乱が強かったが，その後そうした問題行動はすっかり影を潜めた。強迫症状も日常生活を阻害するほどのものはなくなっていった。5か月後には朝起きもスムーズになり，元気に挨拶をするまでになった。体重も65kgとほぼ平常体重までに回復していった。

強迫症状の悪化から制縛状態（自由に身動きがとれないほどの状態）まで呈していた成人期自閉症スペクトラムに対して家族療法を行った。彼は10歳過ぎか

ら強迫症状が出現し，その後，感情障碍や心身症をも合併するまでに至っていた。彼の症状の背景にある中心的精神病理として，施設入所を契機に強まった母子のアンビヴァレントな依存関係に基づく母子の分離不安の増強が彼の不安と緊張をさらに強めることになったことが，家族療法の中でも確認された。家族療法の中で両親間に強い情緒的対立とそれを双方が否認する態度がみられたが，両親に彼への関与を具体的な共通課題として提案することにより，両親間のコミュニケーションは急速に改善し，それに伴って彼の症状が改善していった。

　このように青年期・成人期によく認める強迫症状は青年期一般の精神病理と共通した背景を持つことから，彼らに対する家族療法的働きかけを含めた精神療法的接近の重要性についても示唆された事例である。

第 8 章

虐待関連の症状

1　愛着障碍と発達障碍

(1)　子ども虐待と発達障碍

　虐待臨床に発達障碍という視点が持ち込まれて(1)から，現場で大きな混乱が生じている。それは「愛着障碍と発達障碍の違いをどのように考えたらよいか，どのように鑑別したらよいか」という疑問に端を発している。その背景には，従来の発達障碍（といわれてきた）の子どもたちにみられる病態と，虐待やネグレクトを経験した子どもたちにみられる発達障碍類似の病態との違いをどのように見分けたらよいか，どのような視点から考えたらよいかわからないという現場の人たちの大きな戸惑いと混乱がある。ある講演での質疑の中である児童相談所の臨床心理士は「虐待が疑われる環境要因がある場合は子ども虐待（による愛着障碍），それがない場合に発達障碍と判断している」と答えていた。これを聞いて筆者は発達障碍概念がここまで歪んでしまったのかと思い，背筋が凍る思いをしたものである。発達障碍は器質因によるものだとする考えにまったく疑問を抱かない人たちがこれほどまでにいるのかという驚きでもある。

　最近筆者は虐待を受けた子どもの脳研究を行っている研究者の話(2)を聞く機会があったが，そこで強く疑問に思ったことがある。発達障碍と愛着障碍の区別

---

(1)　杉山 (2007)
(2)　友田 (2015)

はとても難しいと言いながら，その一方で両者の鑑別は大切であると強調していたからである。ではどのように明確に鑑別するのかを期待をしながら聞いたが，納得のいく答えは得られなかった。随分と矛盾した話である。

　これまで（もちろん現在もなお）発達障碍は生得的な脳（機能）障碍によるものだと考えられているし，子ども虐待は養育者によるもの，つまりは養育環境によるものだと当然のごとく理解されてきた。生得的な脳障碍という素質（nature）に原因を求める器質因説と，養育環境（nurture）に原因を求める環境因説という，各々まったく正反対の原因によるものだとの通説が流布してきたがゆえに，子ども虐待も発達障碍だとみなすと，両者の関係はどうなるのか，誰でも混乱するのは当然である。先の考えは，従来の発達障碍も子ども虐待由来の発達障碍もともに脳障碍を認めるという主張のようにも見て取れる。前者は原因としての脳障碍を，後者は結果としての脳障碍を想定しているのであろうか。

　このように発達障碍に関する議論は，ややもすると「障碍か個性か？」「治るか治らないか？」「遺伝か環境か？」という二者択一的なものになりがちである。そのようなこれまでの流れに対して，先天的要因（遺伝要因）か，それとも養育環境（環境要因）か，という従来のどちらか一方に決めつけようとする考え方から脱皮し，双方の要因のダイナミックな絡み合いを解明することこそ，今求められている課題だとする考え方もやっと主張されるようになった。[3]

　子どものこころの成長「発達」とその「障碍」がどのようにして起こるのか，その成立過程こそ，素質と環境のダイナミックな絡み合いの所産であることを考えると，乳幼児期早期における〈子ども─養育者〉関係を丁寧に観察し，そこで生起する現象にこそ目を向けるべきであって，それなくして「発達」とその「障碍」の解明は不可能である。それまでの発達過程で何が起こったのか，そのことがこれまでブラックボックス化され，誰も積極的に見ようとしてこなかったことが最大の問題である。脳障碍といった仮説を前提とするのではなく，

（3）　鷲見（2015）

〈子ども―養育者〉関係の内実から出発した「発達」とその「障碍」の解明こそいまもっとも求められている。

（2）「愛着障碍」と「発達障碍」という診断名について

そこでまずは，子ども虐待で注目されている「愛着障碍」や「発達障碍」という診断名がどのようにして概念化されたのかを考えてみよう。

身体医学と精神医学における疾患単位（一つの独立した疾患であること）として確立されるまでの経緯とその過程に孕まれた問題については，すでに第1章で詳細に検討した。

今日の精神医学における診断は国際診断基準に依拠しているが，そこでは「客観的」に示すことのできる言動（患者の語る内容と行動特徴）の列挙によって診断が行われている。主観的なもの（臨床医が患者に対して感じることなど）は極力排除し，誰にでも同じように捉えることができる（と思われている）言動に特化した内容になっている。そして，もう一つ忘れてならないのは，臨床診断は子どもであっても「個体（個人）」に焦点を当てて，その行動特徴から診断を行うという考え方で貫かれていることである。「愛着障碍」も「発達障碍」もそうした考え方に基づいて生まれた診断名である。わかりやすく言えば，こんな行動特徴がある子どもたちをこのように呼びましょうと，いわば理念的に（頭の中で考えて）人為的に作り上げられたものである。なんら身体的検査に基づく「客観的」所見によって作られた診断名ではない。このことはきわめて重要な意味をもつ。

時折目にするのは，子どものこだわり行動を取り上げて，「この子どもは自閉症（スペクトラム）だからこだわり行動を示す」などと発言する者がいるが，これなどはとんでもないお門違いである。「こだわり行動（その他にもいくつかの行動特徴を加えて）を示す子どもを自閉症（スペクトラム）と呼びましょう」との約束事になっているだけである。これでは本末転倒と言わざるをえない。「愛着障碍」や「発達障碍」という病名はそのようなものでしかなく，けっして明確な原因をもとに概念化されたものではない。したがって，そのような基

準に基づく臨床診断を後生大事にして両者の違いを論じても，結局は表面的な違いを議論するばかりで，「群盲象をなでる[(4)]」類の議論になりかねない。なぜなら仮説をもとに両者を分けて考える限り，その成り立ちの核心を捉えることはできないからである。

(3) 「愛着障碍」と「発達障碍」はともに「関係」の問題である

　子ども虐待，発達障碍ともに愛着の問題があることはいまや誰しも否定しないであろう。要は両者とも「関係」の問題として捉えていけば，自ずからその本態はみえてくる。

　筆者は MIU での研究で，自閉症スペクトラムと診断されている事例の中には，「関係」から捉え直すと「虐待」絡みのものが少なからず存在することを明らかにした。MIU での研究を開始した主たる動機は自閉症スペクトラムの病態とその成因の解明にあったが，いざ蓋を開けてみると，筆者が観察しているのは従来の狭義の（国際診断基準に当てはまる）自閉症スペクトラム障碍（ASD）のみでなく，のちのち多様な精神障碍へと発展していく可能性（危険性）を秘めた子どもたちも含まれていることに気づいた。そのことがわかってからは，筆者の研究は自閉症スペクトラムのみならずその他の多様な精神障碍の成り立ちをも解き明かす可能性を秘めたものではないかと考えるようになった。精神障碍一般と乳幼児期の関係病理との深い関連性をそこに見出したからである。

2　虐待事例にみる関係病理とその後の進展過程

　表１ (p.35) で筆者は１，２歳の子どもたちの母子観察から捉えた子どものアンビヴァレンスへの対処方法として，「(1)発達障碍に発展する」（つまりは，

（４）　この故事はいまでは障碍者差別の観点からの批判があることは重々承知しているが，あえて使用している。表現法はともあれ適切な内容を示していると考えているからである。

従来の発達障碍に特徴的とされてきた）ものとして①母親に近寄ることができず，母親の顔色を気にしながらも離れて動き回る，②母親を回避し，一人で同じことを繰り返す，③何でも一人でやろうとする，過度に自立的に振る舞う，④ことさら相手の嫌がることをして相手の関心を引くこと，の他に，「(3)操作的対人態度，あるいは人格障碍に発展するもの」としての①母親に気に入られようとする，②母親の前であからさまに他人に甘えてみせること，さらには「(4)解離に発展するもの」として①他のものに注意・関心をそらすこと，を取り上げた。

おそらく今の精神科医療現場ではこれらの対処行動（症状）をみせる子どもたちすべてが発達障碍のラベルを安易に貼られていると想像されるが，筆者の経験ではとくに「(3)操作的対人態度，あるいは人格障碍に発展する」ような対処行動は，虐待やネグレクトが絡んだ事例に多く認められることは間違いないと思う。なぜこのような反応を呈しやすいかといえば，子どもからみて母親の反応が唐突で，出方が容易に読み取れないからである。母親自身は子どもとかかわる際にフラッシュバックが起きてしまい，それが子どものアクチュアルな姿を見る目を曇らせる。母親が子どもに対して幻想的乳児像を抱きながら関与[5]しているということである。子どもの戸惑いは容易に想像できるであろう。

(1) 母親の被虐待体験によるフラッシュバックと母子交流でのぞかせる幻想的乳児像

随分と昔経験した事例だが，筆者にとって非常に印象的なエピソードを取り上げてみよう。

❖事例24　1歳4か月　女児[6]

MIUで経験した事例である。子どもはなかなか母親に甘えることがなく，

---

(5) フラッシュバックのために母親は目の前の子どもの現実の姿を捉えることができず，過去の虐待された自分の姿を投影して子どもをみているのである（Lebovici & Stoleru, 1983）。
(6) 小林（2004）事例B子（p.73）

第Ⅱ部　自閉症スペクトラムにみられる多様な症状を「関係」から読み解く

母子関係が深まらないことが問題となっていた。あるセッションで子どもと母親が遊んでいたが，子どもは MIU の小さな玩具に興味を示し，次々に手に取って遊び始めた。随分と楽しそうであったが，あるとき子どもは手に取ったミニチュアの飛行機を空中に飛ばしたかったのであろうか，飛行機をもった手を伸ばして空を舞うように動かし始めた。そのとき，そばで付き合っていた母親は誰かに叩かれるのを守ろうとするかのようにして，思わず手で自分の顔を覆った。筆者はこのときの母親の予想外な反応に驚かされたが，その後の母親の面接で，母親は幼児期に親から虐待された体験を回想して語ったのである。

　子どもと母親との交流場面では，子どもが不意に腕を振り上げるという知覚刺戟によって母親の被虐待体験のフラッシュバックが誘発されていることが示されている。現実の養育者と子どもの交流でありながら，子ども時代の自分が想起され，その場に過去の親子の交流が再現され，母親には幼児期の自分と自分を虐待する親が想起されている。

　本来子どもは母親のこころの中に表象される自分の姿を発見することによって，自分の存在を確認し，自分の内的世界の意味を知る。しかし，この場面における問題は，幻想的乳児像が表象化される中で養育者が子どもの姿を映し返す際に，子ども自身が養育者を目の前にしながらも，そこで養育者のこころに表象されているものが，現実の子ども自身の姿ではなく，過去における養育者自身の否定的な姿であり，かつそれがフラッシュバックのかたちで想起されていることである。このことが子ども自身の心的発達に深刻な影響を及ぼすことになりやすいのは，このような心的現象が養育者自身の意識の介在しないところで起こっているからである。情動的コミュニケーションにおける体験世界であるために，子どもにとって強烈な〈知覚─情動〉体験となって蓄積されていくことが危惧される。

　本来，養育者の内的表象に自分を発見するはずの子どもが，そこに自らの姿を発見することができない。このことが子どもの精神発達においていかに深刻な問題を投げかけるか，今日の乳幼児精神保健における最大の問題といっても

過言ではない。⁽⁷⁾

（2） 母親の唐突な言動と子どもの困惑

次に示すのは，母親の面接や日記の記載内容から虐待が絡んでいることが判明した事例である。母親の子どもの前でみせる唐突な行動がどのような誘因によって引き起こされているかを教えてくれる。

❖ **事例25-1　3歳0か月　男児**⁽⁸⁾

主訴　食事を一人で食べることができない，集団の中できちんとした行動がとれない

発達歴　妊娠中にとくに問題はなかった。妊娠35週で出産。大変な難産で，子どもは仮死状態で出生。1週間ほど保育器に入る。黄疸のための光線治療も受けている。頸座4か月，座位10か月，始歩1歳4か月。2歳までは順調に経過。2歳11か月のとき，某療育センターに子どもの発達について相談に行ったところ，自閉症と診断された。その後，母親が書店で筆者の書籍を見つけ，治療を受けたいと希望して受診。子どもは食事を一人で食べることがなかなかできず，母親の言うことを嫌がり，母親の手におえないために，2歳8か月から，保健所で紹介された食事をトレーニングするボランティアグループに週1回通っている。以前，トイレット・トレーニングを始めたときも母親の手におえず，母方の祖母がトイレに座ることを教えたという。その他，4種類の習い事をしており，それぞれ週1回ずつ通っている。

母親からみた子どもの気になる行動は，気持ちと裏腹なことをする，集団の中で落ち着かない，外出するとテンションが上がりっ放しで落ち着かない，語りかけるとオウム返しをする，難しいことはすぐに覚えるのに簡単なことができない，などである。母親は子どもを学習塾や水泳教室，早期教育教室などに通わせている。父親の話によれば，母親は子どもが自分の言うことを聞かないと常々訴えているという。母親はかんしゃく持ちで，子どもが自分の思うよう

（7）　Schore（2003）
（8）　小林（2014）事例27（pp.191-195）

にならないと，大きな声で当たり散らし，軽い暴力を振るうらしく，子どもは怖がっているのではないかという。このような経緯で筆者のもとに相談に訪れた。

早速MIUで母子治療を週1回の頻度で開始した。1か月ほど経過したころのあるセッションでのエピソードである。

エピソード
　ブロックの山の上に登って，一つ一つのブロックを手にとっては移動して積み上げる。そのとき，一つ一つのブロックをいろいろなお友達に見立てて遊んでいる。女性スタッフも一緒に入って遊ぼうとするが，子どもはスタッフに呼応するようなことはほとんどなく，自分の世界を思い描きながら一人でどんどん話し続けている。そんな子どもを少し離れた所から見ている母親は，時折子どもに年齢や名前を訊ねて，スタッフの前で答えさせようとする。それが遊びの流れとはまったく関係なく，唐突な声掛けであるので，子どもは母の問いかけにはまったくと言っていいほど無視するようにして，一人で遊びを続けている。そんな中で筆者は次のような場面に出くわした。
　子どもがブロックを使って空想上のお友達とままごと遊びをしている。それに熱中して一人で誰かにさかんに語りかけているふうである。そこにお友達の名前がさかんに登場してくる。母は唐突に子どもに向かって「先生（スタッフ）にお名前教えて下さい，って言ってごらん」と子どもに要求するのだ。最初，子どもはまったく無視して遊び続けていた。すると母親はむきになってさらに強い調子で「先生のお名前，聞くのよ」，「先生のお名前なあに，って聞くのよ」などと重ねて要求する。すると，子どもは〈先生，学校，一，二，十〉と一見意味不明な言葉を発する。それを聞いた母親は，「自分の名前を聞かれると，数字を言うんです」と説明している。母親の子どもへの要求に対して，唐突な要求であったことも手伝って，はじめのうち子どもは黙って応じなかったが，あまりにも母親の子どもへの要求が執拗なので，ついにスタッフの方が子どもに代わって「〇〇〇〇です（自分の名前）」と答えたのである。

このエピソードにみられる母親の子どもに対するその場に不釣り合いで唐突

な行動を誘発している大きな動因となっているのは，子どものこころの動きというよりも，一つには，母親自身のこころを強く支配している世間体，すなわち自分が他者にどのようにみられているか，といった他者の目である。そして，自分が子どもから無視されることに対する強い（見捨てられ）不安である。

　このような母親からの唐突な働きかけが子どもにとって耐えがたいほど侵入的なものになっていることは容易に想像できる。そのため，子どもはなんとか無視したり空想の世界に入ることで回避したりして自分を守ろうとしているが，母親の働きかけによる影響から逃避することは容易なことではない。ときには自分の意識状態が変容すること（解離反応）もあるが，多くの場合，母親の言葉が子どものこころに強く入り込み，結果としてそれを取り込まざるをえなくなる。このとき子どもが意味不明なせりふを口に出したのは，彼なりの苦し紛れの対処行動であったと考えられる。後々に独語，空笑，解離，作為体験など深刻な精神病理現象が生まれていく素地がこんなところにうかがわれる。このように，母子のかかわり合いの中で，最初のボタンの掛け違いは次々に関係の難しさをもたらし，雪だるま式に関係障碍は肥大化していくことになるのである。

（3）　対人操作的態度——仄（ほの）めかす，媚（こ）びる
幼児期にみられる対人操作的態度
　その他の虐待が関与していることが判明した事例である。

❖**事例26　2歳9か月　男児**[9]

　頭突きをしてきたり，衝動的行動をとったりと，大変な状態だとの母親からの相談であった。満期出産であったが，分娩に時間がかかり最終的に鉗子分娩での出産だった。生まれた直後は仮死状態だった。全身傷だらけだったというが，母親は直に確認できていない。身体面は比較的順調だったが，1歳5か月

（9）　小林（2014）事例22（pp. 129-131）

でけいれん発作が出現。入院となり，その後抗けいれん剤を服用するようになった。しかし，半年前に発作は消失したので，服薬が中止になったところ，次第に壁に向けた頭突きが激しくなり，嘔吐までするようになった。抗けいれん剤を再び服用したら落ち着いた。

2歳半，治療を受けている病院で自閉症といわれたことで，母親は気分が落ち込み，うつ病として他の病院で通院治療を受けることになり，現在も継続中である。子どもが好んでやることは母親がしてほしくないことばかりなので，イライラが募る。母親は子どもと付き合っていると，どうかなりそうで叩きたくなるという。

SSPで観察された母子関係の様相

子どもはみるからに面白くなさそうな無気力な表情で動き回っている。母親もぎこちなく子どもと一緒に過ごしているが，どう相手をしてよいか，強い戸惑いが感じられる。

時折さり気なく椅子に座っている母親に近づき，背を向けたままで寄りかかる。どことなく母親の機嫌を取るような態度である。STが入室して3人になった途端に子どもは次のような行動に出る。STが入室して椅子に座っている母親の前のソファに座ると，すぐに子どもはSTに近づいて背を向けてもたれかかりながら母親の方を見ている。あからさまに母親の前で他人に甘えて見せているが，その後2人のあいだに寝転がり，母親の方を見て顔色をうかがっている。

母親が退室してSTと2人になると，多少なりとも動きがよくなるが，母親が戻ってくると，不可解な行動を示す。母親が戻ってくるのをすぐに察知して，ドアの方に小走りで駆け寄る。しかし，母親がドアを開けると，子どもは母親の方に近寄ることなく，ドアに直接ぶつかるように両手で当たる。

子どもは戻ってきた母親に近づいて飛び込んだかと思ったら，そうではなく，ドアにぶつかるように走っていった。自分の方に飛び込んでくるかと思っていたら，突然他の所に行ったので，そのときの母親の気持ちがどうだったのか，想像に難くない。思わせぶりな行動である。

一人ぼっちになっても平然とした表情だが，母親の不在に気づくと，ちょっとだけ小さな声で「ママ」とつぶやいている。

母親と再会すると，わざとらしく急に母親に近づき，足を挙げながら「ダッコ」と言うが，母親は足が痛いのかと思い，足をさすってやるという奇妙なや

第8章 虐待関連の症状

りとりがみられている。

　子どもは母親を試すかのように，次々と不自然な行動をとっている。ドアに頭をわざとらしくぶつけては母親に「いたいでしょ」と言わせたり，気だるそうに母親に背中からもたれかかる。子どもは母親に「媚びている」態度である。

　相手の反応をとても意識していることが随所に感じられる。その中でもとりわけ驚かされたのが，STが入って来たときである。STがそばに座るなり，わざとらしくSTにもたれかかって甘える態度を取りながら，母親の方を見ている。これ見よがしに他人に甘えて母親に「当てつける」あるいは「見せつける」振る舞いである。

　この子どもの反応は「相手の意向に従う（いい子になる）」ことと近縁の反応ではあるが，より一層屈折した反応である。子どもは母親にどう振る舞えばよいか困惑し，相手の意向をつねにうかがいながら，気に入られようと懸命に振る舞っている。それが「相手に取り入る」，「媚びる」態度である。このような対処行動はわれわれには演技的色彩を帯びて映りやすいが，母親との関係を維持しようとする子どもなりの懸命なもがきとして捉えることができる。その背景には母親自身日頃から子どもにどう相手をしてよいか強く戸惑い，唐突なかかわりも少なくないであろうことが推測されるのである。

青年期以降にみられる対人操作的態度

　幼児期の子どもが母親の前でみせる虐待絡みの対処行動が，その後の生涯発達過程で子どもの中にどのように取り込まれ，対人的構えとして表に現れるか，面接での一場面から例示してみよう。

　この事例では，過去に虐待された経験が初回面接で本人自身から語られているが，面接で彼女の取った態度に「相手に取り入る」，「媚びる」という表現がふさわしいことを見て取ることができた事例である。なお，本事例は筆者がスーパーヴィジョンを行っていたある男性臨床心理士（ここではカウンセラーと記載）から報告を受けたものである。

❖ 事例27　大学1年　女性

　中肉中背，服装は地味でラフだが，優等生といった印象を抱かせる女性である。小さいころから母親に虐待されてきたこと，高校生のときに精神科に受診し，数週間の入院までしたことがある。当時自殺企図もあった。大学に入ったら家族と一緒に暮らすこともできず，一人住まいをしている。そんな大変なこれまでの経過を，カウンセラーが訊ねる前から自分で整然と淀みなく語っている。

　やっとのことで，カウンセラーが相談の目的を訊ねると，さほど逼迫した状況ではなさそうで，とにかく一度相談に来たかった程度だという。入院当時，統合失調症とか人格障碍などと診断されたと，まるで自分のことはよくわかっているといった口調で，自分はボーダー（境界性人格障害）に近いと思っているとまで語る。そこでカウンセラーが具体的にどんなところかと訊ねると，見捨てられ不安，二極化思考［筆者注：アンビヴァレンス］，過食や完璧主義なところだ，自分から自殺しようと薬を大量に飲んだこともある，とすらすらと語りながら，ここで突然涙を流し始める。この間カウンセラーは彼女の話の内容の深刻さも手伝ってただただ聞くだけで，その冷静さと唐突な涙に違和感を抱くばかりだったという。

　時間も終わりに近づいたのでカウンセラーが大学生活に話を移すと，頑張りすぎて疲れたなどと言いつつも，自分から「楽になった。いまはよくなった」と言い始める。カウンセラーは呆気にとられ，最後に今日の話はどうだったかと訊ねると，「（自分ではある程度こころの整理がついていると思っていたけれど）まだ泣くんだなと思った」「他の学生はみんないいな。人に頼っている学生がうらやましい」と半ば訴えるような調子で述べて終わりとなった。

　初回面接にもかかわらず，冒頭から一方的に自分の生い立ちから病気に至るまで淀みなく語っている。患者の頭の中にはすでにあるストーリーが描かれているようである。カウンセラーが彼女の第一印象として「優等生のよう」だと述べていたことと符合する話である。ついで相談の目的について訊ねると，さらに淀みなく語るとともに，自分の診断についてまるでセラピストのように客

観的な態度で境界性人格障碍だと述べ，具体的に「見捨てられ不安，二極化思考，過食や完璧主義なところ」があるとまで語っている。さらにそのあと，自殺企図についても語りながら急に涙を流しているが，カウンセラーは呆気にとられている。なぜなら治療関係はまったくといっていいほど深まっていない段階での涙だったからだが，ここに彼女のカウンセラーに対して取った態度がよく示されている。つまり相手に対して警戒的な態度でつねに一定の距離を取っていたことを示している。その後カウンセラーが彼女の苦しみを理解しようとした途端に，「楽になった。いまはよくなった」と一方的に語っている。こんなところに彼女のアンビヴァレンスがとてもよく示されている。カウンセラーの心理的接近によって彼女の回避の反応が誘発されているからである。しかし，面接もいよいよ終わろうとすると「他の学生はみんないいな。人に頼っている学生がうらやましい」と，自分は「頼りたくても頼れない」ことを仄めかすような口ぶりである。

　このようにみていくと，彼女がなぜカウンセラーにこれほどまでの大変な生い立ちを，聞いただけでも深刻そうな内容にもかかわらず，淀みなく語っていたのかが見えてくる。彼女は自分のこれまでの苦悩を仄めかすように語ることによってカウンセラーの出方をうかがっているのだ。ここに筆者は子どもが母親に背を向けながらもまるで「媚びる」ような態度を取って甘えようとしている姿と同型のゲシュタルトを見て取ることができる。そのあとの面接でみられた，カウンセラーの親身な態度に対する回避的反応によってより確かなものとなっている。

（4） タイムスリップ現象とフラッシュバック

　タイムスリップ現象はわが国ではじめて指摘された症状で，杉山が自閉症に特異的な現象として報告したものである。児童や青年が突然に数年から十数年以上前の出来事を想起し，それをあたかもつい先ほどのことのように対応する

---

(10)　杉山（1994）

ことで，以下のような特徴があるいう。

①もともと優れた記憶能力をもつ，知的に高い，しかし不安定な自閉症の症例にしばしば見られる現象である。

②感情的な体験が引き金となり，過去の同様の体験が想起される。

③その過去の体験をあたかも現在の，もしくはつい最近の体験であるかのように扱う。

④その記憶体験は，普通児において一般に想起することができない年齢のものまで含まれ，また，患者の言語開始前後の年齢まで遡ることがある。

杉山は以上を列挙するとともに，通常われわれが体験するイメージ記憶とタイムスリップ現象との違いは，③，④にあるとし，想起内容に対して著しく心理的な距離が取れないこと，および，その記憶想起内容が言語開始前後まで遡ることだという。

杉山が本現象を見出した対象はすべて「もともと優れた記憶能力を持つ，知的に高い，しかし不安定な自閉症の症例」だが，筆者が本書で取り上げた強度行動障害という知的には重度遅滞に属する事例（事例12-2（p.139）など）においても本現象は頻繁に出現していることがわかる。

筆者がここで考えてみたいのは，タイムスリップ現象の概念提起が自閉症スペクトラムの精神病理学的観点から捉えた際に，今日いかなる意義をもつかという点である。杉山はタイムスリップ現象とPTSDとの共通性を指摘するとともに，さらには自閉症の言語障碍と密接な関連をもつという。自閉症の記憶と意識が，言語を軸としたわれわれの構造とは異なること，さらに自閉症の時間体験が自閉症独自の構造を持つとの指摘である。はたして本現象は自閉症独自の構造を持ち，独自の精神病理を示唆する現象なのであろうか。

タイムスリップ現象の本態はフラッシュバックである。杉山がタイムスリップ現象とPTSDとの共通性を指摘していることからもそうだといってよい。現に，発達障碍（自閉症スペクトラム）と診断される事例だけでなく，子ども虐待事例にもかなりの頻度で本現象は出現していることが知られている。ではそこにどのような共通の精神病理を見出すことができるか。

第8章　虐待関連の症状

　記憶と情動が密接な関係にあることは誰しも体験的に理解できる。快/不快如何にかかわらず情動（こころ）を強く揺さぶる体験はいつまでも記憶に焼きつき離れない。しかし，このような記憶と情動，そして言語の関係は何も自閉症スペクトラムのタイムスリップ現象やPTSDのフラッシュバックばかりの専売特許ではない。幼児期からよくみられる遅延性反響言語（p. 91参照）の出現のメカニズムもきわめて類似したものであることを見落としてはならない。

　遅延性反響言語は，過去の情動に深く焼きついた体験とそこでの記憶に残る言葉（せりふ）が，その後の類似の情動体験によって誘発され，その言葉を発することでその体験された情動（気持ち）が表現される現象である。タイムスリップ現象はまさに遅延性反響言語とほとんどといっていいほど類似の現象である。フラッシュバックでは当事者が言葉で容易に表現できないほどに賦活化された情動に圧倒されているが，出現のメカニズムはやはり同様だと考えてよいだろう。

　そこで問題はこのような現象をたんに自閉症スペクトラムの独自の固有な精神病理現象だと捉えてよいかということである。なぜ筆者がこのような問題を指摘しようとしているかといえば，まるで自閉症スペクトラムという精神障碍がわれわれとは懸け離れた異常な病態だとみなされてきたことに対する異議申し立てをしようと思い立ったからである。

　これまで遅延性反響言語は自閉症スペクトラムの言語発達病理現象として特異的なものとみなされ，診断する上でも重視されてきたものである。タイムスリップ現象についても同様である。

　しかし，筆者が本書の行動障碍事例での治療実践を通して明らかにしたように，われわれ臨床家が彼らの言動を文字通り（字義通り）に受け取ることの問題を考える必要がある。彼らの一見不可解で病理的にみえる言動も，その背景にある意図や動機を歴史的文脈の中で理解することによって，彼らの言動の真の意味が浮かび上がる。そこでわれわれがその意味を受け取り，われわれの言葉（公共性をもった言葉）によって映し返すことによって，彼らは自分がわかってもらえたという安堵の反応を示すことを，筆者は経験的に実感してきたか

第Ⅱ部　自閉症スペクトラムにみられる多様な症状を「関係」から読み解く

らである。[11]

　結論を述べると，タイムスリップ現象を自閉症に特異的なものとして捉えることはミスリーディングであるということである。現にPTSDとの共通性が当初から指摘されている。子ども虐待，PTSDとも発達障碍として捉えることによっていよいよこれらの関係は袋小路に入ったといってよい。疾患特異的なものとして当初は捉えられてきたが，タイムスリップ現象の提唱は発達障碍理解にとって積極的な意義を持たず，逆に混乱を助長させるものであったと筆者は思う。

　ここに述べた筆者の主張は，本書で多様な症状を理解する際の基本的姿勢を示していることがわかるであろう。それは原初的コミュニケーション世界での情動のつながりをつねに基本に求めることにある。それをわれわれが忘れずにかかわっていけば，必ず彼らとのこころ（気持ち）のつながりが生まれる道が切り拓かれると思うからである。

（5）　視線回避と解離反応

　ついで考えてみたいのは，いまや虐待問題と密接な関連性が指摘され注目が集まっている解離反応についてである。

　ある保育園の園長から相談を受けて治療を開始した事例がある。いつもどことなく落ち着かず，集団で活動しているときに一人園庭に出て遊んだり，時折唐突に脈絡のないことを言ったり，衝動的に他児を叩いたりするということが相談の内容であった。早速，筆者はMIUで診ることにした。

❖事例3-2　4歳0か月　男児（p.63参照）

　エピソード1

　　最初に挨拶を交わした後，筆者は母親と子どもの様子について話し合っていた。担当のスタッフは子どもと自由に遊ぼうと相手をしていたが，彼は2人の

────────────
(11)　本書の事例12-1（pp. 97-100）参照。

第 8 章　虐待関連の症状

話が気になって仕方がないのか，遊びに気持ちが集中しない様子である。母親は筆者との話に夢中になり，次第に真剣な雰囲気を帯び始めたときであった。突然彼は話し合っている 2 人のところに近づいて，ソファの上に置かれていた母親の手提げ鞄の中から素早く鍵束を取り出した。2 人の話は中断し，彼の方にみんなの注意が注がれたが，彼はわざとらしく鍵束を持ったまま，走り始めた。子どもはことさら鍵束を振り回しては母親から注意してもらいたい様子であったが，母親がダメでしょと禁止の言葉を発して鍵束を取り上げると，それ以上には鍵束を取り返そうとはしなかった。…（中略）…終わりころになってふたたび筆者と母親が話し合っていると，今度は突然母に向かって〈うんち！〉と言いながら部屋の外に出ようとした。それを聞いて母親は，〈本当にうんちしたいのね〉と疑いながらも一緒にトイレに行ってみると，実際には排便したかったのではなかった。それがわかった母親は〈嘘だったのね！〉と叱るような口調で応答するのだった。

　ここに示された子どもの行動は通常，前者が挑発的行動，後者は虚言と言われているものであるが，彼がなぜこのような言動で自分の気持ちを表さずにはいられなかったのか，以下に述べる母子交流をみるととてもよく理解できる。

　　エピソード 2
　　セッションの開始からしばらくして，母親と筆者の話が終わり，母親に子どもと自由に遊んでもらうことにした。子どもはままごとセットを手に取り，〈お買い物〉と言いながら立ち上がり，どこかに出かけたそうにしていた。母親もいろんな野菜や果物などを手当たり次第に手にとっては説明しながら子どもに差し出すのだが，子どもはそんな母親の誘いにはさほどうれしそうな反応を示さず，どこか他のことをしたそうな様子である。しかし，筆者にも何をしたいのか判然とつかめない。母親はさらに物を次々に取り出しては，〈○○は 100 円，これはいくら〉などと子どもと一緒に買い物をしようと努めていた。ついに，子どもは他の遊びに気移りしてしまった。
　　一緒に遊んでいても子どもは何をしたいのか，どうも判然としないことが多い。生き生きとした反応が返ってくるのは，先に述べた挑発的な行動をしているときだけで，大人が一緒に遊んでいるときには表情も乏しく，喜怒哀楽がは

っきりと表出されることが少ない。母親は遊びにつき合うのだが，子どもが何をしたそうにしているかにはほとんど頓着せず，自分の思いつきで遊びを展開していることが多い。そのため両者のあいだで遊びは楽しい方向に進んでいかない。

　筆者が母親と話をしていて痛感したのだが，筆者が訊ねたり，説明したりすると，母親は間髪入れず即座に応答し，何事にもそつなく対応するが，なぜか筆者にはこちらの意を受け止めてもらえたという実感が希薄なことが気になったのである。それは言葉を換えていえば，言葉（字義）によるコミュニケーションはさかんに行き交っている割には，その底流に働いている気持ちが通い合うという実感が得られないからである。そのことは母子コミュニケーションの特徴として，母親が子どもの意とは関係なく，思いつくまま言葉を投げかけているところに端的に示されている。母親はしっかりと言葉を用いたコミュニケーションができるようにとの強い願いがあるのであろうが，それがあまりに一方的であるために子どもは圧倒され，自分の意は表に出すことができず，かといって母親の意向にはっきりイヤとも言えず，ジレンマに陥っている。そのような状態にあって結果的に母親の意に沿って行動することが多くなっている。先の挑発的行動と虚言はこの子なりの懸命な自己主張であったということができるし，ときおり全身を固くして両手を広げて羽ばたくような常同反復的行動を示すのもそのためである。

　このような中で筆者にとって非常に驚きであったのが，以下に述べるような反応を経験したことである。それは筆者の予期しない唐突なもので，解離の萌芽であると思われたからである。

　エピソード2の後，筆者は母親の見ている前で子どもの遊び相手をし始めた。そんな矢先のことである。

　　エピソード3
　　　筆者は大きなバランスボールを用いて，子どもをその上に乗せてやり，こち

らで揺らしてやった。しかし，ボールの揺れに対する姿勢はぎこちなく，揺れのリズムに合わせることが難しい。その後，筆者がボールを手にとって子どもに勢いよく近づいたり，遠ざかったりと繰り返し，子どもが応答しそうになると，フェイントをかけたりすることで，子どもの気分を高揚させようと努めた。次第に子どもは嬉々とした反応を見せるようになった。怖いけどもっとやってほしいという様子である。さらに筆者がボールを子どもの頭の上に置いてみた。すると突然なぜか嬉々とした表情が失せて回避的になり，それまでの筆者も味わっていた高揚感が急速にしぼんでしまった。それでもさらに相手をしていると，急に筆者から背を向けてしまい，先ほどまでの2人の遊びはなんだったのだろうかと思わせるほどで，まるで何事もなかったような態度を取ったのである。

　ここでなぜ彼にこのような反応が誘発されたのかを考えてみると，萌芽段階としての解離反応が引き出される誘因が見えてくる。2人の間で情動が高揚してまるで一心同体になるかのような気分になりそうなときに解離反応が引き起こされているからである。

　SSP場面での観察においては，1歳台の子どもたちの母子分離と再会に際して，子どもは母親とともに過ごしているときにはまるで相手を求めていないかのようにして回避的になっているにもかかわらず，母子分離後には心細さを体験していることが認められる。しかし，母子再会場面においては母子が接近して子どもが抱かれそうになると，突然母親から視線をそらしてしまう。そこに筆者は子どもの「甘え」のアンビヴァレンスを感じ取ったが，母子再会で母子が一体になろうとすると途端に回避的態度を取っているところに，先の事例の解離を思わせる反応と同型のこころの動きのゲシュタルトを見て取ることができると思うのである。

　つまり解離反応のそもそもの原型は甘えのアンビヴァレンスに端を発し，情動の高揚によって母親（治療者）との喜びの共有が生まれそうになると，身体が回避的に反応するところにあるのではないかということである。

さてここで筆者は成人期の自閉症スペクトラムの事例においてまったく同様の反応が引き起こされることを身をもって体験したので、その事例を以下に述べよう。

❖事例28　25歳　女性[12]

主訴　職場で突然おかしな行動をとる
現病歴　専門学校を卒業して医療関係の職場に就職した女性。就職の世話をした専門学校の担当教員と職場の上司からの相談で、仕事の要領が悪く、患者の要求が理解できず、単調な話し方で、字面どおりの四角四面の対応が目立つとの深刻な内容であった。彼女はそのような事実を認めているが、どうしてよいかわからないと言うばかりで、表情にはさほどの深刻さは感じられず、淡々としている。かえって周囲の者の方が不安になるほどであった。教員と上司の話から以下のようなことがわかった。

就職直後の新人研修会で、制服を着せられた上に、何日も会場で缶詰状態になったことで耐えられなくなり、突然室外に出てうずくまるということが起こった。その場で、研修担当者から、帰宅したら精神科に受診するように指示されている。学校生活でも、同じような問題が頻発していたこともわかった。授業などで多くの生徒が集まる場に身を置くと、圧迫感を強く感じて突然離席してその場にうずくまったり、ひっくり返ったりする。授業中、ティッシュを千切って積み上げるような奇妙なことをする。突然、パニックに襲われて行方がわからなくなる。それでもしばらくすると、どうにかもとにもどってきていたという。このような事態を幾度となく経験した教員たちは、彼女をあまり追い詰めないように心がけてきた。授業中、苦しくなってパニックが起こりそうになれば、外に出るようにと、助言していたともいう。

その他にも印象的なエピソードに事欠かない。専門学校の実習の場で彼女が子どもと話しているのを担当教員が見ていて、唐突な言動が気になったために話し方を注意すると、彼女は真顔で、「私ですか、それとも子どもですか」と聞いてくる。相対した患者が社交笑いをすると、「なぜ可笑しいのですか」とこれまた真顔で訊ねる。あまりに苦しそうにしている彼女を見て、周囲の仲間

---

[12]　詳しい治療経過については小林（2016）の事例P子（pp. 167-171）を参照。

が「大丈夫ですか」と気遣うと，「何のことですか」と不思議そうに訊ねる。教員が「こんなときには海でも見れば，落ち着くのにね」と助言すると，「なぜ海なんですか」と言い返す。何かを指摘されたり，話しかけられたりすることが，自分のことだということに気づかない。その他にも，場に不釣り合いな言動が幾多にも認められた。

初診時の様子

　初診時に，幼少期からの自分について以下のようなことが語られた。幼児期から人見知りが強く，一人で遊んでいることが多く，親は心配していたらしい。小学校低学年のころ，自分の考えが周りに筒抜けになっていると感じていた。周囲の人はみんな自分のことを知っているのであれば，知らぬ顔をする訳がないなどと自分に言い聞かせながら，なんとか自分を保っていた。でも人の声が聞こえていて，振り返っても誰もいないということがたびたびだった。「そんなこと，考えてはいけないよ」という内容の声だったという。背中から自分の考えが漏れていると思って，ランドセルを背負うのがとても嫌だった。最近でも授業中，自分の後ろに人が座るのがとても嫌だった。このような体験をどこかで妄想だと自分に言い聞かせていたとも語るのだった。幼少期から深刻な自我障碍があったことが推測される内容である。

　ついで，学校や職場での対人関係について訊ねると，他人と感情を交えないで応答すると楽だという。無理に感情を交えると，不自然になってしまう。たとえば，相手の話の意味が呑み込めないので，うなだれたポーズをとると，相手から「こちらの話を聞いていないよね」と言われる。逆にわかったように大袈裟に反応すると，相手は「本当にわかっているの？」と聞き返す。そんなことを幾度も経験する中で，極力感情を交えないでコミュニケーションをとるようになったというのである。

　すでに治療関係は2年近く継続していた。筆者はアスペルガー症候群と診断していた。治療関係は随分と深まり，互いに感じたこと，考えたことを率直に話すこともできるようになり，面接は順調に経過していた最中の一場面である。

　　現在働いている職場で随分と疲れやすいということが話題となったときである。どんな疲れなのか彼女が感じていることを私が訊ねた。すると，深刻そう

に考え込んで（彼女がよく見せる表情であるが）しばらく沈黙が続いた。そして，なぜか急に自分の右手の指を見つめ始めた。指についた汚れを拭き取るようにしてもう一方の指でなで始めたのだ。不思議に思ったので，私はどうしたのか訊ねた。すると「いや，指に汚れがあるのがわかったから，取っていたんです」と平然とした口調で答えた。私は少し驚き戸惑ったが，ついで，これまで本気で怒ったことがあるかということが話題になった。彼女はすぐに昔のことを思い出したと言い，小学6年時の国語の作文の時間に，「今までで一番怒ったときのことを書いてください」という課題が出されたことがあった。そのとき，彼女は何も思い浮かばず，適当に嘘をでっち上げて書いたということを語った。そこで，筆者は〈それじゃ，悲しかったことは？〉と訊ねた。するとしばし考えていたが，突然面接室の彼女のそばにあったソファ（彼女は私と対面して椅子に座っていたが）の上に置かれていた5匹の子犬のぬいぐるみの方に視線を向けて立ち上がり，近寄ってぬいぐるみをきれいに並べ直して何もなかったかのようにして席に戻った。このときも私は驚き，すぐさま彼女に訊ねた。すると先ほどと同様に，「気になったからしました」と平然と答えた。ついで筆者が〈一番楽しかったことは？〉と訊ねると，これにはすぐに「自宅の庭で蟻の巣を発見して，それをずっと見ていたときのことを思い出しました」とはきはきした口調で答えたのである。

　彼女がこの日の面接場面で見せた一見すると奇異にも映る唐突な行動に対して，「関係」という文脈の中で筆者は以下のように理解した。

　これらの行動はけっして状況に関係なく生起したのではなく，葛藤を強めるような質問を筆者が行ったときに誘発されたのではないか。葛藤が誘発されない質問では，抵抗なくはきはきと答えるのとはじつに対照的な反応だったからである。この差異はどこからきているかといえば，筆者が彼女に質問することで筆者との心理的距離がぐっと接近し，彼女が答えに窮して困惑しているところである。不安が増強し，筆者の接近が彼女には侵入的に感じられて，思わず回避的反応が誘発されたと思われたからである。ここで筆者が「思わず」と表現したのは，その反応が彼女自身も意図しない，つまりは非意図的な反応であるとの判断からである。つまり，意識が介在しないプロセスでの反応だという

ことである。

　筆者はこれまで子ども虐待に深く関与したことはないが，解離反応は子ども虐待の専売特許ではないことだけはここで明言しておいていいと思う。われわれが発達障碍とみなしている子どもの中に虐待が絡んでいる例が含まれていることを言わんとしているのではない。要は，発達障碍，PTSD，愛着障碍などと次々に新しい疾病概念が提唱されると多くの研究者はすぐに飛びつくが，肝心なのは〈子ども―養育者〉関係，あるいは〈患者―治療者〉関係を軸に，治療者も当事者の一人として関与し，そこで何が起こっているのかを自ら体感しながらその意味を深く吟味することである。患者個人の中に病理と病因を見出そうとする限り永遠に堂々巡りの議論が続くと筆者は懸念しているからである。

第 9 章
精神病（統合失調症・躁うつ病）様症状

　精神病の代表的疾患である統合失調症については，いまだにその疾病概念も病因も定説はない。さらには最近の病像の軽症化も手伝って，いよいよその概念は拡散状態にある。最新の統合失調症の国際診断基準（DSM-5）[1]では，症状として①妄想，②幻覚，③まとまりのない発語（例：頻繁な脱線または滅裂），④ひどくまとまりのないまたは緊張病性の行動，そして⑤陰性症状（すなわち感情の平板化，意欲欠如）が列挙され，随分と簡素なものになっている。

　筆者が精神科医になりたての40年ほど前の教科書の中で典型的な病像としてよく指摘された，作為体験（他人に操られる），妄想知覚（日常の出来事が急に特別な意味を帯びるようになる），妄想着想（現実にそぐわない考えが突然浮かび確信を帯びる），言語新作（新しい言葉を作り出す），思考察知（考えが他人にわかってしまう），思考吹入（考えが吹き込まれる），思考奪取（自分の考えが誰かに抜き取られる）などの症状はほとんど影を潜めてしまった。こうしてこれまで誰の目にも把握しやすかった陽性症状は前景から次第に姿を消して，それに代わってこれまで背景化していたために容易には把握しがたかった精神病理が前景に浮かび上がってきたということだと思われる。そのことが，発達障碍と統合失調症の異同が近年再び議論の俎上に上がることになった一つの要因ではないか。

　これまで幾度となく行われてきた統合失調症と自閉症スペクトラムの疾病論的差異の議論は何を求めていたのであろうか。両者の原因論をめぐっては，統

（1）　American Psychiatric Association（2013）（髙橋・大野監訳（2014））

合失調症がいまだに内因論を引きずる一方で，自閉症スペクトラムは器質論を前提として議論されることが多い。しかし，原因論はともに仮説の域を出ず，診断学や症候学においてもいまだに議論が絶えない。今後もそのような混沌とした状態が続くのであろうか。

　病態が顕在化する時期が大きく異なるこの2つの疾患の疾病論的差異を論じることがどれほどの意味を持つのであろうかと筆者は切実に思う。なぜなら両者ともにあまりにも疾患単位として不確定要素が多すぎるからである。さらに原因も明確でなく，かつ病態もきわめて多様で，時代とともに変容を遂げている両疾患の差異を論じても，それは所詮机上の空論で，砂上の楼閣といってもよいほどだと思えるからである。そのような限界を脱するためには，仮説や疾病概念の枠組みを前提としないで議論することである。

　第1章で述べたように，現象学的立場から自閉症スペクトラムの成因を解明しようとする筆者は，従来のような原因仮説を前提に両者の症状論的差異を論じることなく，筆者自身が臨床実践において確かなものとして掴んだものをエヴィデンスとして，自説を論じることを本書で目論んでいる[2]。そのような立場から考えたとき，いまわれわれに求められているのは，発達論的視点から自閉症スペクトラムになぜ統合失調症を疑わせるような症状が出現するのか，その成り立ちを考えていくことである。その検討を通してはじめて統合失調症の成因が明らかになることが期待されるし，そのことによって両者の関連性もみえてくると思われるからである。

　そこで自閉症スペクトラムの乳幼児期からの発達過程を前方視的に観察してきた筆者の経験から，統合失調症に典型的とされてきた症状がなぜ彼らにも出現するのか論じてみよう。

　まず思い起こしてほしいのは，筆者が第2章でアンビヴァレンスゆえに子どもたちが振る舞う対処行動の中で「(5)精神病的病態に発展するもの」として，①過度に従順に振る舞う，②明確な対処法を見出すことができず周囲に圧倒さ

（2）　その根拠は小林・西（2015）で詳細に論じている。

れる，③周囲を無視するようにして一人で悦に入る，④一人で空想の世界に没入する，という行動を指摘したことである（表1参照）。これらの対処行動が将来的に深刻な自我障碍，カタトニア，躁状態，自閉と妄想，などへと発展することを危惧しての指摘であるが，ここではより具体的に論じてみよう。

1 母親の誘いに容易に動かされる
―― 主体性・能動性・自発性の欠如

アンビヴァレンスへの対処行動として「過度に従順に振る舞う」を指摘したが，ここで取り上げるのは，母親の意のままに行動し，相手の思いに翻弄されている事例である。

❖事例29　2歳9か月　男児[3]

　乳児期，全般に身体運動発達は遅れ気味であった。はじめて言葉を発したのは8，9か月ころだったが，なぜか母親は当時から子どもに英語の教材を使い，英語で声をかけていたという。言葉は少しずつ増えたが，コミュニケーションとしての用をなすものではなかった。人見知りや後追いも見られない。一人で絵本やパズルを楽しむばかりである。まもなく，他の子どもに突然つねったり噛み付いたりするようになる。保健師の勧めでことばの教室や療育センターに通い始める。そこの保護者からの紹介での受診であった。

SSPで観察された母子関係の様相
　子どもは母親と一緒に過ごしているが，とても大人しく，母親の方に目を向けることもなく，母親の語りかけに素直に従いながらほとんど声を出すこともなく付き合っている。STが入ってきてもとくに変わった様子はない。母親が退室しても表立っては動揺した様子を見せないが，声がまったく出なくなった。母親が戻ってくると，子どももうれしそうな表情は見せるが，自分から母親に近づくことはない。そして母親が2度目の退室をしても特段変わった様子は見

（3）　小林（2014a）事例21（pp. 149-154）

られない。STが入室してもそれまでと同じような遊びを繰り返している。しかし，母親が戻ってくると，次のような驚くべき母子のやりとりが観察された。

子どもは母親の入室前からその動きを察知してドアの方を見ていた。母親が入ってくると子どもは少しだけうれしそうな反応を示す。しかし，再び黙々と玩具を手にして遊び始める。まもなくなぜか部屋の中を動き始める。母親はそれに合わせるようにして，トランポリンや滑り台を指さしながら子どもに教えている。すぐさま母親の誘いに動かされるようにして，子どもは滑り台を滑り始める。滑り終わるともう一度滑ろうと滑り台の階段の方に行こうとする。しかし，母親は子どもに向かって「ごろん（前転を）しない？　ごろんは？　マットがあるよ。ごろんしない？」と声をかける。遊びの流れからすると，とても不自然で唐突な言葉かけである。子どもは一瞬戸惑いを見せて滑り台の方に行こうとするが，母親はさらに同じことを言い続ける。すると，子どもはマットの上を転がるように前転を始める。気の乗らない動きだったので，ぎこちなくよろめいたが，それを見た母親は「ちょっとだめね」と否定的な言葉をかけている。

母親はこの子の妊娠中に仕事を辞めているが，父親も育児に協力的である。母親は意欲的な人で，仕事を辞めたのを機に資格をいろいろ取ろうと試験勉強に熱を入れているほどである。育児においては，これと思い込んだら脇目も振らず，英語を教えたり，突然思いつきのようにして断乳を決行したりするところがある。子どもの様子に合わせながら世話をすることは難しい。

面接で母親は育児に対する強い不安を持つとともに，自分の生い立ちや自分の両親についても強い葛藤があり，いまだにそれに囚われていることが語られた。自閉症と告げられたことをショックだと言うが，語りの口調は明るく，あまり実感がわいていない様子である。その後の経過から，母親は境界性人格障碍と筆者は判断した。情緒不安定で，ときに妄想的になるし，予測のつかない唐突な行動も見られたからである。ここにあげたシーンでも子どもへのかかわりにその傾向が如実に示されていることがわかる。母親のこれまでの養育は，一貫してこのような思いつきによって行われてきたことが推測されるのである。

子どもは母親に対して自分を出すことに強いためらいを示し，つねに萎縮している。母親に恐れを抱いているのではないかと思われるほどである。母親はその場の思いつきで子どもに働きかけているが，子どもはそんな母親の唐突な働きかけに抗うことなく，言われるがままに応じている。子どもは母親に言われるまま前転したにもかかわらず，母親はその動きに「だめね」と否定的評価で応えている。子どもの思いを想像するといたたまれなくなる。

対処行動としての「よい子になる」ことが，自分なりの能動的な選択だとするならば，ここに見られるのは，自分の欲求や意思を全面的に押し殺し，相手の思いに「過度に従順に振る舞う」という受動的なものである。その結果相手の思いに翻弄されていることがわかる。このような体験の積み重ねによって子どもの自我発達はどのようになるか，想像に難くない。「自分」が育たず，後々深刻な自我障碍をもたらすことが危惧される。

では実際，成人期において自我障碍はいかなるかたちを呈するようになるか，筆者の記憶に今でも強く焼きついている強度行動障碍事例を示す。母子同席面接で垣間見られたエピソードである。

❖ 事例30　21歳　男性

これまでに筆者が経験した行動障碍の中でも横綱級の事例である。過去に精神科病院の保護室に長いあいだ入院したこともあったが，その後自閉症施設に強度行動障碍事例として入所し療育を受けるようになった。当時，筆者は精神科医として両親と彼に面接を実施していた。両親の関係もなかなかに難しいものがあったが，半年も経過したころ，母親と彼に同席面接を実施したときのことである。

彼は日頃から周囲に対する警戒心からか，硬い表情を浮かべ，周囲に近寄りがたい雰囲気を漂わせていた。

この日も彼は不快そうな声をさかんに発しているが，母親は彼に話しかけて

いる。その語り口調はぎこちなく、彼の様子にさほど頓着しないで自分の気分で働きかけているようにみえる。そのためもあってただ一方的で、母子間に交流は生まれない。突然彼が「ツカレル」とつぶやくと、母親は間髪入れず「『つかれる』じゃなくて、なんて言うんだっけ」と語りかける。するとすぐに彼は「ツカレマシタ」と応じる。このように母親には、彼の物言い一つ一つを言い直させる指示的対応が目についた。

　母親は自分に向かって彼に丁寧語で話させようとしている。母親の思いを想像すると、周囲の他者を強く意識するあまり、このような指示をしているのであろうと思われた。それを裏づけるように、その後も母親は彼に次のように指示していた。

　彼が「ナツヤスミカエレル（夏休み帰れる）」と母親に要求するように語ると、母親は「先生になんと言うんだっけ」と聞き返す。すると彼は「ツカレタ、カエリタイデス」と言い直しているのである。

　このようなやりとりが母子間で行われていたが、母親の声かけがあまりにも命令口調で指示的でまくし立てるように早口であるため、そばで聞いていた筆者はこわさとともに、追い立てられる感じをも受けた。

　彼は母親の前でとても緊張し、身動きも自由にできなさそうであった。そのとき、筆者も同じような気持ちになっていた。そこで筆者は少しでも雰囲気を和らげようとして、彼のそばに近寄り、彼の肩を揉んでやった。彼の肩の凝りや緊張の度合いをみながら、多少なりとも気分をほぐそうと試みたのである。すると彼は筆者の行動に最初は驚きの反応を見せたが、すぐにまるで自分の思いを隠すかのようにして手に持っていた雑誌で顔を覆い始めた。筆者は彼の肩を揉みながら、彼の身体反応を感じ取っていたが、嫌がっているふうはなく、次第にリラックスして自分に身を委ねてくるのを筆者は感じ取っていた。するとまもなく、母親はその様子を見て、にこやかな口調ではあったが、「（子どもは先生に肩を）触れ（られ）るのは嫌みたい」と彼に向かって話し始めた。まるで彼の気持ちを汲むようにして。すると彼は途端に、筆者が触れていた肩の方に手をやり、筆者の方に振り向き、筆者の手を払いのけるようにして、身体をよじって嫌がる素振りをみせ始めたのである。

　彼は筆者の肩揉みを嫌がるどころかこちらに身を委ねるほどに緊張が緩みつ

つあるのを，筆者は彼の身体を通して感じ取っていた。それにもかかわらず，母親はまるで彼の気持ちを思いやるような口調で，他人から身体を触れられるのは嫌だと代弁するようにして言葉を投げかけた。すると驚いたことに，彼は本当にそうだと言わんばかりに身体をよじって嫌な仕草を示した。

　筆者が彼の肩を揉んでやっていたときの母親の様子をそれとなく観察していたが，そのとき，母親はさかんに身体をよじるようにして自身も緊張している様子がうかがわれた。おそらく母親自身が身体を触られるのを嫌だと感じていたのであろう。そのような思いを彼にも重ねて，先のような彼への語りかけがあったのではないか。

　この文脈でのコミュニケーションの特徴はじつに興味深い。なぜならば三者がともにコミュニケーションを取ろうとしている場において，彼と筆者とのあいだで展開されていた体験を母親は自分の体験に引き寄せて（過去の「甘えたくても甘えられなかった」体験），彼の気持ちを思いやったような態度で発言しているが，母親は明らかに筆者の接近に対して嫉妬を起こしている（と思う）。そのときの彼の気持ちを母親は不快なものであると感じ取り，彼にそのように投げ返している。そのため彼はその後すぐに実際に嫌がるような行動を取り始めている。彼にとっては心地よい体験であったと筆者には感じられたにもかかわらず（彼も身体では拒否していなかった），母親によって不快なものとして意味が付与されたために，彼はそのようなものとして反応している。

　母親は自分の触れられることへの拒否的感情を彼に投影して，彼がさも自分と同じように嫌がっていると感じ取ってそのように発言している。すると実際彼の体験していたであろう心地よさも不快なものへと変化している。このような心的メカニズムは投影性同一視 projective identification[4] である。そして彼の情動体験（心地よいもの）が母親によって不快な体験として意味づけられている。ここに情動体験と意識の乖離が如実に示されている。このようなコミュ

（4）　投影性同一視は防衛機制の一つ。分裂した自己のよい部分あるいは悪い部分のいずれかが外界に投影され，さらにこの投影された自己の部分と，それを受けた外界の対象とが同一視される機制である（岩崎，1993）。

ニケーションの質が蓄積していることによって彼の自我状態は現実認識など到底できない，文字どおり精神病的な自我障碍を呈することになる。そのことをこの事例での三者間のコミュニケーションはよく示していると思う。

2 口で言うことと身体で反応していることの乖離
―― 「ダブルバインド」的な関係病理

　筆者が精神科医になった1975（昭和50）年当時は，統合失調症の成因論としてダブルバインド（二重拘束）理論 double bind theory がよく話題に上っていた。その後，この関係病理は統合失調症のみに出現するものではないとされてから急速に話題から消えていったが，筆者はいまでもベイトソン Gregory Bateson の関係病理の視点の重要性は色褪せていないと思っている。そこで筆者は関係発達臨床の立場からダブルバインド的状況がなぜ生まれるか，その発達論的視点から論じてみようと思う。そのことによって自閉症スペクトラムと統合失調症の関連性について重要な示唆が得られると考えているからである。まずはダブルバインド理論の解説から始めることにしよう。

ベイトソンのダブルバインド理論
　ベイトソン[5]は統合失調症の患者とその親とのコミュニケーションに着目する中で，患者の身動きの取れない呪縛が生まれるにはどのような状況がもっとも相応しいかを問題とし，そこにラッセル論理階型理論を援用しながら考えた。その成果がダブルバインドである。論理階型が異なることからくるクラスとメンバー間の不連続性である。それをベイトソンは次のように述べている。

　　「コミュニケーションの現場，人間の心理の現実を問題とした場合，両者の不連続はたえずかつ不可避的に破られる。この不連続性を破る一定の形式を持ったパターンが，母と子の間に見られる場合，アプリオリに，そ

（5）　Bateson（1972）（佐藤訳（2000））の「第3編　関係と病理」（邦訳 pp. 238-459），その中でも「精神分裂病の理論化に向けて」（邦訳 pp. 288-319）を参照のこと。

第 9 章　精神病（統合失調症・躁うつ病）様症状

の当人にある病理が現れることが予測される。その病理の症状が，極端に進行したときには，統合失調症に分類するのが妥当な形式的特性をもつ。」
（『精神の生態学　改訂第 2 版』pp. 289-290）

以下はダブルバインド状況を浮彫りにする有名なエピソードである。

「統合失調症の強度の発作からかなり回復した若者のところへ，母親が見舞いに来た。喜んだ息子は母親の肩を抱くと，母親は身体をこわばらせた。息子が手を引っ込めると，母親は「もうわたしのことが好きじゃないの？」と訊ね，息子が顔を赤らめるのを見て「そんなにまごついちゃいけないわ。自分の気持ちを恐れることなんかないのよ」と言いきかせた。息子はその後ほんの数分しか母親と一緒にいることができず，母親が帰ったあと病院の清掃夫に襲いかかり，ショック治療室に連れていかれた。」（同，p. 306）

ついでベイトソンは，統合失調症を生み出す家庭について印象的な事柄を以下に列挙している。

「①ダブルバインド状況に囚われた患者の心に起こる無力感，恐怖，憤慨，激怒に対しては母親が何の感情も抱かず，冷淡な無理解をもってそれを見過ごしている。
　②患者の「病気」は，一面で，ダブルバインド状況に縛られ制御されることへの対処法であるように思われる。精神病患者がときどき口にする，含蓄のある，鋭い，多分に隠喩的な言葉は，自分を縛りつけている諸力について，当人がただならぬ洞察をもっていることを示している。
　③ダブルバインディングなコミュニケーション状況は，母親の心の保全にとってきわめて重要なものである。家族のホメオスタシスにとって必須のものである。」（同，pp. 310-312）

しかし，ベイトソンは統合失調症発生因としてのコミュニケーション病理を

第Ⅱ部　自閉症スペクトラムにみられる多様な症状を「関係」から読み解く

強調する当初の立場を改め，『精神の生態学』では，現在の位置と将来の展望について次のように述べ，ダブルバインドを幅広く認められる現象であると考えるに至っている。

> 「正常」との違いをあまりに強調することが問題を理解する助けになるとは思えない。われわれは統合失調症を，すべてのコミュニケーション現象に等しく重要な一般原理に関連する問題として見る。したがって「正常な」コミュニケーション状況のなかからも，統合失調症の理解に役立つ類似の現象を多く見出しうることを，われわれは前提とする。（同，p. 311）

関係発達論的観点からみたダブルバインド

そこで考えてみたいのは，ベイトソンの理論の今日的意義についてである。まず筆者が強く思うのは，ベイトソンの理論に欠如しているのが発達論的観点だということである。なぜならこのようなコミュニケーション病理がなぜ生まれるのか，その背景には当然なんらかの発達（関係）病理が潜んでいると考えられるからである。

ダブルバインドがどのような発達状況で生起する現象か，MIUで観察した事例から示してみよう。

❖ **事例31　1歳4か月　男児**[6]

一人っ子。自閉症ではないかとの相談での受診であった。子どもに目立った発達の遅れはなかったが，生後2か月，子どもが視線を合わせないことで気になりだした。その後も子どもは母親になつかないことから苦労が続き，ついに5か月のとき，母親はうつ病になり，実家に戻った。1歳，近医で自閉症といわれた。現在気になるのは，①突然過剰に興奮して笑い出す，②自分でやらずに母の手を引っ張ってなんでもやらせようとする，③物の扱い方が乱暴，④他児と遊べない，⑤水や車輪に執着する，水たまりを好む，⑥かんしゃくを起こ

---

[6]　小林（2014a）事例3（pp. 60-62）

第9章　精神病（統合失調症・躁うつ病）様症状

す，などだという。

SSP で観察された母子関係の様相

　母子2人で自由に過ごしてもらうと，子どもは母親のそばで遊んでいるが，母親からの積極的な関与はなく，子どもはどこか遠慮がちである。母親に対して目立った回避的行動は見せず，母親のそばで遊んでいるが，母親の方に寄っていくことはなく，一人で滑り台を登り始める。母親の方を見つめて，心細そうにしているが，母親は子どもに付き合うのはつらいのか，椅子に座ったままで，時折「危ない」と声をかけているだけである。

　ST が入室すると，母親は子どもと2人きりのときには見せなかったような愛想笑いを見せて ST に挨拶を送る。しかし，まもなく表情も消えて，ずっと椅子に座ったまま，子どもにとくに働きかけることもない。母親と ST が見つめる中で，子どもは滑り台の上に登ったままで，降りることも滑ることもどうすることもできないで心細い状態にあるにもかかわらず，母親は椅子に座ったまま言葉で手に持つ玩具を手放すように遠くから指示するばかりで，一向に子どものそばに寄って行くことはない。泣きそうになりながらも，子どもはついに滑り台の上から一人で滑ってしまうが，まったくうれしそうな反応は見せない。内心はこわごわであったのではないか。それにもかかわらず母親と ST は座ったまま，2人で拍手をして褒めている。子どもは慰めてもらいたそうにして泣きながら母親に接近する。母親は子どもを抱きしめるが，身体はそっていていかにも子どもを抱きしめるのがつらい様子である。抱きしめて背中を叩きながら慰めている。まもなくして，母親は子どもの近くにある机の上に置かれた玩具に子どもの注意を引かせ，遊ぶように促す。すると子どもは仕方なく母親から降りて，その方に引かれるようにして行き，玩具を扱い始めるが，まもなく母親は子どもに「壊したら駄目よ」と注意している。子どもはどうしてよいか困惑気味な反応を示している。

母親の子どもに対する矛盾した働きかけ——ダブルバインドの原初のかたち

　この事例に示された母子の関係病理は，一つには母親が子どもに遊びを促しながらも子どもがいざ遊ぼうとすると遊びを禁止するかのような働きかけをしているところにあるが，さらに見ていくと，興味深いことは，母親は子どもが滑り台に登ったのはよいが，怖くてどうしてよいか強い困惑を示しているにも

かかわらず，手に持つ玩具を手放すように遠くから指示するばかりで，直接手助けすることはまったくないことである。そして，いよいよ子どもは追いつめられて仕方なく泣き泣き一人で滑って，母親の方に小走りに近寄りしがみついている。そこで母親は子どもを抱き寄せているが，そこで注目したいのは，母親が見せた子どもの抱き方である。椅子に座ったまましがみつく子どもを抱いているが，母親の身体は仰け反り，いかにも抱くのがつらい様子である。あやすように子どもの背中を叩いているが，そのリズムは急き立てられるようでゆったりした気持ちにはならない。そしてついに母親は子どもを抱き続けることがつらくなったのか，子どもをそばに置かれた玩具のところで遊ぶように促し始めた。しかし，子どもが遊び始めると今度は「壊したら駄目よ」と注意して子どもの遊びごころを削ぐような働きかけをしている。壊れて困るような玩具もなければ，壊れやすい物があるわけでもないのに，母親は子どもを玩具に誘っておきながら，いざ子どもが遊びだすと注意をして制している。

　このような矛盾を秘めた母子コミュニケーションの様相は，ベイトソンのダブルバインドを彷彿とさせる。母親の子どもに対する関与には，子ども自身が遊びたいという思いよりも甘えたい思いが強いときに，母親は遊びに誘い，さらには遊び始めると遊びを制するような働きかけをするという矛盾した働きかけを見て取ることができる。さらに重要だと思われるのは，言葉で意図して伝えようとするメッセージと身体を通して意図せず伝わるメッセージのあいだでの乖離である。このようなアンビヴァレントな母親の働きかけは子どものアンビヴァレンスをより一層強め，情緒的な混乱をもたらすことになるのは容易に想像できよう。

母親の幼少期の「甘え」体験

　ここでぜひとも注目してほしいのは，このようなコミュニケーションの様相が生まれた背景に，母親自身に「甘え」をめぐる強いアンビヴァレンスが働いていることである。母親自身の幼少期体験に「甘え」をめぐる問題があったことは，同じころに実施した成人愛着面接（Adult Attachment Interview: AAI）[7]の以下の内容から推測できる。

第9章 精神病(統合失調症・躁うつ病)様症状

　この面接で母親は自分の幼少期を次のように語っている。印象的な箇所のみ取り上げてみよう。

　〈幼いころのご両親との関係を話してください。〉
　「父親の記憶はありません。5歳のころ幼稚園に行くのが嫌でした。母親と遊んだ記憶もありません。母親は自分の習い事(着物教室や茶道)に忙しくてあまり自分(私)をかまう感じではなかったですね。」
　〈小さいころのご両親との記憶はあまりないですか。〉
　「ないですね。家族旅行とか行かない家だったので。でもつらいことは覚えていますね。幼稚園の迎えが遅かったときとか、入園式でお母さんが帰っちゃったときに大泣きした記憶があります。」
　〈小さいころのお母さんとの関係を言葉で表すと〉(本来5つ挙げて下さいと指示するが、彼女は3つしか列挙することができなかった)
　「『よく怒る』——兄とよく喧嘩をしては必ず2人ともスリッパで叩かれました。そういうパターンがいっぱいありました。」
　「『あまり仲が良くない』——嫌なことがあったときに母親に相談すると、逆に怒られるんです。だからあまり話せなかったですね。○○ちゃんにいじめられたって言ったら、そんなこと大したことないって逆ギレされました。」
　「『厳しい』——疲れたということは言っちゃいけないんです。躾は厳しかったですね。ため息つくな、泣き言も言っちゃだめ。厳しかったです。」
　〈小さいころ何かで動揺したときにはどうしましたか。〉
　「自分で解決していました。」
　〈小さいころ、気が動転したときにどうしましたか。〉
　「泣いていたと思います。母には放って置かれました。」

　以上の内容から、母親は幼少期に家族の温もりを感じたことはなく、心地よ

---

(7) AAIは成人を対象とした半構造化面接であるが、幼少期に両親とのあいだでどのような体験を持ち、それが現在どのようなかたちで記憶されているかを知ることによって、幼少期のアタッチメント(甘え)体験の質を探ろうとするものである。AAIの分析のためには面接過程の流れが重視されているため、本来であればすべてを記述しなければならない。しかし、ここでは母親の幼少期の「甘え」体験を示唆する応答のみを取り上げていることを断っておく。

い「甘え」体験をもったこともないことが伝わってくる。そのことが現在の母親にみられる子どもの「甘え」に対する否定的な態度によく反映している。つらいことがあっても一人で耐えることをよしとしてきた母親にとって，子どもが母親の手を借りずに頑張ることこそ褒められることなのであろう。心地よい「甘え」体験をもったことのない母親にとってみれば，子どもを抱っこすることも，子どもにしがみつかれることも，身体が記憶していないために，心地よい体験となっていない。抱きつく子どもをすぐに引き離して遊ばせようとするのはそのためである。母親自身も自分の母親とのあいだで「**甘えたくても甘えられない**」体験をしている。母親も子どもを「**甘えさせたくても甘えさせられない**」のだ。「甘え」体験の質が親になったときに，このようなかたちで母子関係に反映しているということである。

関係病理の成り立ち

筆者はこの事例に（限ったことではないが）ダブルバインドの原初のかたち（関係病理）を見て取ることができるように思う。もともと（自らの幼少期体験に基づく）強いアンビヴァレンスをもつ母親と子どもとのあいだにみられる関係の病理である。さらにここで考えなければならないのは，このような関係病理がなぜ生起するのか，その成り立ちについてである。

子どもが「甘え」を体験するのはいまだ言葉の誕生する以前の段階である。それゆえ子どもは，さらに大人自身も自らの「甘え」体験を意識化することは困難である。それは情動水準での体験だからである。つまり身体化した「甘え」体験の質は，幼少期に強い「甘え」のアンビヴァレンスを体験した子どもが親となって子どもを育てる際に，「甘え」を否定的に捉え，心細くなって甘えてくる子どもを思わず遊びに誘うなどして，結果的に子どもの「甘え」を突き放してしまうことにつながっていく[8]。さらには周りに迷惑をかけてはいけないという世間体への過度な気遣いが子どもの自由な遊びごころを削ぐ結果となっている。この種の関係病理は，身体化した情動水準の体験とその後に身につ

---

(8) 小林（2014b）

けた価値観とのあいだの乖離にその起源を求めることができる。

　コミュニケーションを発達論的に捉えるならば，まずは情動（感性，身体）水準でのコミュニケーション，ついでそれを基盤にして言葉による（理性水準の）コミュニケーションへと進展していく。しかし，情動体験と調和するようにして言葉が獲得されないならば，この両者間が調和的に機能せず，相矛盾したコミュニケーションを生み出すと考えるのである。

　同じようなことを虐待がからんだ事例でも経験している。

❖ 事例25-2　3歳0か月　男児（p. 181 参照）

第4回のエピソード
　担当していた女性スタッフが子どもの身体に触れようとすると，急に興奮状態になる。そして子どもは口先ではスタッフに対して〈イヤ，イヤ〉と言いながらも，スタッフが子どもの手を握っていた手を離そうとすると，自分から握り返してくるなど，身体はスタッフと接触することを好み，自分からは離れようとはしない。そのためスタッフは子どもの気持ちが図りかねてどのように相手をしてよいか困惑してしまった。

　それに比べて，母親はそうした子どもの態度とは正反対で，口では相手に対して気遣い，好意的な態度を取っているが，身体の構えは子どもに対して拒否的な反応をとっている。一方で，子どもも母親に対しては，顔ではにこにこしているが，身体は拒否しているのだ。

母子ともに認められる強いアンビヴァレンス

　子どもとスタッフとのかかわり合いの中で，子ども自身に「甘え」をめぐるアンビヴァレンスが端的に認められているが，それと同時に母親にも子どもに対して強いアンビヴァレンスを認めることができる。

　さらに重要なことは，子どもがスタッフに対して身体では積極的な関係を求めていることが示されているのとは対照的に，母親は子どもに対して言葉の上ではかかわらねばと述べているにもかかわらず，身体は子どもの接近を拒否し

ていることである。子どもと母親ではアンビヴァレンスの構造が正反対であることがわかる。すなわち，意識水準では子どもは相手（スタッフ）に対して拒否的な態度を取っているが，情動水準では肯定的な態度を取っているのに比して，母親の場合はその逆の構造をとっている。そして，このようなアンビヴァレンスの強い母親と子どものかかわり合いが負の循環をもたらし，関係障碍は増幅の一途を辿っていくことになる。

　ここにも先のダブルバインドと同様の構造を見て取ることができる。

3　自分が他者によって動かされる――作為体験（させられ体験）

　以上述べてきたように，乳幼児期の子どもたちは母親の一方的な働きかけのみならず，相矛盾した働きかけまで受けながら，その中でなんとか彼らなりに生きようと懸命にもがいている。そんな姿をわれわれはSSPで目にしたということである。このような関係が長期的に持続していくと子どもの自我発達がどのように歪んでくるか，精神科医でなくても想像できるのではなかろうかと思う。何も自分から自発的に主張することなどできず，かといって単純に相手の言いなりにも振る舞えない。そのような状況につねに置かれたならば，自我は破綻することが見えてくる。その一つの結果がつぎの事例によく示されていると思う。

❖事例32　17歳　女性[9]

　乳児期，目立った発達の遅れはなく，言葉をよくしゃべっていた。しかし，発話は単語の羅列が多く，円滑な会話は困難であった。母親と祖母が主たる養育者であったが，どちらにも人見知りやあと追いを見せることなく，育児に手はかからなかったという。ただ生後2か月のころ，父がハーモニカで「荒城の月」を吹いたら急にべそをかいたり，カーテンの模様にこだわるなど気むずか

---

(9)　小林・財部（1999）

しい面が多々あった。

　幼児期からある雑誌をずっと持ち歩くというこだわりが見られ，寝るときにさえ枕元に置いていた。それでも当時は，親もさほど心配することもなく，幼稚園から小学校低学年まで平穏に経過し，他児に比して学習面でさほど見劣りすることもなかった。

　小学校高学年ごろから，彼女は他人とものの感じ方が違うことを強く意識し始め，たびたびパニックを起こすようになった。中学に入って，仲間から無視されるといういじめを体験し，深く傷つき，まもなく不登校となった。中学2年のころ，死に関する不安を訴え，10日間ほど死ぬとはどういうことか頭から離れず，不安で落ち着きがなくなったという。そのときは母親がなんとか説得して登校を再開したが，その後，高校に入学したものの再び不登校となった。2年間の休学中，筆者のもとに紹介されて母親同伴での受診となった。

　これまでの発達経過の特徴から，幼児期に言語発達の明瞭な遅れは認められなかったが，乳幼児期から一貫して他者との対人関係の成立に基本的な問題を有し，独特な強迫的こだわりを示していることから，アスペルガー症候群と診断された。

　初診当時，彼女は母親をはじめとして他者の言動に対して非常に過敏に反応し，言葉尻に強く囚われていた。彼女が初診時に語った苦しみの内容は以下のようなものであった。

　およそ1年前からのことであるが，何もすることがなくてテレビを観ていたら，他人がやっていることを自分もやりたいと思うようになった。しかし，周囲の人たちからやってはいけないと言われているように思うようになって苦しくなった。細かいことをいろいろ気にしてしまう。人の動作とか，人の言ったこと，やったことを見ると，そんなことができてうらやましいなと自分は思って，自分はこんなことをやってはいけないと言われるようで，だから自分はできなくなる，周りからそのように言われるのではないかと思い込んで，どんどん苦しくなってしまう。両親はやっていいよ，自由にしなさいと言うけれど。自分の嫌いな人がやっていることを見ると，今自分がやっていることと似ているように見えてくる。周りの人はそんなふうにしなくていいんだよと言うけれど，自分ではやらねばならないと思い込んでしまって。だから周りの人が信じられなくなってしまう。

筆者は彼女の苦悩を聞いたときの驚きを今でも忘れることができない。これほど自分が身動きできないほどまでの自我障碍を呈していることに対してであるが，それとともに筆者は彼女の苦悩が乳幼児期のアンビヴァレンスと深く関係していることをすぐに察知した。

思春期・青年期におけるアイデンティティ形成をめぐる心理的危機

　自我同一性ego identityの確立が最大の発達課題となる思春期・青年期において，発達障碍の人々のこころの発達上の危機がどのようなかたちで表れてくるのかを彼女の苦悩はよく教えてくれる。彼女の訴えは，自分の中にこうありたいという気持ち（自我理想）が高まると，それを誰かから否定されるような気持ちが起こるために，いつも自分が望むような行動を主体的（能動的）にとることができないというものである。

　学童期から思春期にかけて，子どもたちの自我理想が高まり，憧れの対象に対する強い同一化（取り入れ）が起こるが，彼女にもそのような強い同一化の心性を見て取ることができる。「同一化」とは「甘え」の感情によって引き起こされる心理機制であることを考えると[10]，このようなかたちで思春期に彼らに心理的危機が訪れることはおおいに考えられることである。なぜなら「甘えたい」という欲望が高まると，それに抗する心理が働く。アンビヴァレンスゆえであるが，それが内在化され，今の彼女の自我に働いているということである。

　しかし，彼女の場合は，憧れの対象のようになりたい，対象に近づきたいという（同一化）欲求が強まると，それに抗するように，周囲の人からそのようにしてはいけないと言われているように思う，つまりその対象を回避しなければならないという気持ちが強まってくるというのである。同一化をめぐる強い葛藤が彼女の苦悩の中心にあることがわかる。

アイデンティティの獲得をめぐる深刻な葛藤

　乳幼児期には「甘え」の主たる対象は養育者であるが，思春期になるとそのような対象は憧れの人物へと変化していく。その憧れの対象を取り入れ（同一

---

[10]　小林（2015）の「メタファと精神療法」（pp. 24-47）に詳しい。

化して),それが核となって,思春期における自己像(自分らしさ)が形成されていくというのが本来の思春期のアイデンティティの獲得の過程であることを考えると,彼女に認められた同一化をめぐる葛藤は,思春期のアイデンティティの形成過程の根幹をゆさぶるほどに大きな意味を持っていることがわかる。それは「主体性」の問題として捉えることもできる。いかに深刻な自我発達の問題を抱え込んでいるかよく理解できる。

自分が何かの力によって動かされている——深刻な自我意識の障碍

先の同一化の問題に関連して,さらにより深刻な問題があることを見過ごすわけにはいかない。それは,彼女が自分の意志で行動しようとすると,「周囲の人たちからやってはいけないと言われているように思う」と述べている苦悩である。このような自我意識の状態は,自分で考え自分で行動するという「主体性」「能動性」が損なわれ,何かの力で自分が動かされているという感覚である[11]。

このような深刻な自我意識の問題は,自閉症スペクトラムに限らず,幼少期にADHDと診断されていた子どもの青年期前期においても「自分で自分をコントロールできない」という悩みとして現出した事例を筆者は経験している[12]。先に(第2章第2節)幼少期の甘えのアンビヴァレンスが「落ち着きなく動き回る」反応をもたらすことを指摘したが,このような事例はそのときADHDと診断されることが多い。しかし,自我意識が高まる青年期になると,彼らも自我意識をめぐる深刻な問題を経験する可能性が高いということである。彼らの生涯発達を視野に入れた治療を考えなければならないわれわれ臨床家が留意すべき問題である。

アンビヴァレンスと作為体験

このようにみてくると,乳幼児期のアンビヴァレンスを生む母子間の関係病

---

(11) 彼女と筆者との治療関係はまもなく切れたが,その後10年以上経過している。現在の主治医からの情報では,成人期になってからまもなく引き込もりの状態になり,統合失調症の診断がなされているとのことであった。
(12) 小林(2014c),pp.164-167を参照。

理が，統合失調症の自我障碍の典型的病像といってもよい作為体験と深く関係していることがわかるであろう。自分が何かの力によって動かされているという自我意識の障碍ほど深刻なものはなかろうと思うが，それが乳幼児期早期の母子関係の病理から生まれるということを考えると，乳幼児期早期の「関係」を基軸とした臨床にわれわれはもっともっと真剣に取り組まなければならないとこころの底から思う。子どもばかりみては何もみえないのだ。

4　作為体験と自明性の喪失

作為体験と自明性の問題

つぎに取り上げるのは，先の事例32（p. 214）とよく似た訴えを述べているが，作為体験と自明性の問題がきわめて近縁の病理を示すことをよく教えてくれる事例である。外来治療開始から数回の面接で語った訴えの内容である。自己の内的体験をじつに的確に語っているのが印象的であった。

❖ **事例33　20歳　女性**

周産期および新生児期，特記すべきことはなかった。しばらく母乳で育てられたが，生後10か月で急に彼女は母乳を拒絶したため，翌日から離乳食にした。身体運動発達にとくに問題はなかった。発語は遅くなかったが，文章が書けるようになるのは遅かった。しかし，就学時には正常レベルになった。1歳過ぎに歩き始めたが，とても活発で，抱っこをしていてもじっとしておらず大変だった。人見知りと後追いはあったというが，外出時，母親から離れて一人で勝手にどこかに行って，迷い子になることも少なくなかった。幼稚園では集団に溶け込めなかった。集団からは逸脱してみんなについていけず，一人でものを作ったりして遊ぶことが多かった。

小学1年，教室で奇声を挙げ，落ちている物を拾って舐めたりするなど，このころから集団の中で奇異に思われる行動が出現した。当時，特定の男児に体育の時間に身体を触られ続けていたが，誰にも助けを求めることができなかっ

第9章 精神病（統合失調症・躁うつ病）様症状

たというつらい体験を持つ。人形やぬいぐるみが生きているように感じられ，それに話しかけたり，テレビに映ったものを掴もうとしたりするなどの不可解な行動も見られた。

　小学2年時，田舎に転居。転居先の児童精神科で1年間治療を受けたが，効果はなかった。小学3～4年時，比較的落ち着いていた。仲良しの女児もできた。しかし，4年時に再び元の所に転居。

　小学5～6年時，小学1年のときに身体を触られた男児と再び同じクラスになった。対人恐怖が強まっていった。それでも一所懸命勉強して私立中学に入学した。しかし，頑張りすぎて力尽きたのか，中学に入学すると，学校に2週間だけ通い，以後不登校状態になった。このころから強迫的こだわりが強まり，いくつかの病院を受診し，入院治療も受けた。中学3年時，数か月入院し軽快した。その後，フリースクールなどに通っていたが，18歳のとき，再び疲れて不登校状態になった。そのため，某児童精神科病棟に入院。しかし，同世代の若者の中に混じっての入院生活は彼女にとって刺激が強すぎたのか，不安とこだわりが増強し，まもなく筆者に紹介され，退院後筆者の外来治療が開始された。当時主に鎮静系の抗精神病薬を服用していた。

　乳幼児期早期以後の発達歴から知的発達には明確な遅れは認められなかったにもかかわらず，対人関係面には深刻な困難さが乳幼児期早期から認められている。行動面の異常が小学校低学年時にはすでに顕在化し，当時から彼女自身の外界知覚の異常を思わせる奇異な行動が出現している。その背景には，外界の相貌性が異常に亢進していることがうかがえる。このような状態にありながらも懸命に学校生活に適応しようと努力していた彼女であったが，中学生になると，次第に精神病を思わせる深刻な症状が出現するまでに至っている。その後二度の入院生活を経験するが，状態は改善しないまま，筆者の外来受診に至ったものである。そして初診時彼女は以下のような内容の苦しみを筆者に訴えた。

　　自分の一番の苦しみは，自分がこうありたいと思えば思うほど逆の方向に行き，嫌だと思うことを次々に強いられる。たとえば，病気がよくなりたいと思

えば思うほど，治らない悪い方へ行ってしまう。性的な思考内容が，嫌だと思えば思うほど，どんどん頭に浮かんでくる。過去の嫌だったことを思い出したくないと思えば思うほど，どんどん思い出してしまう。このように自分が何かの力によって支配されているような感じがする。自分に命令する声がする。それは性的ないやらしい内容である。いつも何かに急き立てられるようにして行動している状態でとても苦しい。自分の魂が切り裂かれてしまうような感じがする。自分のこころの中にはずっと休まず働き続けている部分とまったく眠って働かない部分があるような気がする。他者の行為を誤って被害的に受け止めてしまう。卵の殻の中に入っていて，割って外に出ることができないような感じがする。

　先に右足を出したらパニックになるのではないかと思い，それが心配で左足を出してしまう。左足を出したらよいか，右足を出したらよいか，どうしてよいかわからない。ある人を好きになると，好きになってはいけないという気持ちになる。食事も自由に取れなくなるときがある。食事をしたら，歯磨きをしなくてはいけない。虫歯になって歯医者に行かなくてはならなくなることを想像してパニックになる。歯磨きをしようとしてもパニックのために前が見えなくなって歯磨きができなくなる。

　彼女の苦しみの内容は，思考そのものがなんらかの力によって支配され，自らの意思でもって自由に行動することができない状態にあり，それが幻聴（内なる声の聴覚化）や作為体験（させられ体験）という症状にまで発展していることがわかるが，このような深刻な自我障碍が，自分の思い通りに自然に振る舞えないという自明性の問題とも深くかかわっていることも容易に推測されるのである。

自明性の喪失

　筆者は以前，成人期自閉症スペクトラムを対象に，統合失調症の基礎障碍として取り沙汰されてきた「自明性の喪失」をめぐる問題を検討したことがある。その際に取り上げた事例を以下に示す。

第 9 章 精神病（統合失調症・躁うつ病）様症状

❖ **事例11-2　初診時25歳　女性**[13]（p. 96 参照）

現在，母親と兄と彼女の 3 人家族。

幼児期より自閉症としては知的発達も比較的良好で，家族の期待もあってしっかりとした指導を受け，高校入学までは順調な発達を遂げているようにみえた。高校 3 年のとき，父親の病死を経験したが，どうにか卒業後就職することもできた。しかし，まもなく職場で対人関係を取ることが困難になり，トラブルも続出していった。ついには職場に出勤することも困難となり，1 年あまりで解雇された。社会適応の改善を目指して精神保健センター（当時）のデイケアにも通ったが，そこでも引きこもり傾向が顕著となり，ついに家庭で母親への暴力行為も出現したために，筆者のもとに受診することになった。

初診当時，周囲に対する警戒心が強く，視線を強く回避していた。とくに目についたのが，周囲の人たちはきれいで，自分だけ醜いという確信的な思いに囚われていることであった。自分の容姿への囚われが妄想化していると判断された。彼女の容姿に対する囚われは，強い強迫性を背景にしたものであることは明らかであったが，それとともに失職という挫折を経験し，筆者とはいつもうつむき加減に相対し，見るからに抑うつ的であるという印象を受けた。

治療は原則として 2 週間に 1 回およそ30〜45分程度の面接とし，最初に彼女，その後母親に会うこととし，そのさい彼女は同席を拒否した。このような母子並行面接形式で，計90回のセッションが行われ，筆者の転勤によって一応治療終結となったものである。

治療の内容は，彼女の妄想的不安の軽減を図るための薬物療法や面接とともに，並行して母親面接を行った。母親はこれまで娘をなんとか普通の生活ができるようにという切実な思いでもって援助し続けてきたが，今回の娘の社会不適応状態を目の当たりにして，それをどのように受け止めてよいか強い困惑状態にあった。母親面接は，母親自身が現実の娘のハンディキャップをどう受容し，自ら立ち直っていくかという喪の作業に対する心理的援助を中心に展開された。

母子並行面接の中で次第に母子間の緊張が高まり，彼女の混乱がエスカレートしていったときのある面接場面である。彼女は筆者に直接語ることができず，

---

(13)　小林（2003）

第Ⅱ部　自閉症スペクトラムにみられる多様な症状を「関係」から読み解く

いつもメモ書きしていた（図12）。そのとき以下の内容を記して筆者に手渡し，日常動作すべてにわたって，いつも悲しみが襲ってくるということを，切々と以下のように訴えた。

「私毎日毎日ずーっと悲しみが続きっぱなしで洗たくの時(ママ)でも部屋の掃除の時でもぞうきんで廊下を何回かふく時でも朝，昼晩ご飯食べる時でも食事の後茶わんやおわんや小皿大皿こばちコップ湯のみみんなのおはしスプーンぜんぶ洗って乾燥機に入れる時もふとん干したり又直す時でもしょっ中私の時計見る時でも昼ねや夜ねてふとんの中に入って空気を吸う時でも夜ねる前ふとんしく時でも朝起きてふとんをたたむ時でも自分の服を着る時でもふろに入る前服をぬいでたたむ時でも朝パン食べた後牛乳を飲む時でも何か音楽を聞いてレコードやCDやテープを聞いて曲を変える時でもふろに入ってまずマタ（股）の所を洗うのに湯をくむ時でも顔体洗う時でも髪を洗って何回も湯くんで髪を注ぐ時でも朝晩私化粧水や乳液つける時でも私の目まぶたを二え（二重）まぶたをするときでも髪をくしでとかす時でも朝晩歯みがきをするときでも自分の楽書き（落書き）ノートをいつも見てページをめくる時でもふろを洗うのにたわしできれいにこするときでも兄が休みのときに兄が新聞をよく見てページをめくっていく時でも私寒いときにストーブをつけもし火が出た時回す時でもみんな悲しみがずーっと続きっぱなしです……」（句読点がなくて読みづらいが，彼女のメモに記された通りに記載している。括弧内は筆者が加筆したものである）。さらには歩くときにも「ころばないように気をつける。右足だったり，左足だったり」（彼女の言）というふうに意識的に動作をしないと移れないというのだった。そんな娘の訴えを聞いた母は「何をするように言っても，すぐに動作に移れない。何をするのもしんどいようだ。意識的にやらないと何もやれないようだ」とその印象を述べていた。

　本事例は精神療法過程で母親が独身時代に拒食を経験するほどに自分の母親との葛藤を経験し，母親自身も幼少期「甘え」体験を享受できなかったことが語られることによって，次第に母子双方の情緒的交流が生まれて彼女の病態も軽快していった。

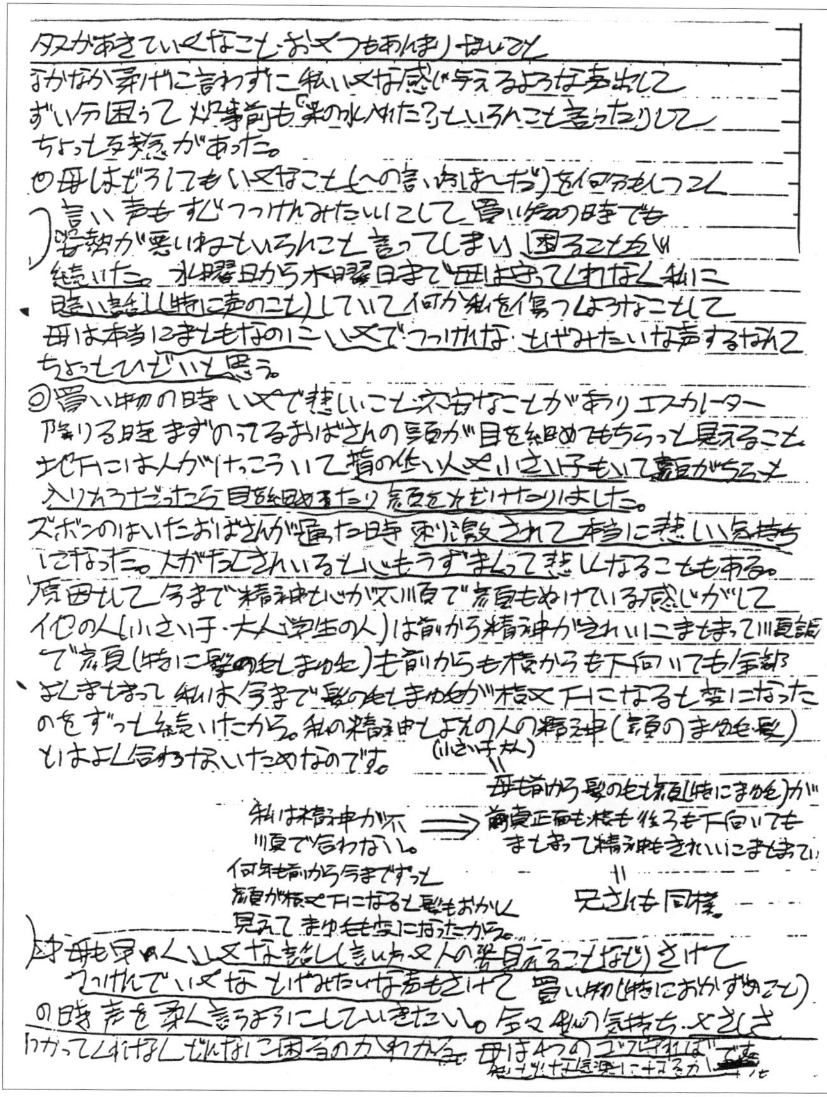

第9章　精神病（統合失調症・躁うつ病）様症状

図12　事例11の女性が書いたメモ

第Ⅱ部　自閉症スペクトラムにみられる多様な症状を「関係」から読み解く

関係病理からみた作為体験と自明性の喪失

　以上から，作為体験，自明性の喪失など精神病理学的に検討されてきた諸問題は，すべて乳幼児期早期における母子関係の病理を基軸にして考えることで，その成り立ちを綜合的に理解する道が切り拓かれていくことがわかるであろう。このような深刻な自我障碍の問題でさえも「関係」と「甘え」という2つの視点から解き明かすことができるということである。乳幼児期の関係病理の見立てと早期介入の大切さを筆者が主張したい気持ちも，少しはわかっていただけるのではないか。

5　強い不安によって外界刺戟が容易に変容する——知覚変容現象

　統合失調症の初期症状としてよく知られているものに「知覚変容」がある。この現象は，急にそれまで知覚されていた対象の様相が一変し，輪郭部分のみが強調されたり，細部が極度に鮮明に映るなど，その異様な変貌に強い不安が惹起されるものをいう。このような知覚現象と類似の現象が自閉症スペクトラムに出現することを筆者は以前「知覚変容現象」として報告した[14]。その概略を述べておこう。

　この現象は「幼児期および思春期に少なからず認められ，自閉症児にとって環境世界がそれまでとは異なった様相で知覚されていることを推測させる行動が出現した事態」を指す。ただ発表当時は知覚様態により以下の3つに大別した。すなわち「視覚変容現象」「聴覚変容現象」「状況変容現象」である。これは明らかに筆者のミスリーディングであった。なぜならこの現象は原初的知覚様態の働きによるものであることを考えれば，視覚・聴覚などに分類すること自体明らかに誤りであるからである。いかなる刺戟であってもその相貌性に情動が深く揺さぶられるゆえに起こっている現象である。原初的知覚の最大の特徴は各知覚のモダリティに関係なく，あらゆる知覚に通底するというところに

---

(14)　小林（1993）

第 9 章 精神病（統合失調症・躁うつ病）様症状

 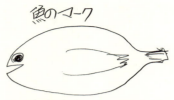

図13　まな板についている小さな魚のマーク
（注）　左の図は母親，右の図は患者が描いたもの。

ある。

　ただこの現象は，統合失調症との関連性を考える上で非常に示唆的である。以下具体的に示すが，この現象は幼児期のみならず青年期から成人期にかけても注意深く観察すると出現していることに気づかされる。

　ここでは当時の論文で報告した事例の一つを取り上げておこう。

外界刺戟の相貌性が侵入的に映る

❖ **事例11-3　25歳　女性**（p. 96, p. 221 参照）

　小中学校は普通学級で過ごし，比較的良好な適応状態であった。8 歳ごろから服装や化粧への関心が高まっていたが，高校 2 年時，女友達が自分より早く第 2 次性徴を迎えて乳房が大きくなったのを契機に次第に周囲の人々の顔を見られなくなって，いつもうつむいて行動するようになった。「私は精神も心も不順で，小さい時から今までずっと髪の毛も顔もおかしく見えるのです（本人の記述による）」と卑小コンプレックスを思わせる内容の言動がますます強まってきた。

　そんな状態でこの 1 年在宅生活が続いているが，最近になってまな板についている小さな魚のマーク（魚料理用の面を示すためのもの）（図13）の目を怖がって母に「いや」と言って反対の面に裏返したり，メンソレータムの容器に描かれている看護師の女性像（図14）の可愛らしい大きな目を自分の手で覆い隠す仕草がみられるようになった。

第Ⅱ部　自閉症スペクトラムにみられる多様な症状を「関係」から読み解く

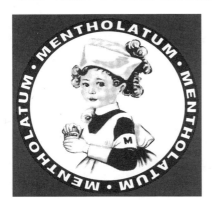

図14　メンソレータムの容器に描かれている看護師の女性像

　思春期に入ってから容貌へのとらわれが強まっていたが，第2次性徴到来の遅れを契機に，自分の容姿への強い劣等感が増強し，卑小妄想化していった症例である。周囲の人の顔をまったく正視できず，いつもうつむいて過ごしているが，人の視線のみならず，まな板についている魚のマークの目や薬品の容器に描かれた女性像の目に至るまで恐怖心を持つようになったことを示している。マークが彼女には相貌性をもって迫ってきていることが推測される。

　当時彼女は母親と強い緊張状態になり，強い孤立感に襲われていた。そのような情動にあったことが外界刺激の相貌性を侵入的な色彩を帯びたものにしていたのである。

何気ない外界刺戟を怖がる子ども

　次の事例と出会ったのは30年あまり前であったが，子どもの知覚体験の異様さに驚かされるとともに，「知覚変容現象」がたんに病的と一方的に決めきれないものだと思い知らされた。子どものそれまでの精神的バランスを揺るがすほどの体験をした際に，「知覚変容現象」が起こるものだという思いを強くした。病態悪化のみならず，逆に病態改善の際にも一過性に出現するということである。以後，「知覚変容現象」を重要な指標として注目するようになったが，丁寧に観察すると子どもたちの瞬間的な反応を通して気づかされることが増えていった。統合失調症の発症以前，急性期，あるいは増悪期に「知覚変容」が出現することはよく知られているが，[15]自閉症スペクトラムにおいても確実に生起していると思う。

---

(15)　山田（2013）

第9章 精神病（統合失調症・躁うつ病）様症状

❖**事例4-2　初診時1歳7か月　男児（p.67参照）**

「知覚変容現象」を示唆する箇所を傍点で示している。

エピソード1

　2歳6か月，人指し指で指さして母親に何かを要求するようになるとともに，母親の語りかけによく視線を向けてさかんに発声をするようになった。母親も積極的に相手をする姿勢が感じられた。母親が「ピョンピョン」と呼びかけると，子どもも思わず足を縮めて飛び上がる仕草を見せるなど，母子間の相互作用にも良好な兆しがはっきりと認められるようになってきた。このように良好な発達の兆しがいくつかの面で見られ始めたが，その一方で，それまで飛んできて好んで観ていたTVのCMを怖がるようになり，母親の背中にしがみついて隠れて見始めるという不可解な行動を見せるようにもなった。しかし，当時，筆者はこのことをあまり問題として取り上げることはしなかった。母親も子どもの相手をしっかりやっていたので取り立てて問題とするほどの行動ではないとの判断からであった。

エピソード2

　しかし，2歳10か月になって，冬休みに入ってから調子を崩してきた。特別な誘因は不明であった。このころのこの子の様子の変化に母親は落ち込んでいる。何かをさせようとしても乗ってこなくなった。遊園地に連れていっても茫然として突っ立っているだけ。落ち葉がひらひら舞うのを長時間眺めて茫然としていることが多くなった。玩具を眺め回すのも以前と違って斜めから眺めたりすることが多くなった。母親の顔も接近して鼻がくっつくくらいに近づいてじっと眺めるようになった。母親への依存的態度は以前より強まってきた。トイレや排泄へのこだわりが強まってきた。一度遺尿で下着を汚したのを契機に便器が汚れるのを嫌がり大便をしたがらなくなった。4〜5日排便をしないことがある。食欲も低下。便意を催してきばるときも浴室に行って少し便が出てからでないとトイレに行きたがらない。排泄が思うようにいかなくなって本人もいらいらし始めた。母親も叱りつけることが増えて混乱し抑うつ的になってきた。自発語も発声量も減った。ただ父がゴルフの素振りをしているのを見て，あとから自分でも素振りの真似をするなど，好ましい変化もその一方ではみられてきた。

第Ⅱ部　自閉症スペクトラムにみられる多様な症状を「関係」から読み解く

　このころになると何か不安に圧倒されて呆然とし，母親に助けを求めつつもいまだアンビヴァレントで，自閉的視行動や排泄へのこだわりまで出現している。急激な変化に母親も動揺が大きい。筆者もこの変化を重大なことと受け止め，以後母親への支持的介入に力を注いだ。するとまもなく改善の兆しがみられるようになった。

エピソード3
　2歳11か月。数日してからトイレへのこだわりが急に和らいできた。まだ排泄は母親が連れて行ってやらないといけないが。意欲も戻って表情にも活気が見られはじめた。視線もよく合いだした。画用紙になぐり書きして書いた物を目がくっつくほど近づけて見る。

エピソード4
　3歳1か月，おびえは減少。TVのニュースキャスターを好むが，好きなタイプと嫌いなタイプがあるらしい。レギュラーの司会が交代しているときには怪訝そうな顔をして母親の背中に隠れて怖そうにして覗きこんでいる。スーパーに買い物に行くと，シャンプーを床に並べるのに熱中する行動が1年間続いた。今は上の棚にあるコーヒー缶を並べるのに熱中。窓やドアをみんな閉めて回る。表情は生き生きとしている。いたずらも増えてきた。

　このような経過を辿って「知覚変容現象」は消退していったが，興味深いのは，症候学的にみると，回復過程であったにもかかわらず自閉症（スペクトラム）の診断基準にみられる病態をもこの時期ほぼ満たしていたことである。このことは，症状自体が病的過程の進行を示しているというよりも，症状はなんらかの不安への対処行動として機能していたことを示唆しているように筆者には思われる。
　こうしてみると「知覚変容現象」はたんに病態悪化を示唆する現象ではなく，安心感が育まれていけば，子どもの好奇心をも引き出すものへと変化する契機ともなっていることがわかる。ただ，アンビヴァレントな子どもが十分に安心感をもてない状態にあっては突然の「知覚変容現象」は子どもを圧倒するほど

第9章 精神病(統合失調症・躁うつ病)様症状

の体験となり，この事例のように昏迷状態(カタトニア)(16)を呈することがあることも忘れてはならない。

6 原初的知覚体験に独自の意味づけをする──妄想知覚

知覚変容現象を体験する彼らはその知覚体験の意味を自分なりに意味づけすることができれば，多少なりとも不安の緩和につながるが，それが困難であることが彼らの不安をさらに増強する要因となり，そこには負の循環が生まれる。そこで彼らなりに知覚体験を意味づけようと試みる。その具体的な例を以下に示す。

❖**事例34　21歳　女性**(17)

幼児期から「漢字博士」との異名をとるほどに漢字の習得に没頭していたが，中学校卒業後，洋裁専門学校に通っていたころから自己意識の高まりによって以前自閉症と言われたことにひどく敏感になってきた。このころからもともとの漢字への強い興味が異性への関心と相まって，「九州電力」の文字を気に入り，漢字の字形によって「笑っている」「泣いている」「怒っている」と述べるなど，漢字を相貌的に知覚するようになり，「九州」の文字は「九」君と「州」君という憧れの対象へと変貌していった(図15)。このように青年期に至って性への関心と衝動が高まったことが，彼女に環境世界の相貌化をもたらしたと考えられた。筆者は彼女との治療関係において，このような青年期心性を共有していくことに努めた。その結果大きな混乱を来すことなく，高校を卒業後まもなく，障碍者に深い理解を持つオーナーが経営する小売店に就労できた。こうして順調に現実適応が可能になっていったことと軌を一にして，彼女の内的世界でもそれまで没頭していた「九」君と「州」君はともに高校を卒業し，就職や進学の道を歩んでいった。

彼女はもともと列車が大好きで毎日のように自宅や学校の近くを走る列車を

---

(16) 第2章脚注(9) p.39 および pp.237-241 を参照。
(17) 小林(1994)

第Ⅱ部　自閉症スペクトラムにみられる多様な症状を「関係」から読み解く

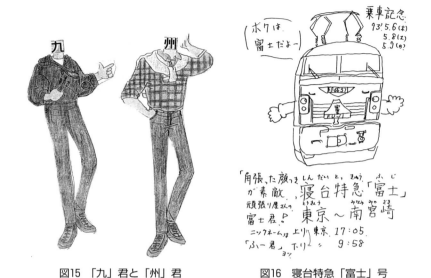

図15　「九」君と「州」君　　　　図16　寝台特急「富士」号

眺めていた。ところが就職後1年以上経過したある面接日から寝台特急「富士」号を恋人だと主張するようになった（図16）。

　その後まもないある日，祖母と隣町の行楽地に出かけた際に，大分駅で列車に乗り，そこで憧れの「富士」君にばったり遭遇したときの心境を彼女は次のように筆者に語った。「午後4時40分に降りて乗り換えようと思ったら，駅の構内に『富士』君がいた。汽笛が2回鳴った。（それを聞いて）私のことを思ってくれたのかなと思った。『富士』君，一所懸命頑張っているなと（私が心の中で）言ったので，それに答えてくれたんじゃないかと思ってうれしかった」「高校時代は『富士』号を見てもただ見たいだけだった。下りが大分駅に11時5分。そのころよく見ていた。今年の9月から，『富士』君と言うようになった。店長のMさんが東京の障碍者の施設に見学に行った。そのときから好きになった」というのだった。彼女にとって頼もしくかつ憧れの存在であるMさんが，一所懸命に頑張って自分たちを引っ張って働いている姿と寝台特急「富士」号がたくさんの客車を引っ張って一所懸命走っている姿がともに同様な質を持って力動的に捉えられたためであったということが，母親との面接の中でしだいに明らかになった。

第 9 章　精神病（統合失調症・躁うつ病）様症状

　職場で充実した生活を送り，職場の上司からも見守られる中，彼女は生き生きと生活していることがよく伝わってくる。そのような状態にあっては，彼女の相貌化された世界はじつに快適な楽しい色彩を帯びたものとして映っていることが彼女の意味的世界からよく伝わってくる。しかし，安心できる状態はいつまでも続かない。彼女に不安を呼び起こす事態が生じると次のような病理的現象が出現することがわかる。

　エピソード1
　　就労して3年目の新年度を迎え，新人が入職してきた。職場の雰囲気が変わって緊張が高まったこともあってか，それから数週間後，自宅で母親に叩きかかるという事態が生じた。そのきっかけとなったのは，彼女の成人式に買ってもらった和服の値段が7万円すると母が言ったからだというのだが，母の説明によると，「（時刻や日付のときはよいが）数を数えるときに，4（シ）とか7（シチ）と言ったらいかん。『シ』と言わず『ヨン』，『シチ』と言わず『ナナ』と言ってほしい」らしく，「『シ』や『シチ』と言われると，『死ぬ』『四苦八苦』という感じになる。苦労するかもしれなくなるから」とその理由を説明したという。

ここで彼女が数字の読み方次第で不吉な予感がするということを訴えている。これはまさに妄想知覚そのもので，数字が数字としての機能をもたず，彼女の不安に修飾されて意味づけされている。次に示すエピソードはそのことをより鮮やかに教えてくれる。

　エピソード2
　　その翌日には，それまで自分が重要な役割を担っていた会計の持ち場に新入社員が入ってレジを扱ったために，彼女はつい衝動的に彼を突き倒してしまうというハプニングが起こった。慣れない新人の立場に思いを寄せることが困難で，自分の活動領域を侵されることへの極度な不安が関係していることがうかがわれ，自閉症特有な過剰適応の側面を見る思いだった。このため，筆者はも

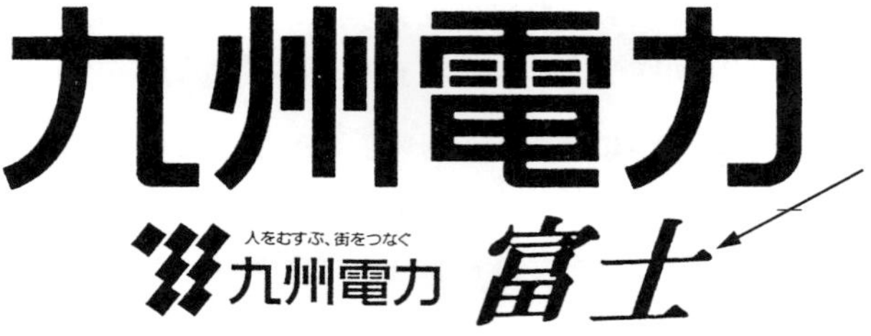

第Ⅱ部　自閉症スペクトラムにみられる多様な症状を「関係」から読み解く

図17　「富士」の「士」

う少し鎮静化の必要性を感じ，ハロペリドール3-5mg/日とレボメプロマジン5mg/日を投与した。彼女も薬を飲んでよかったという評価を下してはいたが，足のふらつきと傾眠傾向が出現した。薬物増量の4週間後，彼女は「気力がなくなる。からだがだるくなる」と薬の減量を訴えてきた。ただ，その際に訴えた次の話は筆者にとって大変な驚きだった。「職場から帰るとき，他人からみられているような気がする。私を横目で見ている感じ」だと言うのであった。さらには，外来受診時にはいつも持ち歩いていた厚紙に張りつけられていた「富士」の活字を指しながら「この『富士』と同じような気がする。『富士』の『士』（図17）が自分を見ているように感じる。だから逃げ出したい気がする」と真顔でおびえながら小声で筆者に訴えるのだった。このような言動の背景に，全身倦怠感が強いために思うように働けず，そのため自分に対する評価が下がることに対する恐れが存在していることが面接の中で明らかになった。筆者は即座にハロペリドールを1mg/日に減量したところ，翌週には前回の訴えはきれいに消失していた。

　このときの出来事は筆者にとっても非常な驚きであった。彼女の真に迫るような不安の表出がいまでも生々しく蘇るほどである。相貌化した漢字が彼女の内的世界において，最近の職場での不安の内容を色濃く映し出して，意味づけされている。安心感のない心的状態にあっては原初的知覚の相貌化が妄想や妄想知覚という精神病理現象として迫害的な色彩を帯びて彼らに迫るので，その体験を彼らなりに意味づけすることによって少しでも不安を紛らわそうとする試みである。この事例はそんな心的メカニズムが働いていることをよく教えて

くれる。

7　環境世界を独自に意味づける——妄想形成

ついで先の25歳の女性がこのような知覚体験をいかに意味づけているか，さらにその意味づける契機となった体験は何かが治療経過の中で明らかになっている。

❖ **事例11-4　25歳　女性**[18]（p.96, p.221, p.225 参照）

初診当時，周囲に対する警戒心が強く，視線を強く回避していた。とくに目についたのが，周囲の人たちはきれいで，自分だけ醜いという確信的な思いに囚われていることであった。自分の容姿への囚われが妄想化していると判断された。彼女の容姿に対する囚われは，強い強迫性を背景に有していた。

妄想発現の直接の契機は，第二次性徴発来が友人より遅れたことにあったが，容姿コンプレックスが増大した要因として，幼児期からの容姿への強い関心と，高校で障碍児のための特別編成学級に入れられたことによるプライドの傷つきなどが関与していた。さらに家族背景に，自我理想の高い母親自身も思春期に摂食障碍を呈し，性同一性の獲得をめぐる葛藤を有していたことがその後の面接で明らかになった。

治療は母親自身が娘のハンディキャップをどう受容し立ち直っていくかという喪の作業に対する心理的援助を中心に展開された。当初は母子間の強い緊張が高じて彼女は母に激しい攻撃的行動を示したが，まもなく母自身の過去への内省が契機となって，彼女も自らの心理的外傷体験を言語化するようになり，母子とも社会的引きこもり状態から次第に脱皮していった。

彼女は「まなざし」に対する恐怖のために視線を回避し続けていたが，恐怖の対象は薬品に描かれた人物像やまな板に刻印された魚のマークの「まなざし」にまで及ぶなど，病者にとって自らの環境世界は圧倒的な力でもって相貌性を帯びて迫り来るものであった。このように対象が相貌的に知覚された直接

---

[18]　治療経過の詳細は小林（1995）に詳しい。

的契機は第二次性徴発来にまつわる心理的外傷体験であったが，その基盤には自閉症特有な知覚様態である相貌的知覚（原初的知覚）が活発に働いていることが示唆された。

　彼女の妄想的思考内容は，思春期女性の第二次性徴発来を契機とした容姿に対する強い劣等意識に端を発しているが，それを訂正困難なまでに強固なものとした要因として，対象刺戟がことごとく迫害的な色彩を帯びて彼女に迫るという原初的知覚様態が大きく関与していた。そして母親面接を通して母親が彼女のこれまでの不安な気持ちに共感できる心的状態に至ってはじめて，彼女の強い不安は和らぎ，それとともに迫害的な妄想は次第に影を潜めていったのである。

　妄想はその思考内容の非現実性と訂正不能の2つの条件によって定義される思考障碍である。その点ではこの事例の思考内容そのものも妄想と呼ぶことに問題はなかろう。ただ，ここで自閉症スペクトラムと妄想形成の関連性について，発達論的視点に立ってさらに検討を試みてみよう。そのことによって自閉症スペクトラムになぜ妄想（の如き思考の特徴）が生じるのか，多少なりともその糸口が見えてくるかもしれない。

妄想における非現実性

　自閉症スペクトラムの思考内容が非現実的であったり，理解困難であったり，論理が飛躍することは珍しいことではない。そのことが診断の大きな根拠となっているほどである。思考内容が現実的であるということは，間主観性の成立が保証されていてはじめて可能になるのであって，自閉症には基本的障碍といってもよい間主観性の問題が基盤に存在することを考えると，彼らの語る思考の内容がたとえ一見了解可能なものに思えたとしても，それが現実的なものであると容易に結論づけることはできないかもしれない。つまりは，彼らの語る言葉とわれわれの語る言葉が間主観性の成立によって保証された同じ意味内容を孕んでいるか否かの問題である。われわれの論理的世界を通して彼らの語る思考内容の論理性や現実性の是非を論じたとしても，さほど建設的な示唆は得

られないのではないか。われわれの論理的世界とは異なった視点をもつことが必要ではないかと思われるのである。

原初的知覚様態と知覚変容体験

つねづね筆者が主張しているように，自閉症にとくに際立って顕著に認められる原初的知覚様態の働きが，彼らの体験そのものを（一見すると）非常に特異的なものにしていることを考えなくてはならない。知覚体験そのものからしてわれわれのそれとはかなり趣を異にしている可能性が強い。それは多様な対象刺戟を生々しい感覚世界で捉えやすいこと，あるいは生き物でもない対象でさえまるで生き物であるかのように生々しく捉えやすいことである。このようにあらゆる対象を相貌的に捉えやすいということは，彼らにはときとして外界が生き生きとしたじつに快適なものに映ることもあるが，多くの場合はそうではなく，彼らにとって侵入的で迫害的な色彩を帯びたものに映っているのが現実であろう。

原初的知覚様態は，当事者の情動のありよう（安心か否か）によって知覚そのものが大きく変容するという特徴をもつ。通常，知覚現象は客観的なものであると思われがちであるが，この原初的知覚様態が非常に優位な状態にあると，彼らの知覚体験は彼らの心的状態によって大きく変容してしまう。そのような変容体験はさらに彼らの心的状態を動揺させ，さらなる変容を引き起こす。こうして悪循環が肥大化していくことになる。ここでの彼女の主観的体験世界は「知覚変容現象」として捉えられるものである。

原初的知覚様態と体験様式

彼らの体験はいつまでたってもその生々しさが失われがたいということは，強い情動不安とともに体験されているゆえで，その結果，彼らの体験はトラウマ化しやすい。タイムスリップ現象はそのことを端的に示している。体験に対して適度な心理的距離を保つことが困難だということである。

われわれの知覚体験は，五感に代表されるような分化した知覚機能に裏づけられながら，その都度間主観性によって裏打ちされた言葉によって意味づけられ，体験記憶として蓄積されていく。しかし，彼らにはわれわれと同じような

言葉による体験の意味づけが容易ではない。彼らなりに自らの体験はなんらかの言動とともに記憶され，想起されている。問題はわれわれにはそれがどのように行われているのか容易に理解しがたいところにある。

　その問題を理解する鍵を握っているのが，先に述べた原初的知覚様態である。原初的知覚様態とは知覚の原初的形態つまりは未分化で本能的，自動的水準の知覚様態を指す。日々の体験がわれわれのようには分節化（言葉によって体験を切り分けること）されず，未分節な様相でもって記憶されている。その中で強く記憶を焼きつけているのが情動の働きである。濃厚な情動的色彩によって，体験はそのとき知覚されたなんらかの言動（自分あるいは他者の発した言葉や行動）とともに記憶される。その後，同質の情動の動き（情動興奮）が引き金となって，ともに記憶された言動がその表現型として発動する。遅延性反響言語（p. 91 を参照）や隠喩的表現（p. 97 を参照）として取り上げられてきた自閉症の言語発達病理現象は，恐らくそのような現象を意味していると考えられるのである。

被害的色彩の濃厚な妄想内容

　彼らの対人的態度には強い被害的な構えがみられるが，それは彼らの極度の安心感のなさからきている。そのため彼らの妄想内容には被害的色彩が濃厚に反映されやすい。自分の周りの人々みんながきれいで自分だけが醜いと頑強に主張した彼女の思考内容は，頼るすべのない強い不安に圧倒されていた彼女には周囲の他者すべてが自分を圧倒するように映っていたであろうことを考えると，至極当然のように思われるのである。

妄想と訂正不能

　彼らが抱いている思考内容を容易に訂正したり，捨てたりすることができないのには，恐らくそれなりの理由があるのではなかろうか。極度に不安な状態に置かれている彼らが彼らなりの安定を求めようとする営みが強迫的なこだわりとしてみられることを考えれば，彼らの一見非現実的にみえる思考内容も，彼らなりに世界を意味づけ安定を図ろうとする試みとみなすことができるからである。よって，彼らの一見理解困難な思考内容をわれわれの論理でもって否

定したり反論したりして，彼らを追いつめることがいかに反治療的行為であるかがわかるであろう。

8　明確な対処法を見出せず身を硬くする——カタトニア

つぎに「精神病的病態に発展する」対処行動の一つとして挙げた「明確な対処法を見出すことができず周囲に圧倒される」を取り上げてみよう。この行動は子どもにしてみれば，有効な手立てがもてず，どうしてよいかまったくわからず，途方に暮れている状態を示す。具体的には以下のような反応である。

❖**事例35　2歳7か月　男児**[19]

言葉が出ない，対人反応も乏しいという相談である。2歳上に兄がいる。乳児期から抱かれることを好まず，のけぞったりすることが多く，とても抱きづらかった。しかし，兄もそうだったので，母親はさほど心配していなかった。名前を呼んでも目を合わせない。ビデオを観せていると，1週間でも飽きずに観ているほどおとなしく，手がかからなかった。公園の砂場で遊んでいても，砂をコップから流してその流れる様をじっと見て楽しんでいるだけだった。ブロックを並べて，指しゃぶりしながら眺めているなど，単調な遊びを好んでいたという。

SSPで観察された母子関係の様相

子どもの驚くべき様子が最初の母子2人の場面から一貫して観察されている。そこには子どもの周囲に対する強い警戒的な態度がうかがわれる。

母子ともども大人しい。子どもは椅子に座っている母親のそばから離れられない様子で，母親の膝の上に手を置いてじっと立っている。時折母親から離れようとするが，数歩進んだと思ったら立ち止まり周囲の様子をうかがうようにして警戒的な態度を示し，すぐに母親のそばに戻る。母親にまとわりつくわけではない。

STが来ると母親のそばではなく，STのそばに寄ったり，そうかと思うと

---

[19]　小林（2014a）事例17（pp. 162-166）

母親の所に戻る。母親のそばにいても床に目を落としてじっとしているなど，不自然な動作が多い。

　母親が退室すると，後を追うことはなく，母親が座っていた椅子のそばにずっと立ち尽くし，ついには椅子の下に目をやる。そうかと思うと床に顔を伏すという不可解な行動を取る。

　母親が戻ってきても，母親の存在よりも周囲の様子が気になって仕方がないのか，STを目で追ったり，周囲をキョロキョロ見渡している。母親はさかんに手遊びなどに誘っているが，子どもはまったく乗ってこない。なおも母親は働きかけているが，子どもは仕方なく相手をしている感じで，周囲をキョロキョロ見渡している。

　母親が退室して一人ぼっちになるが，母親を追うことはなく，母親の座っていた椅子の下を覗いたり，床に座ったままで周囲を見渡している。

　STが入ってきても周囲の様子をうかがっていて，まったく声も発さない。

　母親が入ってくると，ドアが開いた音にびっくりしたのか，思わず母親から遠ざかっていく。そのあとも母親に接近することはなく，怯えた表情が続き，警戒的な態度が続く。1分ほど経つと，母親に恐る恐る近づき，母親の膝に触るが，周囲の様子が気になって仕方がないようで，母親が指遊びに誘っても乗ってこない。それでも子どもは母親をじっと見つめて母親の動きに合わせて動いている。

　子どもは周囲に対して警戒的構えが強く，心細いにもかかわらず，母親のそばにいながら頼ることはできず，周囲に圧倒されるようにして立ち尽くしている。STにも母親にも近寄れず，椅子の下を覗いたり，床に目を落としたりと，不自然な行動を取っている。母親が不在になると，警戒的な構えはさらに強まっているが，母親が戻ってきても，母親がドアを開けたときの音にびくつくなど，知覚過敏と怯えが異常なほどに強まっている。周囲の刺戟に圧倒されながらも，誰にもすがりつくことのできない状態である。

　ここにみられるのは，自分なりの効果的な対処行動を見出すことができず，周囲に圧倒され，なす術をなくしている状態である。周囲の刺戟が自分の中にインベーダーの如く侵入してくるように映り，迫害的な不安に襲われているの

であろう。そのため自分でその場から逃げることも、誰かに助けを求めることもできない。まさに全身が凍りついたような状態である。これは精神病理学的には「カタトニア」[20]と称される病態であることは疑いようのないものである。文字どおり精神病的反応とみなすことのできるものである。子どもが極度に強い不安状態に置かれているのだと考える必要がある。

助けを求めたくても求められない

では成人期自閉症スペクトラムによく指摘されてきたカタトニアとされる病態はいかなる状況で出現するのか、例示してみよう。

❖事例36　24歳　男性[21]

主な行動障碍　器物破壊、パニック、嘔吐、自傷
知的発達水準　中等度精神遅滞
家族構成　両親と兄の4人家族
発達歴　胎生期はとくに問題はなかった。出産に24時間かかり、体重も2,330gと少なかったが、生まれた直後に元気よく泣いたため安心していたという。昼夜問わずよく泣き、あまり眠らない子だった。3歳ごろ、激しい多動やしゃべらない、目が合わないといった症状に母親は不安を感じ、某病院を受診した。そこで自閉症と診断され、その後県立病院を受診した際、そこの医師から「この子はもう駄目だから、お兄ちゃんにかけなさい」と言われ、母親はひどくショックを受けた。保育園に入ると同時に、ことばの教室に通い、ほどなく片言でも単語などを使いコミュニケーションが取れるようにはなった。保育園では、多動で偏食も激しく、ほとんど物を食べることができなかった。小学校では1年生から3年生までは普通学級に通い、4年生からは特殊学級（現在の特別支援学級）に通った。1年生から3年半の間、ある施設にも通い、そこでマラソンをやったり、嫌いな牛乳を無理やり飲まされたり、正座をしたまま動かないように指導されるなど、非常に厳しいスパルタ式訓練を受けた。

中学校は全寮制の養護学校（現在の特別支援学校）に通った。中学校を卒業

---

(20)　第2章脚注（9）p.39を参照。
(21)　小林（2001）事例D男（pp.58-65）

後，4年間施設に入所した。このころまでは大きなトラブルや問題行動，パニックはなかった。

　20歳から4年間，父親が関係していた授産所に通ったが，担当の指導員が不慣れであったためか，通い始めて3日目からパニックを起こすようになった。突然部屋から飛び出し，集会場で大きな声を出して花をむしる，窓ガラスを割るなどの破壊行動がみられるようになった。当時彼はやることなすことすべて否定され，何をしても怒られていたという。その後，その指導員が3か月で退職するとパニックは減っていった。しかし，そのころから父親との折り合いが悪くなり，家庭でもパニックを起こすようになったため，現在入所している施設に2か月間の短期入所を試みた後に，正式に入所となった。

　入所まもなく筆者は彼と両親同伴での面接を行った。そこでの驚くべきエピソードである。

　両親が彼を挟むように両側に座り，彼は筆者の前に座った。彼は筆者の語りかけに身動き一つせず怯えきったような硬い表情を見せていた。対話などまったくできない状態であったので，筆者は身体の診察を行った。触診，打診と素直に応じた。というよりもなされるがままに身を硬くして応じたといった方がよいものであった。しばらく沈黙の時間が生まれると，緊張が高まったのであろう。突然激しく右手で自分の側頭部を殴打し始めた。同時に奇声も上げたので筆者はひどく驚いたが，まもなく鎮まった。

　その直後のことであった。彼は左隣に座っていた母親の方に左手を出した。それはさほどの激しい動きではなかったが，そのとき母親は即座に身を守るようにして身体をひねってあとずさりした。明らかにこれは彼から暴力を振るわれるのではないかと察知しての母親の咄嗟の反応であった。しかし，そのときの彼の母親に差し出した手の動きは母親に攻撃を加えようとしたものではなく，母親に助けを求めての行動であったと思われた。そのことは面接場面の録画ビデオを再生して確認したが，職員すべて同様の感想を持つものであった。

　このエピソードはいろいろなことを教えてくれる。母親はこれまで彼の激しい他害行動を受け，満身創痍でトラウマとなっていることは容易に想像できたが，そのことがこのときの母親の咄嗟の反応によく示されている。彼は母親に

第9章 精神病（統合失調症・躁うつ病）様症状

助けを求めていたにもかかわらず，そのことをわかってもらえず，彼はひどく孤立した状況に置かれていたということである。そのような状況にあって，面接での彼の反応は，精神医学の古典的ともいえるカタトニアに時折みられる「蠟屈症（ろうくつしょう）」(22)を彷彿とさせる状態であった。

9　一人で独自の世界に没入する――独言，自閉

2歳台ですでに周囲の刺戟に圧倒されて，有効な対処行動を取ることが困難な状態が起こることを示したが，この状態が「カタトニア」あるいは「昏迷」の萌芽状態であるとするならば，ここで取り上げるのは，文字通り「自閉」として捉えることができる自分の世界に没入する姿を呈している事例である。

❖**事例 8-2　4歳0か月　男児（p.83 参照）**

知的発達水準　境界域精神遅滞（DQ80）
主訴　言葉の遅れ，視線回避，独語，一人笑い，こだわり
発達歴　父方祖父母と同居している三世代家族。3歳上に姉が一人いる。胎生期はとくに問題なく，満期安産だった。しかし，乳児のときから身体が弱く，風邪をこじらせては肺炎になったり，喘息気味で，生後1年はほとんど寝てばかりであった。そのためもあってかあまり母になつかず，どことなく視線も合いにくく，もの静かな印象の強い子であった。人見知りがなかったために，手もかからず子育ては楽だった。家業の手伝いもあったので，仕事ができて助かったというのが正直な気持ちだった。1歳の誕生日前にはハイハイをせずにいきなり歩けるようになった。1歳6か月健診ではとくに異常を指摘されることはなかった。2歳のとき，保健所ではじめて言葉の遅れを指摘された。言葉はなかなか出てこず，2歳半になってようやく発語。3歳健診で，知的障碍児通

---

(22)　蠟屈症 waxy flexibility は，カタレプシーが強度になったときに現れる症状であり，病者は手足が自由に曲げられる人形のように，検者によって被動的にとらされた不自然な姿勢を取り続ける。筋肉の緊張が亢進しており，曲げるときに蠟を曲げるような抵抗があり，しかもそのままでいるという特徴がある。（大森，1993）

園施設に通うことを勧められたが，当時は両親ともさほど深刻に思わず，なんとかなるのではと軽く考えてどこにも通わせなかった。

3歳を過ぎるころから，タオルケットを始終お守りのように持ち歩くようになり，それを取り上げると火がついたように激しく泣くようになった。あまりにもかんしゃくが激しいので，さすがに両親も心配になり，地域の子ども病院小児科を受診し，精査を受けた。発達検査では精神年齢は2歳程度と言われた他には，とくに異常は指摘されなかった。

その後，次第に自分一人で遊ぶことが増え，自分の世界に没頭してぶつぶつとつぶやいていることが多くなった。ときに，天井を見て笑い出したり，手をヒラヒラさせたりすることもみられるようになった。

3歳すぎの春先から保育園に通うようになったが，園では相変わらず一人遊びが目立ち，集団活動にはまったく興味を示さなかった。園の方から問題を指摘されて，両親も心配が強まり，4歳0か月，近所の人の勧めで筆者のところに受診することとなった。

SSPで観察された母子関係の様相

①両親同伴での来所。父親は遠慮がちにドア付近の椅子に座っている。スタッフの説明を母親ははきはきと返事をしながら聞いている。とても協力的な態度である。子どもは一人で滑り台を滑ったり，目につく玩具をいろいろと手にして遊んでいる。まもなく父親は退室してSSPを開始する。

②子どもは入室してからずっと机の上に置かれた細々とした遊具を手で扱い，物色している。母親も一緒になって子どもの興味を引くものがないか探している。「○○ちゃん，消防自動車あるよ！」「○○ちゃん，トーマス（機関車）あるよ！」と次々に子どもに見せる。それに付き合うようにして子どもは母親の差し出した玩具を手にとるが，興味が引かれないのか少しだけ扱ってはすぐに他の物に気が移ってしまう。母親はなんとか子どもの関心を引きつけようと懸命に子どもの名前を呼びながら，玩具を次々に手にとってみせる。子どもが玩具の野菜や果物を手にとって包丁で切り始めると，子どもの動きに合わせて「よいしょ！」などと懸命に声をかけている。母親の懸命さがとても伝わってくる。しかし，子どもの気持ちは乗らず，どこか引いてしまっているようにみえる。

③STの入室にすぐに母親が気づいてSTに向かって挨拶をする。子どもは先ほどから野菜や果物を手にとって包丁で切っている。母親は子どもに「○○

第 9 章　精神病（統合失調症・躁うつ病）様症状

ちゃん，こんにちはは？」と挨拶をするように促す。すると子どもは包丁を扱いながら「こんにちは」と小声で気のない返事。母親は子どもの顔を ST の方に向けさせようとする。しばらくして，子どもが包丁で野菜を切っていると，それに合わせて「よいしょ」と声をかける。そしてすぐに，切った野菜を「今度は切ったのを（先生に）はいどうぞ」と ST に渡すようにと子どもに促す。子どもはなんら抵抗無く手にとって ST の方に近づいて手渡す。

　母子 2 人でままごと遊びをしているようにみえるが，母親の活発な働きかけが前景に出て，子どもの動きはどことなく控えめで楽しそうな感じは受けない。母親の誘いや促しに素直に従っているようにみえるが，子どもはどことなく動かされている印象が強い。母親の子どもへの言葉がけがとても多いのに比して，子どもの発語はほとんどみられない。

　④母親はスタッフの誘導にすぐに反応して「はい，すみません」と言いながら退室。子どもに対してとくに合図を送ることはない。子どももとくに目立った反応をすることなく，同じように野菜を包丁で黙々と切り続けていたが，30 秒ほど経過すると突然，野菜を持っていた前腕に力が入ってひきつけるような動きが数回出現する。さらにまもなく唐突に意味不明な一人言をつぶやき始める（チック様発声）。ST はずっと黙って椅子に座って眺めている。2 人のあいだになんとも言えない緊張した雰囲気が感じられる。

　⑤母親は黙って入室。子どもは母親に気づいてドアの方に視線を向けるが，すぐに再び野菜の方に視線を移す。子どもがしばらく何もしないで立っていると，母親は玩具を扱いながら積極的に子どもを遊びに促し始める。相変わらず，子どもの発語はまったく聞かれない。

　⑥スタッフに促されて母親は黙って退室。子どもは母親の出て行く後ろ姿を目で追っているが，後追いすることはない。ただ呆然と見送っている。10 秒ほどすると突然先ほどと同様の一人言をつぶやき始めるが，先ほどよりもかなり大きな声で緊張の高いのが印象的である。机から離れて積み上げられたブロックの上に登り，ブロックを手で思い切り叩いては一人言を発してブロックから降りる。次に大きなボールに近づくが，少し触れるだけで今度は机の方に再び戻る。先ほどやっていた野菜切りである。このように何をやっていても集中することはできず，落ち着かない様子である。母親が退室して 2 分半近く経過したころに突然，ドアの方に接近しながら一人言をつぶやく。しかし，ドアを開けようとはしない。まもなく ST が入室。

第Ⅱ部　自閉症スペクトラムにみられる多様な症状を「関係」から読み解く

⑦STは椅子に座って静かに子どもを見守っている。子どもはSTにとくに関心を示すことはなく，先ほどと同様に一人で黙々と野菜切り。しかし，1分半ほど経過すると，突然一人言をつぶやき始める。子どもは天井の方に前腕を差し上げながら何か語りかけるように大声を発しているが，まったく意味不明。STはそれにどのように応答してよいか困惑気味で，じっとしているだけである。

⑧母親の入室に気づいてドアの方を見るが，すぐに先ほど扱っていた玩具の方に視線を移す。玩具を扱っている子どもに近づいた母は，「○○ちゃん，何していた？」と尋ねながら子どもと一緒に何かをしようと語りかける。子どもの方は先ほどから机の上の玩具ばかりに注意が向いていたが，まもなく母親は部屋にあった滑り台を指さして「○○，滑り台があるよ」と子どもを誘い始める。すると驚いたことに，子どもは玩具を両手に持ったままで，勢いよく（というよりも唐突に）滑り台の方に走っていき，滑り台の階段を登っていく。母親は両手に持っていた玩具を見て，「あぶないよ，一つちょうだい」と促すと，すぐに母親に一つ手渡してから滑る。1回滑っただけで，ふたたび先ほどの玩具を扱い始める。まるで，他の遊びをしていても机に戻ることによって子どもは多少なりとも安心しているようにみえる。机に置かれた玩具をみていて，子どもが知っていると思われるものだと母親はそれを取り出して「これなに？」と幾度も尋ねている。子どもが反応しないと執拗に何度も尋ねている。子どもは〈ナニ〉とオウム返しで反応するばかりである。一方で，子どもが自分で玩具を扱いながら突然〈デキタ！〉と大声で叫ぶ。しかし，母親はさきほどと同様に「これなに？」と繰り返し尋ねている。母親は子どもに働きかけることに懸命になっていて，子どもが何をしようとしているかを感じ取るゆとりがない様子である。

SSP開始前の説明時，母親は自分が不在になっても子どもはなんの反応もしないだろうと予測していたが，じつはそうではなく，子どもは後追いをしたり，泣いたりしないだけであった。母親の熱心な子どもへの働きかけには回避的な態度を示しながらも，いざ母が不在になると，明らかに不安は高まっている。しかし，母親を求めるような直接的行動を取ることはできない。非常に強い葛藤が認められ，ついには不随意運動（チック様発声，前腕のけいれん様運

動）を思わせる反応が生じている。さらには一人でつぶやくようにして空を見つめている。まるで一人芝居を行っているようにみえるほどである。一見すると奇妙な印象を受けるが，近くで見ていると非常に痛々しい感じのする反応である。

　アンビヴァレンスの強い状態が続いていくと，次第に子どもは母親の前で心細い気持ちや不安を表出することがみられなくなり，自分一人でなんとか不安を緩和するための対処を試みるようになる。回避的態度を取り，「拗ねる」反応をみせることが少なくないが，そのことによって子どもは一時の不安が緩和されることはあっても，けっして不安が解消することはない。一向に「甘え」は充足されないことから，「甘え」が高まり，アンビヴァレンスはより一層強まることになる。そのため，子どもの対処法はより一層堅固なものになる。それがここに示されている「独語様のつぶやき」や「一人芝居」にみられる子ども独自の世界への没入である。独りぼっちになったことによる極度の不安を回避するために，誰かに語りかけるように空に向かって語りかける行動に出ている。

　これらの反応は，これまで精神病理学の世界では「独語」，「自閉」などとして表現されてきたものであるが，そこではおそらく子どもの内的世界は非現実的で妄想的な色彩を帯びていることが推測されるのである。これまで「自閉的ファンタジー」といわれていたものがこれに該当しよう。

　これらの諸特徴はこれまで精神病的なものとされてきたもので，このような対処法はより深刻なものとして捉えなければならない。それだけ子どもたちは追いつめられているということが示唆されるのである。

10　躁状態

❖事例37　13歳　女児[23]

　父親は躁うつ病で，その親族にも躁うつ病の発症が多くみられ（図18），遺

第Ⅱ部　自閉症スペクトラムにみられる多様な症状を「関係」から読み解く

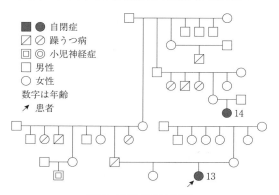

図18　事例37の家系図
(出所)　小林 (1992), p. 963.

伝負因の強さをうかがわせる事例である。
　乳児期から母親への後追いはみられず，誰にもなつかなかった。発語も遅く，3歳前に「ワン，ツー，スリー」と，英語を言い始めた。小学2年生になってから急速に話すことができるようになって，5年で特別支援学級から普通学級に転級できるまでになった。しかし，クラスになかなかなじめず，側頭部，さらに頭頂部にまで抜毛が出現したことがある。教科では社会と算数は平均ないしそれ以上の成績だったが，その他の教科はよくなかった。父は彼女の行動に対してすぐ叱責したりなぐったりするため，彼女は父をひどく怖がっていた。
　小学4年時当初から落ち着きがなくなり，よくしゃべり笑うようになった。
　6年の夏休みに初潮発来。以後の月経は不規則で，月経開始直前から情緒は不安定になりやすい傾向があった。
　中学校も普通学級に入学したが，1年の6月，陰湿ないじめを経験した。そのため学校をとても嫌がり，「いやだ，いやだ」とさかんに訴えていた。数週間とても落ち着きがなかった。学校にもなかなか慣れず，抜毛が再び生じて，夏休み直前まで続いた。教師と生徒の間でトラブルがよく起こるほどに学校が荒れていた。2学期の終わりころ，そのような現場をみてから「あの子たちと同じように暴れるからね」と言い出し，彼女も乱暴な行動を取るようになった。

---

(23)　小林 (1992)

多弁で荒々しい行動がみられ，些細な刺戟ですぐに笑いころげたり，突然思い出し笑いをするなど躁状態を思わせる状態を呈してきた。2年になっても続くため筆者のもとに受診となった。

　幼児期から自動車が好きだったが，このころは自動車販売店に行っては新車を見て回ったり，アイドルに熱中して，外出を繰り返している。母から何かで注意されると「そんなに怒るんなら，かっこいい男の子の車に乗ってついてゆくから」と異性への関心が高まるとともに母親への反抗的態度が強まってきている。

　現在の状態は，視線回避と閉眼行動がいまだみられ，易刺戟性，気分爽快感，多弁，思い出し笑いなどが認められるなどの典型的な躁状態で，頭頂部に拇指等大の抜毛部が存在し，食毛症もみられた。

　治療では情動調整薬である炭酸リチウムが即効し，間もなく落ち着いた。しかし，中学校卒業後，入学した特別支援学校では，自分が行くような学校ではないと主張するなどここでも適応困難で，奇声を上げて興奮するため，不安定になりやすい状態になった。

　本事例は，父親をはじめ親族に躁うつ病の発症が多数みられるとともに，又従姉妹（患児より1歳上）に自閉症の発症もみられるなど，感情障碍と自閉症との遺伝学的関連を強く示唆する家系を有していた。彼女の病態は典型的な躁状態であったが，遺伝負因の強い家系であることが，躁状態の発症に深く関係していることを思わせたものである。「甘え」を享受できないがゆえに，幼児期にアンビヴァレンスへの対処行動として，自分独自の世界で快適な状態を保つ戦術を取っていたのであろう。不安に対処している姿の発展としてこの「躁状態」を意味づけることができる。

11　うつ状態──入院中に自殺企図をした事例

❖ **事例38**　初回入院時19歳　男性[24]

　家族的背景　父親は公務員で仕事熱心かつ几帳面である。母親は陽気だが情緒

的交流のできにくい人である。第二子が生まれたが,早産のため一日で死亡し,現在まで両親と本症例の三人暮らしである。家庭の様子を推測するに,普段から会話が少なく,何か問題があっても夫婦で時間をかけて話し合い,建設的,合理的な解決策を見出していくというよりも,感情的に行動する傾向が強いようである。なお,家系内に精神科疾患の発現は認められない。

初回入院までの経過 乳幼児期,第1子として出生。微弱陣痛のため吸引分娩にて出産し,仮死状態であった。しかし,その後の発育は順調で母乳で育つ。数回流産したあとの待望の男児だったのでとても大切に育てられた。1歳で歩き始めたときにはすでに発語もみられていた。しかし,人見知りはなく誰にでもよくなつき,母親がいなくても淋しがることはなく一人遊びが多かった。

2歳前には,ひらがな,カタカナ,漢字までも覚え始めた。2〜3歳ごろ,ビンのラベルに強い興味を持ち,よその家へ行っても勝手に台所にあるビンを捜し出してはラベルの文字をながめ,すぐに覚えていた。また「線路のある方はどっち」と納得するまで何度も質問し,叱られるとかんしゃくを起こしていた。一人遊び,興味の偏り,強迫的こだわり,かんしゃくなどの行動特徴を示してはいたが,両親はさほど心配はしていなかった。4歳,幼稚園に通い始めるが,担任から「共同遊びができず,自ら話しかけるといったことがない。一度専門医に診察してもらってはどうか」と助言され,4歳8か月,県精神衛生センター(今の精神保健センター)を受診した。言語発達の偏り(主体と客体などの文法の誤り,助詞をあまり使用せず抑揚が不自然である,無意味語の繰り返し,常同的な質問をする)はあるが,言語的指示は理解でき,簡単な会話も交わすことはできたこと,情緒的接触は乏しいが極端な孤立はみられなかったこと,同一性保持はそれほど強くなかったことなどから,自閉症の中核群というよりも,自閉症としては軽症(今で言えばアスペルガー症候群)で,予後はかなり良好であろうとの診断を受けた。そのため両親も自閉症という診断をしっかり受けとめず,かなり楽観的にみていた。以後,外来(当時筆者が勤めていた大学病院)通院治療は続けられた。当時,主治医は恩師村田豊久先生であったが,筆者は陪席で治療経過を観察する機会を得た。

学童期 小学校では普通学級へ入った。7歳8か月のときに受けた WISC 知能検査の結果は T. IQ=108(V. IQ=112, P. IQ=102)であり,言語性知能指

(24) 藤川・小林・古賀・村田(1987)

数がやや高く，下位項目では「類似問題」「組み合わせ問題」が低得点を示していた。授業にはついていき，友達が家に来て一緒に遊んでいた。しかし，テレビのコマーシャルを大声で叫んだり「○○ちゃん（本人の名前）のウンコ」と言ったりしてたびたび授業を中断させ，自分の好きなことをしていればおとなしいが，きつく叱られると叩き返すこともあった。運動面の不器用さがあるため，当科外来の集団治療に一時参加していた。

　10歳から17歳までの7年間は比較的良好な状態で経過し，両親も積極的に外来に相談に来ることはなかった。

青年期　12歳時，中学へ進学後も毎日登校し，学力は平均的レベルであった。2年に進級してからは落ち着きがなく，特定の級友からいじめられ，それ以後興奮するとその級友の名前を繰り返すようになった。

　15歳時，普通高校へ入学したが，いじめられることが多く，帰宅するとすぐ部屋へ引きこもるようになった。教科書はほとんど読まず，地図，電車，旅行などの本ばかり読むようになり興味も次第に限定されていった。この様子を見て父親は，「おまえがしっかりしないからだ。」と母親を叱りつけるということもあった。17歳時，7年ぶりに母親に連れられて当科を受診した。臀部のかゆみをしきりに訴え，不眠が続き，両親の言葉尻を捉えて「『ほ』じゃない」「『と』じゃない」と執拗に攻撃的に反応し，修学旅行に行けない状態となったためである。卒業後の進路については，本人が大学進学を希望し，両親も交友関係の広がりを期待してそれに同意した。

　18歳時，某私立大学経済学科に入学し自宅から電車通学をすることになった。講義には休まず出席したが，「経済学総論」といった高度に抽象的な内容についていけず，他の学生や教員から次第に孤立していった。電車に強く興味を示し，遠方まで出かけて夜遅くなることも多くなった。しかも，前期試験の成績が悪かったため，まったく勉強をせず遊び回っていると判断した父親は叱りつけ手をあげるようになった。ぶたれるとひどく脅えて家を飛び出し，砂浜で父親を罵倒するような大声を一人発していた。「家から追い出された」と派出所へ逃げ込み，父親が迎えに行くという一幕さえあった。母親にも自分の思い通りにならないと感情的になり，テレビのコマーシャルや会社名を大声で繰り返すこともたびたびあった。ついには，母親も「この子が家に居ると地獄だ」などと本人の前で言うほどだった。後期試験が近づくと敏感になり，さらに追い詰められていった。

19歳，後期試験の最中，廊下を通りがかった人を見て，「ぼくをにらんでいる人がいるので注意して下さい」と大声で教員に申し立てるといった，被害関係念慮が出現するようになった。そのため，混乱した状態を改善し将来への見通しをつけること，疲れた両親に休養を与えると同時に自閉症への理解を深めてもらうことなどを目的に当科へ入院となった。当時，彼は19歳6か月であった。

初回入院での治療経過

入院時には両親が付き添っていたが，父親の顔色をつねにうかがい極度の脅えがみられた。主治医が入院理由を訊ねると，「お母さんが『あんたと居ると地獄だから』と言ったから」と答え，質問の意味は理解しているようだったが，自ら語ることはほとんどなく，病歴は両親が報告するに留まった。被害関係念慮を思わせる言動はみられなかった。病棟では，前かがみの姿勢で，ボリュームを大きくしたラジオや雑誌を手にして，一人でいる姿がよくみられた。また，奇妙な独り言を言いながら廊下を走ったり，突然笑い出したりすることもあった。少しでも腹が張ると何度も排便を試み，その都度洗面台の前で臀部を洗い，拭いたたくさんのトイレットペーパーをあたりに散らかすという強迫的行為が認められた。ベッドのまわりは乱雑で，汚れた下着が放置されていた。主治医が〈誰か友達できた？〉と訊ねると，「いやまだ慣れてないから」〈慣れたらやっていけるかな？〉「やっていけると思う」と多少情緒的な会話ができることもあったが，それ以外はちらっと視線を合わせるだけでうつむいていた。他の患者と言葉を交わすことはまれだったが，「この人だれですか」「いくつですか」と名前や年齢に関心をもってよく訊ねていた。食事，起床，就寝などの基本的病棟生活にはすぐに適応し，勧められれば病棟活動にも参加するようになり，その参加したときの表情も次第に楽しそうになった。そして，繰り返し指示することで人前での臀部洗浄もなくなった。

入院1か月後，外泊のために迎えに来た父親が突然自室に現れると，顔を見るなり驚いて廊下へ飛び出した。父親は思わず感情的になり，大声でなじった。それに対して彼も攻撃的に「おまえと言うな。あなたと言え」と怒鳴りパニック状態に陥った。父親は「入院前とちっとも変わっていない。気が狂っているのではないか」とスタッフに訴え，家庭での状況が再現された。彼は，パニックが治まると「かーっときた。そんなつもりではなかった」「なおさんといかんと思う。今日は外泊するのをやめた」と述べ，かなり状況を把握できていた

が，衝動を制御するのは困難であった。そのため，入院当初には投薬はなかったがハロペリドール3mg/日から処方を開始した。両親との面接も並行して行い，自閉症について理解を深めてもらい，彼特有のハンディキャップについて具体的に話し合った。それによって，父親は一人っ子である彼に過度の期待をもち，無理な要求をしていたことに気づいていき，叱りつけても同じだと判断するようになり，以来あまり構わなくなってしまった。一方，母親は依然として拒絶的な態度を続けた。

　入院2か月後，再び外泊を始めたが，以前のような興奮はなかった。大学にも退学届けを出し，今後の社会復帰について検討している最中に，外泊の際自宅のカーテンレールにベルトを掛け首つり自殺を図るという思いがけない事件が起きた。カーテンレールがはずれて未遂に終わったが，「自殺しようとした。勉強のできん人，世の中いやになった人が自殺する」と述べ，外見から受ける印象以上に追い詰められていることがわかった。それからはベッドに臥床がちになり，言葉少なく無意欲で抑うつ状態を呈し，しきりに母親に「どうしたら死ねるか」と訊ねて母親を困惑させていた。主治医とは，コミュニケーション不足を補うために日記をもとに話をしたり，作業療法をともに行い関係を深めていった。その後，自宅外泊を繰り返したが，以前のようなパニック状態や2か月間続いた抑うつ症状も現れなかった。入院開始後4か月で退院となり，今後は当科の外来治療と並行して，開業している作業療法士の所へ通うようになった。

その後の経過

　今まで大学，病院と昼間ほとんど家にいることのなかった彼だったが，退院後は母親と2人きりで過ごすことが多くなった。それでも父親はやはり母親まかせであった。退院半年後，父親が「おまえ」と言ったのをきっかけに再びパニック状態となり，再入院となった。入院期間は4か月に及んだ。数種類の抗精神病薬の処方に変更することでパニックもおさまり，父親にも態度の変化が見られ，次第に患者にやさしく接することができるようになっていった。しかし，父親が母親の不安を十分受け止めることは困難で，母親のゆとりある対応をいかに促していくかが今後の課題であった。退院後しばらくして更生施設に入所した。

幼少期から青年期まで20年近くの経過を把握できた事例である。診断当初は今で言えばアスペルガー症候群と考えられ，比較的楽観的な見通しをもっていたと思う。両親も彼の抱えているハンディキャップをさほど深刻なものとは受け止めていなかった。さらに父親は仕事に没頭し，母親も共感性に乏しい人であったことも手伝って，ただ彼の見かけの知的能力の高さによって進路が決められ，大学進学まで果たした。

しかし，大学での講義内容はまったく理解できなくなり，交友関係でも孤立し，完全に行き詰まったのであろう。大学や家庭で様々な病理的反応を示すようになっている。大学では歩行中の女性に突然足を出して躓かせるといった挑発的行動を，家庭では両親に対して言葉尻を捉えて反抗するという強い字義へのこだわりを示すようになっている。明らかに彼自身の孤立的状況がアンビヴァレンスゆえの病理的行動を誘発しているが，その背後にある彼の強い不安と緊張を感じ取る必要があった。しかし，彼の行動は周囲からは突き放されるものでしかなかったため，いよいよ彼の孤立感は強くなり，妄想化をも呈するようになった。彼にはどこか現実感が保たれていることをうかがわせる言動が認められているが，そのことが彼自身をより一層追い詰めることになったのであろう。

大学の中退も決まり，今後の処遇をめぐって検討していた段階にあって彼の自殺企図がなされたことは，彼自身のこれまでしがみついていた社会的立場の喪失とその後の空白の事態にあったことが大きく関係していたであろうことは，事後的には理解できるが，当時筆者らはそのことを十分に把握して対応したとは言いがたく，力不足を痛感させられる。

ときに，自閉症スペクトラムの人たちは自分のことしか眼中にないかのようにみられがちであるが，この事例はいかに彼らが現実の自分の置かれた状況をよくわかっているかということを教えてくれる。そのことを肝に銘じなくてはならない貴重な経験であった。

むすびにかえて
――いまなぜ関係発達精神病理学か――

　本書は，自閉症スペクトラムの乳児期から成人期までの生涯発達過程で出現する多様な症状の成り立ちを「関係」から解明しようとする筆者の試論である。本書の最後に，筆者が本書のサブタイトルとしてなぜ「関係発達精神病理学」を冠したか，その根拠を以下に説明しよう。

　振り返ってみると，筆者の最初に纏めた単著は『自閉症の発達精神病理と治療』（岩崎学術出版社，1999）であった。これはそれまでに著した論文を編んだものであって，筆者が本格的に母子ユニット（MIU）で関係発達臨床を開始する以前の一つの区切りとして出版したものである。当時は大学病院や精神科病院の外来診察室という一般の物理的環境で幼児期から成人期までの患者に治療的関与を持ちながら精神発達の経過を観察していたが，これはその経験から学んだ成果であった。自閉症の生涯発達過程においていかに多様な精神病理現象が生じるか，一つ一つの事例を積み重ね，精神療法的関与を持ちながら捉えた知見の集積である。

　書名に「発達精神病理」と記しているように，当時から筆者のライフワークである自閉症スペクトラム研究において，精神病理の解明は一つの大きな目標であった。しかし，これまで精神病理学という学問領域は，ややもすると治療論を踏まえず，哲学的で思弁的な議論が多く，筆者はそこに馴染めないものを感じていた。なぜなら筆者は精神病理学と精神療法は車の両輪のごとく，互いに影響を及ぼし合いながら進化と発展を遂げていくものだと考えていたからである。したがって，筆者がもっとも大切にしてきたことは，精神療法の実践を通して積み上げてきた知見をもとに精神病理学的論考を深めていくことであった。ただ，本書にあらためて目を通すと，当時の筆者は「発達精神病理」と称しつつもいまだ幼児期から成人期の事例に対して「発達」の観点をもう一つ明

確に提示し得ていなかったことに気づかされる。

　精神病理学は精神病理現象の発生や構造を研究する学問である（木村敏『心の病理を考える』岩波新書，1994，p. 41）。よって，精神病理現象が発達過程でどのようにして発生するかを解明するためには，乳児期から子どもを養育者との関係の相のもとに関与観察する必要があることを強く感じるようになった。そんな時期に新たな職場で母子ユニットという願ってもない物理的環境に身を置くことができたことで，筆者は本格的に乳児期からの「関係」と「情動（甘え）」に焦点を当てつつ発達の様相とその病理の成り立ちに関する研究に着手した。その後20年あまりを経過し，やっとその成果をこのようなかたちで世に問うことになった。

　当時から関係発達論の提唱者である鯨岡峻氏から多くを学びながら関係発達臨床に取り組んできたことが筆者の追究する精神病理学を「関係発達精神病理学」と称するようになった最大の理由であるが，その根拠を以下に説明しよう。

　最初に，こころはどのようにして育まれていくのか考えてみよう。新生児の泣き声は当初単調で規則的だが，次第にその規則性は崩れていく。そのような変化は養育者には乳児の泣き声の違いとして感じられるようになり，なぜ泣いているのか，養育者は世話をする中で次第にわかってくる。お腹が空いたのか，眠いのか，それともオムツが濡れて気持ちが悪いのか，甘えたいのか，泣き声によってその違いを感じ分けることができるようになる。このような交流を通して乳児の泣き声も変容を遂げ，その違いは一層明瞭になっていく。

　ここで養育者は乳児を前にして，乳児の気持ちに「成り込み」，思わず「お腹が空いたのね」「眠いのね」「オムツが濡れて気持ち悪いのね」「よしよししてほしいのね」などと口にしながら適切な世話をするようになる。ここでの働きかけを「映し返し（ミラーリング）」というが，このような母子交流を通して，乳児は次第に自分の中に起こったこころの動き（情動の変化）をある意味をもったものとして認識することができるようになっていく。このプロセスは自らのこころの動きに対する自己認識が生まれるプロセスの原型を示している。

　つまり，人間のこころが育まれていくためには，つねに自らの内面のこころ

の動きを養育者をはじめとする先達者によって読み取ってもらい，その意味を投げ返してもらうことが不可欠である。そのような「関係」が成立することによってこころは育まれていく。そしてこの「関係」においては，言葉以前の情動の動きが両者間で通じ合うことが不可欠である。それは「情動」次元でのつながりである。

　逆に，生まれた直後からこのような「関係」が成立しがたい状況に置かれたならば，こころが育まれていくプロセスを体験しそこなう。すると他の手段でもって自分なりの考えを生み出すことが必要になる。

　自閉症スペクトラムをはじめとする発達障碍の子どもたちから大人まで，彼らは生誕直後からこのような「情動」を介した良好な「関係」を体験しえず，養育者とのあいだで「甘え」のアンビヴァレンスを抱くようになる。それがその後の生涯発達過程でつねに対人関係においても息づいているため，本来のこころが育まれるプロセスが阻まれる。したがって，精神療法で目指すべき標的はこのアンビヴァレンスである。

　以上の理由によって筆者は自分の考える精神病理学を「関係発達精神病理学」と銘打ったのである。本書は，筆者が以上のことをつねに念頭に置きながら精神療法的関与を積み重ねる中で得た知見の集大成ということができよう。

　昨今，発達精神病理学が少しずつ取り上げられるようになりつつあるが，そこで取り上げられているのは，障碍特性をもとに乳幼児期から成人期までの発達を論じようとするもので，あくまでの個体論的観点に貫かれている。

　発達現象，とりわけこころの成り立ちを考えるならば，そこに「関係」と「情動（甘え）」の観点が不可欠である。乳幼児のこころが育まれていく過程を考えれば，子ども自身に自生的にこころが育つはずはない。養育者との濃密なかかわり合いがあってこそ，こころは育つ。こころの病もそれと同様であるはずである。とするならば「関係」を見ずして発達精神病理学は成立しえない。筆者が「関係発達精神病理学」と聞きなれない用語を明記したのはそのような理由に拠っている。

*

本書では9つの章によって乳児期から成人期に至る生涯発達過程で自閉症スペクトラムの人々に出現する多彩な症状に対して，筆者は「関係」と「甘え」の観点からその成り立ちについて解説した。そこで明らかにしようと試みたことを一言で括れば，乳幼児期早期の「甘え」のアンビヴァレンスという独特な心理機制を根本の精神病理として捉えることによって，自閉症スペクトラムのすべての症状の成り立ちを理解することができるということである。言葉を換えて言えば，これまで一般精神医学で取り扱われてきたほとんどの精神病理現象は「発達」の問題に帰することができるということでもある。精神障碍はすべて「発達」の「障碍」なのだ。

　これまでにも筆者は幾多の小書において数々の自験例を提示しながら論じてきたが，本書では38例もの多数の事例を取り上げ，そこでの治療経験をも盛り込みながら解説を試みた。本書の事例を見渡すと，筆者が精神科医になって間もないころ，あるいは医学生時代から取り組んできた自閉症ボランティア活動での経験をも含んでいる。筆者が自閉症への強い関心を抱き始めてから今日までの45年間あまりの経験知すべてを盛り込んだものになった。

　本書のタイトルは「自閉症スペクトラム」を冠しているが，目次を見渡せばすぐにおわかりいただけるように，ここで取り上げた精神病理現象は一般精神医学において筆者が目にしてきた症状のほぼすべてを扱っている。つまり，自閉症スペクトラムといわれる病態の生涯発達過程を辿ると，そこには精神医学で知られてきた症状のほぼすべてが出現しうるのだ。これまで多くの研究者が「発達障碍」，「自閉症スペクトラム」などと称して，その障碍特性を論じてきたが，筆者からみればそれは矮小化した議論だと思う。なぜそのようなことになったかといえば，いまだに多くの臨床家が子どもばかりに目をやり，かつその言動のみを取り上げて，やれ発達障碍だ，やれ自閉症スペクトラムだ，やれ子ども虐待だ，やれ愛着障碍だ，などと議論しているからである。

　乳児期から子どもの養育者との「関係」を丁寧にみていけば，子どものみに焦点を当てた研究がいかに実態を歪めたものであるか自ずから明らかになるはずである。今筆者は，「発達障碍」，「自閉症スペクトラム」という疾病概念

（臨床診断）の存在価値はどこにあろうかと思う。おそらくは今後「発達障碍」も「自閉症スペクトラム」もその概念はさらに拡散して曖昧なものになっていくのではないか。なぜなら「客観化」と「科学化」を目指している現代の精神医学では行動に焦点を当てて構成された症状学が幅を利かせているが，この書で論じたように本来焦点を当てるべきは症状ではなくてその背後にうごめいている甘えにまつわる心理としてのアンビヴァレンスだからである。そのことを考えると，現行の症状学とそれに基づく診断学がこのままであってよいはずはない。

　この数年間でライフワークを纏め終えた今，筆者は，いかなる精神病理を示す患者でも「関係」と「甘え」の観点から捉えることによって，その病の成り立ちと治療を見通すことができるのではないかという確かな手応えを感じ取っている。それを可能にしてくれたのは，20年あまり前に開始したMIUでの臨床経験であるとあらためて実感している。

　今日の精神科医療は，国際診断基準を後生大事にしながら，症状にばかり目をやり，診断した後は（いわば自然科学的，客観的）エヴィデンスに基づく薬物療法を中心とした治療に邁進している。本書でも明示したように，筆者の観点からすれば症状は患者によって自らの対人不安を多少なりとも軽減するための対処行動としての意味を持つ。したがって症状に基づく診断と治療は，本来目指すべきものではない。われわれが志向すべき治療は，患者と臨床家の「あいだ」に立ち上がるこころの動きを捉えたものでなくてはならない。なぜなら精神医学本来の治療はこころを対象としているからである。その意味からすれば，精神科治療の本流は精神療法でなくてはならない。「精神科は絶対的に精神療法的なものが入らなければ嘘だと思います。薬だけの臨床は嘘です。それでは獣医と同じです。いくら研究して，いろいろなことを生物学的に理解できても，患者と話ができない医者は私は獣医だと思います」と言い切ったのはわが国独自の臨床論でありかつ文化論でもある「甘え」理論を構築した土居健郎である（『臨床精神医学の方法』岩崎学術出版社，2009，p.154）。こころして噛みしめたいものである。

本書では筆者がこれまでに発表した論文の中で取り上げた事例を数多く再掲している。本来ならばそのことを初出一覧で明示する必要があるかとも考えたが，ここでは臨床素材のみゆえ，あえてそれは割愛し，本文の脚注と巻末の文献一覧にその論文の所在を示すに留めた。

　数十年前の事例を久々に読み直す作業を繰り返す中で，臨床素材の新鮮さが蘇ってくることを幾度となく味わうことができたのは，筆者にとって大きな喜びであった。料理の質を決定づける最大の要因は素材の新鮮さにあるが，臨床研究においてもそのことは同様に当てはまることを再確認できたからである。このような執筆の機会を与えていただくとともに，一読者としての率直な助言をいただいたミネルヴァ書房編集部吉岡昌俊氏にお礼申し上げる。

　筆者のライフワークである自閉症スペクトラム研究は，本書の症状論（精神病理論）で一応けりがついた。あとは読者の評価に委ねるしかない。忌憚のないご意見を心待ちにしている。

2016（平成28）年12月

　　　　　　　　　　　　　　　　　　　　　　　　　　　小林隆児

文　　献

はじめに

小林隆児　1985　自閉症児の精神発達と経過に関する臨床的研究　精神神経学雑誌，87(8)，546-582.

小林隆児　1999　自閉症の発達精神病理と治療　岩崎学術出版社

小林隆児　2000　自閉症の関係障害臨床──母と子のあいだを治療する　ミネルヴァ書房

小林隆児　2014　「関係」からみる乳幼児期の自閉症スペクトラム──「甘え」のアンビヴァレンスに焦点を当てて　ミネルヴァ書房

小林隆児　2014　甘えたくても甘えられない──母子関係のゆくえ，発達障碍のいま　河出書房新社

小林隆児　2015　あまのじゃくと精神療法──「甘え」理論と関係の病理　弘文堂

小林隆児　2016　発達障碍の精神療法──あまのじゃくと関係発達臨床　創元社

Kobayashi, R., Murata, T., & Yoshinaga, K. 1992 A follow-up study of 201 children with autism in Kyushu and Yamaguchi areas, Japan. *Journal of Autism and Developmental Disorders,* 22(3), 395-411.

小林隆児・西研編　2015　人間科学におけるエヴィデンスとは何か──現象学と実践をつなぐ　新曜社

鯨岡峻　2015　書評：小林隆児著『甘えたくても甘えられない』　精神療法，41(3)，426-427.

第1章

American Psychiatric Association 2013 *Diagnostic and Statistical Manual of Mental Disorders fifth edition: DSM-5^{TM}.* American Psychiatric Publishing.（日本精神神経学会監修，髙橋三郎・大野裕監訳　2014　DSM-5精神疾患の診断・統計マニュアル　医学書院）

ビンスワンガー，L.　荻野恒一訳　1960　夢と実存　みすず書房

ブランケンブルク，W.　木村敏・岡本進・島弘嗣訳　1978　自明性の喪失──分裂病の現象学　みすず書房

Bleuler, E. 1911 *Dementia praecox oder gruppe der schizophrenien.* Franz Deuticke.（飯田真・下坂幸三・保崎秀夫・安永浩訳　1974　早発性痴呆または精神分裂病群　医学書院）

土居健郎　1992　新訂　方法としての面接──臨床家のために　医学書院

Feinstein, A. R. 1967 *Clinical judgment.* Williams & Wilkins.
グリージンガー，W. 小俣和一郎・市野川容孝訳 2008 精神病の病理と治療 東京大学出版会
木村敏 1982 時間と自己 中公新書
木村敏 1994 こころの病理を考える 岩波新書
小林隆児 2011 面接の陪席で何を学ぶか 大正大学カウンセリング研究所紀要，**34**，18-29.
小林隆児 2015 第Ⅱ章 メタファと精神療法 あまのじゃくと精神療法 弘文堂 pp.24-47.
小林隆児ほか 1980 小児うつ病の疾病論に関する一考察 第21回日本児童精神医学会発表（札幌市）
クレペリン，E. 西丸四方・西丸甫夫訳 1986 精神分裂病 みすず書房
桝井靖之 2012 ヤスパース 精神医学から哲学へ――人間学的歩み 昭和堂
ミンコフスキー，E. 村上仁訳 1988 精神分裂病――分裂性性格者及び精神分裂病者の精神病理学 みすず書房
中井久夫訳・解説 1984 プレコックス感 岩波講座 精神の科学 別巻：諸外国の研究状況と展望 岩波書店 pp.170-190.
西研 2015 人間科学と本質観取 小林隆児・西研編 人間科学におけるエヴィデンスとは何か 新曜社 pp.119-185.
Rutter, M., & Schopler, E. 1978 Language disorder and infantile autism. In M. Rutter & E. Schopler (Eds.), *Autism: Reappraisal of concepts and treatment.* Plenum Press. pp.85-104.（丸井文男監訳 1982 自閉症 黎明書房）
佐藤幹夫・滝川一廣・小林隆児ほか 2014 精神鑑定と臨床診断――岡江晃氏を囲んで 佐藤幹夫編『宅間守精神鑑定書』を読む（飢餓陣営せれくしょん2）言視社 pp.28-51.
滝川一廣 2001 自閉症はどう研究されてきたか――新しい自閉症観に向けて 児童青年精神医学とその近接領域，**42**，178-184.
ヤスパース，K. 西丸四方訳 1971 精神病理学原論 みすず書房
ヤスペルス，K. 内村祐之・西丸四方・島崎敏樹・岡田敬蔵訳 1953・1955・1956 精神病理学総論（上・中・下巻） 岩波書店

第2章

繁多進 1987 愛着の発達――母と子の心の結びつき 大日本図書
小林隆児 2010 自閉症のこころをみつめる――関係発達臨床からみた親子のそだち 岩崎学術出版社
小林隆児 2014 「関係」からみる乳幼児期の自閉症スペクトラム――「甘え」のアン

ビヴァレンスに焦点を当てて　ミネルヴァ書房
小林隆児　2015　あまのじゃくと精神療法──「甘え」理論と関係の病理　弘文堂
小林隆児　2016　発達障碍の精神療法──あまのじゃくと関係発達臨床　創元社
小林隆児・井上登生・村田豊久　1989　小児自閉症に併発する心身症　発達障害研究,**11**(1), 32-37.
小林隆児・西研編　2015　人間科学におけるエヴィデンスとは何か──現象学と実践をつなぐ　新曜社
小林隆児・大嶋美登子・金子進之助　1992　成人期の女性自閉症者にみられた摂食障害に関する発達精神病理学的考察──自閉症の対象関係の発達病理に焦点を当てて　児童青年精神医学とその近接領域, **33**(4), 311-320.
中村雄二郎　1992　臨床の知とは何か　岩波書店
Wing, L., & Shah, A. 2000 Catatonia in autistic spectrum disorders. *British Journal of Psychiatry,* **176**, 357-362.

第3章

土居健郎　2009　臨床精神医学の方法　岩崎学術出版社
藤山直樹　2002　平等に漂う注意　小此木啓吾ほか編　精神分析事典　岩崎学術出版社　p. 417.
小林隆児　2014　「関係」からみる乳幼児期の自閉症スペクトラム──「甘え」のアンビヴァレンスに焦点を当てて　ミネルヴァ書房
小林隆児　2015　あまのじゃくと精神療法 ──「甘え」理論と関係の論理　弘文堂
小林隆児　2016　発達障碍の精神療法──あまのじゃくと関係発達臨床　創元社
小林隆児・西研編　2015　人間科学におけるエヴィデンスとは何か──現象学と実践をつなぐ　新曜社

第4章

Accardo, P., Monasterio, E., & Oswald, D. 2014 Toe walking in autism. In V. B. Patel, V. R. Preedy & C. R. Marton (Eds.), *Comprehensive guide of autism. Vol. 1.* Springer. pp. 519-532.
American Psychiatric Association 2013 *Diagnostic and Statistical Manual of Mental Disorders fifth edition: DSM-5^{TM}.* American Psychiatric Publishing.（日本精神神経学会監修，髙橋三郎・大野裕監訳　2014　DSM-5 精神疾患の診断・統計マニュアル　医学書院）
Bleuler, E. 1911 *Dementia Praecox oder Gruppe der Schizophrenien.* Franz deuticke.（飯田真・下坂幸三・保崎秀夫・安永浩訳　1974　早発性痴呆または精神分裂病群　医学書院）

Bleuler, E. 1914 Die Ambivalenz. Festgabe zure Erinweihung der Neubauten der Unversität Zurich 18. Ⅳ.(Festgabe der medizinischen Fakultat).（人見一彦監訳, 向井泰二郎・笹野京子訳　1998　精神分裂病の概念──精神医学論文集　学樹書院）
石井高明　1991　幼児期・学童期の行動特徴　こころの科学, **37**, 44-49.
小林隆児　1993　自閉症にみられる折れ線現象と長期予後について　児童青年精神医学とその近接領域, **34**(3), 239-248.
小林隆児　2001　自閉症と行動障害──関係障害臨床からの接近　岩崎学術出版社
小林隆児　2014　「関係」からみる乳幼児期の自閉症スペクトラム──「甘え」のアンビヴァレンスに焦点を当てて　ミネルヴァ書房
Massie, H.　2007　The prodromal phase of autism and outcome on early treatment. S. Acquarone (Ed.), *Signs of autism in infants: Recognition and early intervention.* Karnac Books. pp.3-17.
中根晃編　1999　自閉症　日本評論社
若林慎一郎・本城秀次・杉山登志郎　1978　自閉症児の耳ふさぎの現象について　小児精神神経, **18**(3), 119-124.

第5章

Kanner, L.　1943　Autistic disturbances of affective contact. *Nervous Child,* **2**, 217-250.
Kanner, L.　1946　Irrelevant and metaphorical language in early infantile autism. *American Journal of Psychiatry,* **103**, 242-246.
カナー, L.　十亀史郎・斎藤聡明・岩本憲訳　1978a　第1章　情動的交流の自閉的障害　幼児自閉症の研究　黎明書房　pp.10-55.
カナー, L.　十亀史郎・斎藤聡明・岩本憲訳　1978b　第2章　早期幼児自閉症における不適切な比喩　幼児自閉症の研究　黎明書房　pp.56-61.
小林隆児　2001　自閉症と行動障害──関係障害臨床からの接近　岩崎学術出版社
小林隆児　2004　自閉症とことばの成り立ち──関係発達臨床からみた原初的コミュニケーションの世界　ミネルヴァ書房
小林隆児　2010　自閉症のこころをみつめる──関係発達臨床からみた親子のそだち　岩崎学術出版社
小林隆児　2014　「関係」からみる乳幼児期の自閉症スペクトラム──「甘え」のアンビヴァレンスに焦点を当てて　ミネルヴァ書房
小林隆児　2015　あまのじゃくと精神療法──「甘え」理論と関係の病理　弘文堂
小林隆児　2016　発達障碍の精神療法──あまのじゃくと関係発達臨床　創元社
小林隆児・村田豊久　1977　自閉症児療育キャンプの効果に関する一考察　児童精神医

学とその近接領域，18(4), 221-234.
鯨岡峻　1997　原初的コミュニケーションの諸相　ミネルヴァ書房
斉藤（原田）理歩　2005　青年期・成人期(1)日々積み重ねていくもの　小林隆児・鯨岡峻編著　自閉症の関係発達臨床　日本評論社　pp. 156-182.
Sullivan, H. S. 1954 *The psychiatric interview*. W. W. Norton.（中井久夫ほか訳　1986　精神医学的面接　みすず書房）

第6章

川田順造　1988　聲　筑摩書房
小林隆児　1991　青年期自閉症の精神性的発達について　児童青年精神医学とその近接領域，132, 205-217.
小林隆児　2001　自閉症と行動障害――あまのじゃくと関係発達臨床　岩崎学術出版社
小林隆児　2007　よくわかる自閉症――関係発達からのアプローチ　法研
小林隆児　2016　原初的知覚と関係発達臨床の基盤　発達障碍の精神療法　創元社　pp. 19-34.
小林隆児・原田理歩　2008　自閉症とこころの臨床――行動の「障碍」から行動による「表現」へ　岩崎学術出版社
小倉清　2008　本との対話　小林隆児著『よくわかる自閉症』こころの科学，140, 126.
杉山登志郎　1994　自閉症に見られる特異的な記憶想起現象――自閉症の time slip 現象　精神神経学雑誌，96(4), 281-297.
Winnicott, D. W. 1971 *Playing and reality*. Tavistock.（橋本雅雄訳　1979　遊ぶことと現実　岩崎学術出版社）

第7章

小林隆児　1988　Tourette 症候群と円形脱毛を呈した小児自閉症の1例――精神発達と症状発現との関連について　精神科治療学，3(1), 105-109.
小林隆児　1992　ある成人期自閉症者の強迫症状と家族病理　精神医学，34(4), 365-371.
小林隆児　2014　「関係」からみる乳幼児期の自閉症スペクトラム――「甘え」のアンビヴァレンスに焦点を当てて　ミネルヴァ書房
小林隆児・井上登生・村田豊久　1989　小児自閉症に併発する心身症　発達障害研究，11(1), 32-37.
小林隆児・高原朗子　1999　Tourette 症候群と円形脱毛を呈した自閉症児のその後を考える　精神科治療学，14(1), 85-88.
セリエ，H. 杉靖三郎ほか訳　1988　現代社会とストレス　法政大学出版局
山下格　1979　精神生理学的基盤　諏訪望・西園昌久編　現代精神医学体系7A　心身疾

患Ⅰ　中山書店　pp. 37-67.

第8章

小林隆児　2004　自閉症とことばの成り立ち――関係発達臨床からみた原初的コミュニケーションの世界　ミネルヴァ書房

小林隆児　2014　「関係」からみる乳幼児期の自閉症スペクトラム――「甘え」のアンビヴァレンスに焦点を当てて　ミネルヴァ書房

小林隆児　2016　発達障碍の精神療法――あまのじゃくと関係発達臨床　創元社

Lebovici, S., & Stoleru, S.　1983　*Le nourrison, la mère et le psychoanalyste: Les interactions précoces*. Le Centurion.

Schore, A. N.　2003　*Affect dysregulation and disorders of the self*. W. W. Norton.

杉山登志郎　1994　自閉症に見られる特異的な記憶想起現象――自閉症の time slip 現象　精神神経学雑誌, **96**(4), 281-297.

杉山登志郎　2007　子ども虐待という第四の発達障害　学習研究社

友田明美　2015　脳科学から見た子ども虐待　FOUR WINDS 乳幼児精神保健大会第18回全国学術集会弘前大会（2015年10月31日）講演資料集　pp. 33-40.

鷲見聡　2015　発達障害の謎を解く　日本評論社

第9章

American Psychiatric Association　2013　*Diagnostic and Statistical Manual of Mental Disorders fifth edition: DSM-5^{TM}*. American Psychiatric Publishing.（日本精神神経学会監修, 髙橋三郎・大野裕監訳　2014　DSM-5 精神疾患の診断・統計マニュアル　医学書院）

Bateson, G.　1972　*Steps to an ecology of mind*. University of Chicago Press.（佐藤良明訳　2000　精神の生態学　改訂第2版　新思索社）

藤川英昭・小林隆児・古賀靖彦・村田豊久　1987　大学入学後に精神病的破綻をきたし, 抑うつ, 自殺企図を示した19歳の Asperger 症候群の1例　児童青年精神医学とその近接領域, **28**, 217-225.

岩崎徹也　1993　投影性同一視　加藤正明ほか編　新版精神医学事典　弘文堂　p. 577.

小林隆児　1992　発達障害と感情障害　精神科治療学, **7**(9), 961-965.

小林隆児　1993　自閉症における「知覚変容現象」の現象学的研究　精神医学, **35**(8), 804-811.

小林隆児　1994　自閉症にみられる相貌的知覚と妄想知覚――情動的コミュニケーションの成り立ちとその意義　精神医学, **36**(8), 829-836.

小林隆児　1995　自閉症にみられる妄想形成とそのメカニズムについて　児童青年精神医学とその近接領域, **36**(3), 205-222.

文献

小林隆児　2001　自閉症と行動障害——関係障害臨床からの接近　岩崎学術出版社
小林隆児　2003　広汎性発達障害にみられる「自明性の喪失」に関する発達論的検討　精神神経学雑誌, **101**(8), 1045-1062.
小林隆児　2014a　「関係」からみる乳幼児期の自閉症スペクトラム——「甘え」のアンビヴァレンスに焦点を当てて　ミネルヴァ書房
小林隆児　2014b　発達障碍と世代間伝達　乳幼児医学・心理学研究, **23**(2), 129-136.
小林隆児　2014c　甘えたくても甘えられない——母子関係のゆくえ, 発達障碍のいま　河出書房新社
小林隆児　2015　あまのじゃくと精神療法　弘文堂
小林隆児・西研編　2015　人間科学におけるエヴィデンスとは何か——現象学と実践をつなぐ　新曜社
小林隆児・財部盛久　1999　アスペルガー症候群——心理社会的治療および薬物療法　精神科治療学, **14**(1), 53-57.
大森健一　1993　蠟屈症　加藤正明ほか（編）新版 精神医学事典　弘文堂　p. 823.
山田幸彦　2013　統合失調症発症以前の視知覚変容の記述現象学的研究　精神神経学雑誌, **115**(8), 813-830.

むすびにかえて

土居健郎　2009　臨床精神医学の方法　岩崎学術出版社
木村敏　1994　心の病理を考える　岩波書店
小林隆児　1999　自閉症の発達精神病理と治療　岩崎学術出版社

人名索引

あ　行
石井高明　52
ヴィンデルバント（Windelband, W.）　11
ヴェーバー（Weber, M.）　11
岡江晃　4
小倉清　117

か　行
カナー（Kanner, L.）　25, 88, 97
木村敏　13
鯨岡峻　iv, 256
グリージンガー（Griesinger, W.）　11
クレペリン（Kreapelin, E.）　10, 25

さ　行
サリヴァン（Sullivan, H. S.）　74
シュナイダー（Schneider, K.）　13
杉山登志郎　187
セリエ（Selye, H.）　158

た　行
滝川一廣　iv
ディルタイ（Dilthey, W.）　11
土居健郎　17, 45, 257

な　行
ニッスル（Nissl, F.）　11

は　行
ビンスワンガー（Binswanger, L.）　14
ファインシュタイン（Feinstein, A. R.）　17
フッサール（Husserl, E.）　11, 12
ブランケンブルク（Blankenburg, W.）　14
フロイト（Freud, S.）　4, 44
ブロイラー（Bleuler, E.）　26, 65
ベイトソン（Bateson, G.）　206

ま　行
マッシー（Massie, H.）　49
ミンコフスキー（Minkowsky, E.）　14
村田豊久　26

や　行
ヤスパース（Jaspers, K.）　8

ら　行
ラスク（Lask, E.）　11
ラター（Rutter, M.）　29
リュムケ（Rümke, H. C.）　14

事項索引

あ 行

「あいだ」論　14
愛着障碍　175
アイデンティティの獲得の過程　217
悪循環　43, 57, 122
アタッチメント　15
当てつける　38
甘え　15, 58
「甘え」体験　154
「甘え」体験の質　212
甘えたくても甘えられない　ii, 37
甘えのアンビヴァレンス　65, 115, 116
「甘え」理論　257
甘える　36
あまのじゃく　34, 60
あまのじゃく的言語表現　110, 132, 137
安心感　147
アンビヴァレンス　ii, 137
胃潰瘍　161
移行対象　132
胃痛　165
一見不可解な言葉　94
一般精神医学（general psychiatry）　3
遺伝負因　247
遺伝要因　176
違和感　21
隠喩的表現（metaphorical expression）　97, 236
ヴォーカル・コミュニケーション（vocal communication）　74
映し返し（ミラーリング）　76, 91, 254
映し返す　180
うつ状態　247
運動　28
エヴィデンス　v, 257
エヴィデンス（明証性）　13

円形脱毛　163
嘔吐　126, 130, 165
オウム返し（即時性反響言語）（immediate echolalia）　85
折れ線現象（set-back phenomenon）　67

か 行

外界刺戟　116
概念形成　29
快の情動興奮　121
回避的反応　196
乖離　206
解離　38, 183, 193
解離の萌芽　192
解離反応　183, 190, 193, 197
鏡現象　53
過剰適応　168
家族療法　172, 173
カタトニア（catatonia）　39, 201, 229, 237, 239
カタレプシー　105
寡動　86
癇（疳）が強い　51
環境因説　176
環境要因　176
関係　73
関係修復　43
関係障碍　43, 123
関係の悪循環　116
関係の相　33
関係のねじれ　123
関係（の）病理　34, 45, 60, 206, 212
関係発達精神病理学　253
関係発達的視点　114
関係発達論　254
関係をみる　22, 96
感じ取る　21

事項索引

癇癪（temper tantrum）51
〈患者―治療者〉関係　197
間主観性　234, 235
感情障碍　173
函数　24
関与観察　16, 24
気移りが激しい　59
器質因説　176
記述的（反省的）エヴィデンス　v
器物破壊　86, 126
虐待　197
客観　25
客観的観察　24
境界性人格障碍　187, 202
教条主義　168
共振（し合う）　114, 147
共通体験　94
共通認識　81
共同注意（joint attention）　81
共同注意障碍仮説　82
強度行動障碍　115, 203
強迫観念　130
強迫症状　169
強迫的行動　112
強迫的こだわり（obsessiveness）　70
虚言　191
拒絶的行動　132
緊張病　39
筋トーヌス　60
空笑　183
空想世界　129, 132
具象的　20
クレーン現象　60
群盲象をなでる　178
警戒心　139
ゲシュタルト　187
幻覚　199
限局された興味（limited interests）69, 71
原型（prototype）　46
言語新作　199

言語的／非言語的（verbal/non-verbal）コミュニケーション　73
言語認知障碍仮説　29
言語の獲得過程　75
現象　13
現象学　13
原初的コミュニケーション　73
原初的知覚　117, 224, 234
原初的知覚体験　229
原初的知覚様態　235
幻想的乳児像　179
個　31
交感神経　160
公共性　29, 93
公共性をもった言葉　189
肯定的な情動　120
行動科学　15
行動記述　22
行動障碍　110, 115
行動の意味　23
声と躯幹のチック（vocal or motor tic）67
声の質　85
五感　117
こころの動きのゲシュタルト　46, 193
個体能力発達（障碍）観　82
こだわり行動　139
言葉が出ない　84
言葉の意味　80
言葉の情動性　114
子ども虐待　175
〈子ども―養育者〉関係　176, 197
媚びる　38, 183
コミュニケーション　73
昏迷　39, 86, 241

さ　行

再接近　132
先取り的関与　145, 154
作為体験　183, 199, 214, 218
させられ体験　214

269

自慰行為 130	照準現象 53
自我意識 130, 217	症状（symptom） 49
自我障碍 201, 203, 218	症状（症候）学（symptomatology） 8
自我同一性（ego identity） 216	症状の意味するもの 20
字義拘泥 101	症状把握 21
字義通り 103, 189	象徴機能 73, 92
字義通り性 101	象徴的（理性的）コミュニケーション 74
思考察知 199	情動 15, 28, 159
思考吹入 199	情動過敏 56
思考奪取 199	情動次元のコミュニケーション 74
自己制御 120	情動体験 93, 160, 189
自己像 217	情動体験と意識の乖離 205
自殺企図 247	情動の価値判断 118
事実 17	情動的交流の自閉性障碍（autistic disturbances of affective contact） 101
自傷 126, 132, 139	
視床下部 159	情動的コミュニケーション 73, 74
視線回避（gaze aversion） 52, 53, 190	情動の未分化 121
疾患単位 177	情動反応 159
質問癖 106, 132	常同反復的行動（stereotypical behavior） 69
字面の意味通り 112	常同反復的な発語 89
私的体験 94	情動を調律する 113
自発性 201	自立している 36
自発性欠如 86, 149	自律神経 159
自閉 201, 241	自立的に振る舞う 36
自閉症スペクトラム i	心因性多飲症 166
自閉症スペクトラム障碍（Autism Spectrum Disorder: ASD） 4	人格障碍 37
	新奇場面法（Strange Situation Procedure: SSP） 15
自閉的視行動 52	
自閉的ファンタジー 245	神経症 37
自明性 218	神経症圏 ii
自明性の喪失（Der Verlust der natürlichen Selbstverständlichkeit） 14, 220	心身症 37, 161, 173
	心身相関 160
周辺視野 53	心身の未分化 27
主客転倒（pronoun reversal） 88	身体医学 5
主観 25	侵入してくる 102
主体性 155, 201, 217	侵入不安 112, 146
障碍 i	心理機制 iii
障碍特性 256	心理的外傷体験 234
生涯発達過程 iii, 253	ストレス 158
消化性潰瘍 161	ストレッサー 158

事項索引

拗ねる　58, 245
スペクトラム　3
成人愛着面接（Adult Attachment Interview: AAI）　210, 211
精神医学　5
精神医学の特質　6
精神現象　12
精神障碍　3
精神発達の経過　253
精神病　38
精神病圏　ii
精神病理　iii
精神病理学（psychopathology）　8
『精神病理学原論』　9
精神療法　42, 173, 253, 257
制縛状態　172
生理的欲求　119
摂食行動　130
前景化　37
洗浄強迫　130
先天的要因　176
専門用語　20
躁うつ病　247
躁状態　201, 245, 247
相貌化　232
相貌性　118, 225, 226
相貌的知覚　234
属性　81
素質（nature）　176

た　行

体験記憶　235
体験世界　95
対象　81
対処行動　ii, 41
対人回避的構え　82
対人操作的態度　183
タイムスリップ（time slip）現象　138, 187, 189
多飲　130

他害　122, 126, 132, 139
抱っこ　51
多動　58, 59
ダブルバインド（二重拘束）理論（double bind theory）　206
頼る　36
遅延性反響言語（delayed echolalia）　91, 189, 236
知覚　28
〈知覚—運動—情動〉過程　28
知覚過敏　56, 116
〈知覚—情動〉　57
〈知覚—情動〉過敏　56, 57, 116, 136, 137
〈知覚—情動〉体験　107, 180
知覚体験　96
知覚のモダリティ　224
知覚変容　224
知覚変容現象　69, 224
注意欠如多動性障害（ADHD）　59, 217
注意集中困難　59
注意転導　59
抽象的　20
抽象的思考　29
聴覚過敏　54
兆候（sign）　49
挑発的行動　111, 113, 123, 137, 191, 252
つま先立ち歩き（toe walking）　61
訂正不能　236
伝染　147
同一化　216
同一性保持　71
投影性同一視（projective identification）　205
統合失調症　199
同時的　28
闘争—逃走反応（fight-flight reaction）　160
同胞葛藤　154
独語　183, 241
徒弟制　22
取り入る　38
取り入れ　216

271

な 行

内分泌機能　159
成り込み　76, 254
日常語　20, 46
日常の生活感覚で捉える　46
人間存在解明（開明）　10
能動性　149, 155, 201, 217
能動性の欠如　153
能動性の出現　155
能動性の喪失　154

は 行

陪席　21
迫害不安　145, 146, 153
発達　i
発達障碍　i, 35, 175
発達精神病理　253
発達病理　73
発達論的観点　208
パニック　119, 126, 139
半意図的行動　125
反響言語　86, 139, 149, 153
反響動作（echopraxia）　85, 86, 139, 145, 149, 153
反治療的行為　237
非意図的な反応　196
引きこもり　132, 137
否定的, 不快な情動　120
病因論的アプローチ　46
平等に漂う注意　44
フィードバック機能　60
不快な情動　120
不器用さ　60
副交感神経　160
不随意運動　244
負の行動　122
負の循環　121
フラッシュバック　138, 180, 187, 189
プレコックス感（Preacoxgefühl）　14
分化した精神機能　27

閉眼　56, 132, 136
母子ユニット（Mother-Infant Unit: MIU）　i, 7
仄めかす　183
ホメオスタシス　158, 159
本質観取　14
本質直観　14

ま 行

見捨てられ不安　183, 187
見せつける　38
身振りの理解　104
未分化な精神機能　27
未分化な知覚　117
耳ふさぎ　54, 132, 136
メタファ　100, 138
妄想　199, 201, 236
妄想形成　233
妄想知覚　199, 229, 231
妄想着想　199
妄想的反応　86
諸刃の剣　93

や 行

唯一無二の私的体験　94
有意語がない　84
養育環境（nurture）　176
夜泣き　51

ら 行

リアリティ　17
力動的精神医学　15
両価性　66
臨戦態勢　117, 148
蠟屈症（waxy flecibility）　241

欧文

description　20
designation　18
DSM-5　3

PTSD　189
sensation　18

specification　18

《著者紹介》

小林隆児（こばやし・りゅうじ）

1975年　九州大学医学部卒業
福岡大学医学部精神医学教室入局，同講師，大分大学教育学部助教授，東海大学健康科学部教授，大正大学人間学部教授を経て
現　在　西南学院大学人間科学部社会福祉学科／大学院人間科学研究科臨床心理学専攻　教授
　　　　医学博士，精神科医，精神保健指定医，臨床心理士
学会活動　日本乳幼児医学・心理学会理事長
専　門　乳幼児精神医学，児童青年精神医学，関係発達臨床，関係発達精神病理学，精神療法
主　著　『自閉症の発達精神病理と治療』岩崎学術出版社，1999年
　　　　『自閉症の関係障害臨床』ミネルヴァ書房，2000年
　　　　『自閉症と行動障害』岩崎学術出版社，2001年
　　　　『自閉症とことばの成り立ち』ミネルヴァ書房，2004年
　　　　『自閉症の関係発達臨床』（鯨岡峻との共編著）日本評論社，2005年
　　　　『よくわかる自閉症』法研，2008年
　　　　『自閉症とこころの臨床』（原田理歩との共著）岩崎学術出版社，2008年
　　　　『自閉症のこころをみつめる』岩崎学術出版社，2010年
　　　　『関係からみた発達障碍』金剛出版，2010年
　　　　『子どものこころを見つめて』（対談　小倉清・村田豊久，聞き手：小林隆児）遠見書房，2011年
　　　　『「甘え」とアタッチメント』（遠藤利彦との共編著）遠見書房，2012年
　　　　『発達障害と感覚・知覚の世界』（共著）日本評論社，2013年
　　　　『「関係」からみる乳幼児期の自閉症スペクトラム』ミネルヴァ書房，2014年
　　　　『甘えたくても甘えられない』河出書房新社，2014年
　　　　『あまのじゃくと精神療法』弘文堂，2015年
　　　　『人間科学におけるエヴィデンスとは何か』（西研との共編著）新曜社，2015年
　　　　『こころの原点を見つめて』（小倉清との共著）遠見書房，2015年
　　　　『発達障碍の精神療法』創元社，2016年
　　　　『臨床力を高めるための感性教育』西南学院大学学術研究所研究叢書，2017年　非売品
　　　　他共著多数

自閉症スペクトラムの症状を「関係」から読み解く
――関係発達精神病理学の提唱――

| 2017年4月15日　初版第1刷発行 | 〈検印省略〉 |

定価はカバーに
表示しています

著　者	小　林　隆　児
発行者	杉　田　啓　三
印刷者	江　戸　孝　典

発行所　株式会社　ミネルヴァ書房
607-8494 京都市山科区日ノ岡堤谷町1
電話代表 075-581-5191
振替口座 01020-0-8076

© 小林隆児, 2017　　　共同印刷工業・新生製本
ISBN978-4-623-07912-4
Printed in Japan

「関係」からみる乳幼児期の自閉症スペクトラム ――「甘え」のアンビヴァレンスに焦点を当てて 小林隆児 著	A 5 判 260頁 本 体 3200円
自閉症の関係障害臨床 ――母と子のあいだを治療する 小林隆児 著	A 5 判 308頁 本 体 3500円
自閉症とことばの成り立ち ――関係発達臨床からみた原初的コミュニケーションの世界 小林隆児 著	A 5 判 236頁 本 体 2800円
自閉症とコミュニケーション――心とことば 西村章次 著	四六判 260頁 本 体 2200円
自閉症児の育て方――笑顔で育つ子どもたち 渡部信一 編著	四六判 208頁 本 体 1600円
自閉症――私とあなたが成り立つまで 熊谷高幸 著	四六判 234頁 本 体 1800円
原初的コミュニケーションの諸相 鯨岡 峻 著	A 5 判 320頁 本 体 3500円
関係発達論の構築――間主観的アプローチによる 鯨岡 峻 著	A 5 判 362頁 本 体 3600円
関係発達論の展開 ――初期「子ども―養育者」関係の発達的変容 鯨岡 峻 著	A 5 判 360頁 本 体 3600円
ひとがひとをわかるということ ――間主観性と相互主体性 鯨岡 峻 著	A 5 判 312頁 本 体 3000円
関係の中で人は生きる――「接面」の人間学に向けて 鯨岡 峻 著	A 5 判 384頁 本 体 2800円
アタッチメント――生涯にわたる絆 数井みゆき・遠藤利彦 編著	A 5 判 288頁 本 体 3500円
アタッチメントと臨床領域 数井みゆき・遠藤利彦 編著	A 5 判 320頁 本 体 3500円
アタッチメントを応用した養育者と子どもの臨床 ダビッド・オッペンハイム／ドグラス・F・ゴールドスミス 編 数井みゆき・北川 恵・工藤晋平・青木 豊 訳	A 5 判 340頁 本 体 4000円

――――ミネルヴァ書房――――
http://www.minervashobo.co.jp/